普通高等学校省级规划教材
安徽省高等学校一流教材

组织学与胚胎学

主　审　梁春敏

主　编　钟树志　王健君

副主编　彭彦霄　伍雪芳　李玉磊　吴　敏

编　委（以姓氏笔画为序）

王友娣(皖南医学院)　　王健君(皖南医学院)

王爱侠(皖南医学院)　　石　蕾(皖南医学院)

朱久玲(皖南医学院)　　伍雪芳(皖南医学院)

刘晓庆(中国科学技术大学基础医学院)

刘慧雯(哈尔滨医科大学基础医学院)

孙美群(蚌埠医科大学基础医学院)

李玉磊(皖南医学院)　　李晓敏(徐州医科大学宿迁临床学院)

吴　敏(皖南医学院)　　余　鸿(西南医科大学基础医学院)

汪全海(皖南医学院)　　陈佩佩(皖南医学院)

陈晓宇(安徽医科大学基础医学院)

季　娜(皖南医学院)　　周逢仓(安徽中医药高等专科学校)

胡天寒(皖南医学院)　　钟树志(皖南医学院)

梁春敏(复旦大学上海医学院)

彭彦霄(皖南医学院)

中国科学技术大学出版社

内 容 简 介

本书分为组织学、胚胎学两大部分,共 26 章。其中,组织学部分共 19 章,主要内容包括:组织学绪论,上皮组织,结缔组织,血液和淋巴,软骨和骨,肌组织,神经组织,神经系统,眼和耳,循环系统,皮肤,免疫系统,内分泌系统,消化管,消化腺,呼吸系统,泌尿系统,男性生殖系统,女性生殖系统;胚胎学部分共 7 章,主要内容包括:胚胎学绪论,胚胎发生总论,颜面和四肢的发生,消化系统和呼吸系统的发生,泌尿系统和生殖系统的发生,心血管系统的发生,神经系统的发生。

本书可供高等医学院校基础、临床、护理、预防、口腔等医学专业学生使用。

图书在版编目(CIP)数据

组织学与胚胎学/钟树志,王健君主编. --合肥:中国科学技术大学出版社,2024.
8. -- ISBN 978-7-312-06022-9

Ⅰ. R32

中国国家版本馆 CIP 数据核字第 2024BX1020 号

组织学与胚胎学

ZHUZHIXUE YU PEITAIXUE

出版	中国科学技术大学出版社
	安徽省合肥市金寨路 96 号,230026
	http://press.ustc.edu.cn
	https://zgkxjsdxcbs.tmall.com
印刷	合肥市宏基印刷有限公司
发行	中国科学技术大学出版社
开本	787 mm×1092 mm 1/16
印张	20.5
字数	499 千
版次	2024 年 8 月第 1 版
印次	2024 年 8 月第 1 次印刷
定价	78.00 元

前　言

　　"推进健康中国建设，保障人民健康"是国家在 21 世纪的一项重要发展战略。优秀的医药卫生人才是推进健康中国建设、保障人民健康的重要力量，因此，着力培养好医药卫生人才是推进健康中国建设的重要基础工程。我们必须以习近平新时代中国特色社会主义思想为指引，加快实现教育现代化，办好人民满意的医学教育，培养大批优秀的医药人才。

　　教材是学校教学工作的基本依据，也是学生获取相关专业知识的第一手资料。要培养高素质的医药卫生人才，离不开教材的不断精进与锤炼。

　　我国教育的根本任务是为中国特色社会主义事业培养合格的建设者和可靠的接班人，"立德树人"是我国高等教育的核心要旨。为了实现专业课程与思想政治理论课的同向同行，达成协同育人的根本目标，以及学生社会主义核心价值观的培养，兼顾传承与创新，在本教材中融入了思政元素，每章篇首增加了"阅读与思考"。通过介绍一些与本章节知识相关的思政元素，引导学生思考，促进学生社会主义核心价值观的塑造。对"组织学与胚胎学"课程的基本知识做了逻辑清晰、系统全面、图文并茂地阐述，结合学科的新进展，对相关内容进行了梳理。

　　本教材编委由国内多所医学院校的专家学者组成，各位编者在编写过程中，广泛参阅了多部相关教材，借鉴了它们成功的经验和先进的做法，得到许多启发。中国科学技术大学出版社为本书的出版提供了全方位的帮助，本书的编写也得到了皖南医学院各级领导的大力支持，在此一并表示感谢！

　　由于水平所限，疏漏在所难免。恳请广大师生及读者批评指正，并预致谢意。

编　者

2024 年 3 月

目　录

上篇　组　织　学

下篇 胚 胎 学

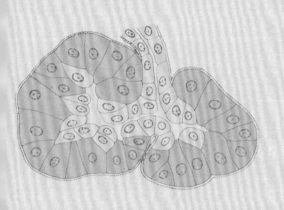

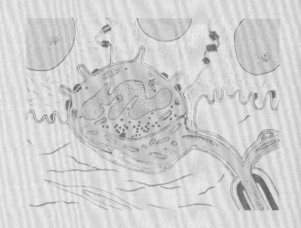

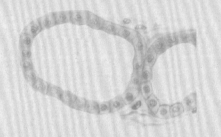

上篇 组织学

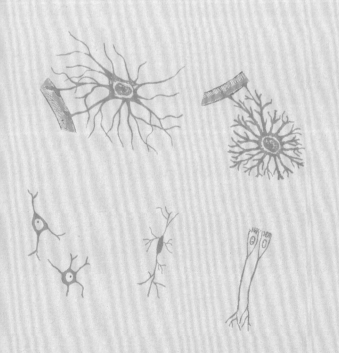

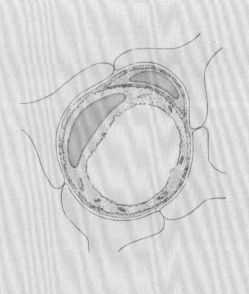

第一章
组织学绪论

阅读与思考

显微镜是研究组织学的基本工具。1674年,荷兰著名的显微镜专家安东尼·范·列文虎克(Antoni van Leeuwenhoek)使用自制的显微镜,成为第一个观察到细菌的人。列文虎克在结束杂货铺学徒生活后,一直从事市政府看门人的工作。其间,他对打磨镜片产生了兴趣。他用多块反复打磨好的透镜最终组装成了显微镜。列文虎克是磨制显微镜的主要实践者,他掌握了当时世界公认的最先进的磨镜片技术,其一生亲自磨制了550多个透镜,装配了247台显微镜,最终,他把显微镜的放大倍数提高到270倍以上。列文虎克被称为"显微镜之父","水滴石穿,绳锯木断"正是其精益求精的工匠精神的体现。

第一节　组织学的定义及研究内容

组织学(histology)是研究机体微细结构及其相关功能的科学,包括细胞、组织、器官和系统。组织学与人体解剖学同属形态科学。人体解剖学主要是通过肉眼观察,在系统和器官水平上研究人体形态结构;而组织学是在人体解剖学的基础上,从宏观向微观发展,进一步用光学显微镜(light microscope,LM,简称光镜)及电子显微镜(electron microscope,简称电镜)在组织、细胞、亚细胞和分子水平上对机体进行研究,故又称**显微解剖学**(microscopical anatomy)。光镜下所见的结构称为**光镜结构**,电镜下可辨认的结构称为**电镜结构**或超微结构。

细胞(cell)是人体结构和功能的基本单位,是组织和器官的结构基础。一个成人约有10^{15}个细胞,形态和功能千差万别。细胞是由细胞膜、细胞质和细胞核三部分构成的,不同的细胞有各自的亚细胞结构特点,所有的亚细胞结构又是由各种分子构成的,其中的生物大分子特别是核酸与蛋白质是决定细胞的形态和功能的主要因素。关于普通细胞学的内容,在"医学细胞生物学"课程中会详细介绍。

组织(tissue)是由形态相似、功能相关的细胞群和细胞外基质(extracellular matrix)构成的。细胞外基质是位于细胞之间的非细胞形态物质,是细胞在生命活动过程中分泌产生的,包括纤维、基质及其体液成分(组织液、血浆、淋巴液),构成细胞生存的微环境(microenvironment),对细胞具有支持、营养和保护等作用,同时也是维持细胞增殖分化和功能活动的重要场所。根据细胞和细胞外基质的特点,人体组织可归纳为四种类型,即**上皮组织**、**结缔组织**、**肌组织**和**神经组织**,它们在胚胎时期的发生来源、细胞构成、形态特点及功能等方面各有明显的特征,在机体中有一定的分布规律,执行一定的生理功能。这四种组织是构成各种器官的基本成分,故又称它们为**基本组织**(primary tissue)。

器官(organ)是在胚胎发育早期由四大基本组织以不同的种类、数量和方式组合,发育分化形成相对独立的结构,如心、肝、脾、肺、肾等。每一器官在机体内执行比组织更高一级的特定生理功能。

根据结构的不同,人体器官主要分为**中空性器官**和**实质性器官**两大类。中空性器官中央有管腔、管壁分层,腔面衬有上皮,周围有结缔组织及成层排列的肌组织,最外层为外膜。如循环系统的心脏、血管,消化系统的胃、肠等。实质性器官表面通常有致密结缔组织的被膜包裹,器官内体现功能活动的主要结构形成实质,如肾脏的肾单位、淋巴结的实质等。

系统(system)是由许多结构相似、功能相关的器官联合在一起构成的,如消化系统、呼吸系统、泌尿系统、生殖系统等。每个系统在机体内执行某种相对独立的生理功能。各个系统密切联系,共同构成一个完整而复杂的机体。

因此,在机体内有系统、器官、组织、细胞、亚细胞及分子等不同水平的各级结构。这些结构彼此相互影响、相互依存，既有一定的独立性，又有严密而完整的统一性。它们在神经内分泌系统的支配和协调下，有条不紊地进行着各种生命活动。

第二节　组织学在医学中的地位和意义

组织学和人体解剖学、生理学、生物化学、病理学一样，是医学中重要的基础学科之一。只有深入了解机体的结构才能透彻阐明其功能。组织学的发展促进了生理学和生物化学的进步，同时组织学也是病理学的基础，不掌握正常的组织结构，也就无法鉴别病理学中形态结构的变化特点，因此对于医学生而言，掌握组织学的基本知识和读片技能，是学好生理学、生物化学和病理学的前提和必要条件。

组织学在临床医学课程的学习中也是必要的，没有掌握正常人体微细结构及功能知识，就难以深入地了解发病的机制。如临床上常见的糖尿病，其发病机制和治疗原则就涉及胰岛细胞的类型、结构和功能等组织学理论。临床上的诊断、检查等也采用了许多组织学方法，如观察血液和骨髓的涂片有助于诊断某些疾病，这只有在掌握血液及骨髓细胞的正常形态结构的基础上才有可能进行。随着科学技术的进步，各门学科飞跃发展，各学科之间互相渗透和联系得更加密切，出现了不少边缘学科，如组织工程学、系统生物学、机能组织学等，都渗透着组织学的理论和知识。因此，组织学是一门非常重要的医学基础课程。

第三节　组织学的学习方法

组织学是一门医学基础课，学好组织学，能为学习其他基础医学课程和临床医学课程创造条件。要想学好组织学，除了勤奋努力之外，如能掌握该学科的特点，注意学习方法，将会起到事半功倍的效果。学习组织学时应注意以下几个方面。

一、形态与功能相结合

组织学是以研究形态为主，兼及功能的学科，在学习时应以掌握形态结构为主。但学习形态结构时，不应忽视它的功能。形态结构是功能的基础，功能的变化也会对形态结构产生影响。没有形态结构的功能和没有功能的形态结构都是不存在的。联系功能才能深入理解形态结构的特点及规律，也才能学得灵活、主动。因此，注意形态结构与功能的结合既能达到深入理解、融会贯通的效果，又可抓住要点，掌握规律。

二、理论与实践相结合

组织学理论来源于无数学者的实践,一旦理论建立之后,就会反过来指导实践。在学习时既要重视理论知识,又要重视实际的操作和观察,两者不可偏废。在课堂上学习理论知识时,应结合图片、模型等,以帮助理解;在实验课上,更应仔细观察每一张组织切片标本,结合图谱及书本理论,反复思考,使对切片的感性认识和课堂理论结合起来。这样,不但可以加深理解,增强记忆,而且还可以培养医学生的创新能力与创新思维,提高实际工作能力。

三、局部与整体相结合

学习组织学时,把人体分为细胞、组织、器官和系统等不同层次。它们是人体不可分割的组成部分。因此,绝不可孤立地去理解它们的结构和功能,而应从整体的观念去分析。如心、肝、脾、肺、肾等器官是人体的不同局部,没有这些功能活动多样的局部,难以想象会有复杂而统一的整体。它们之间既有内在的联系,又受整体的调节与控制,明确局部与整体的关系,将两者结合起来,才能避免片面性。

四、平面与立体相结合

细胞、组织和器官都是立体的,而插图、切片等多是平面图像。由于切片的部位和方向不同以及染色方法的差异,同一结构可以出现不同的图像。因此,在学习时要求观察者发挥自己的想象力,将所看到的二维图像还原为事物本身的三维构象。这样,才能掌握完整的结构并培养空间思维。

五、横向与纵向相结合

组织学分为基本组织和器官、系统两部分。学习基本组织是为掌握器官、系统打基础,而学习器官、系统时,必然要联系运用基本组织的知识,从而可巩固和加深基本组织的内容。在学习时找出细胞、组织、器官、系统之间的个性和共性,将纵向知识与横向知识相结合、分析、对比,就能抓住事物的本质,对各种结构融会贯通。如三种肌组织之间,动脉、静脉之间,各段消化管器官之间,既有本身的结构特点,又有一定的共同结构基础。注意横向和纵向的联系对比,既能对知识理解透彻,又能加深记忆。

第四节 组织学的发展简史

组织学的发展与科学技术的发展密切相关。光学显微镜是 16 世纪末于荷兰发明的。1665 年,英国物理学家 Robert Hooke 用最简单的显微镜观察软木塞薄片,发现一些蜂房状的空腔结构,他将这些空腔命名为细胞。实际上,这些空腔仅是植物的细胞壁,但从此开创了用显微镜研究生物构造的先河。此后由于显微镜的改进以及切片、染色方法的建立,人们对细胞结构的认识不断完善。植物学家 Schleiden 及动物学家 Schwann 分别在 1838 年和 1839 年发现植物和动物都是由细胞组成的,细胞是动物和植物共同的结构基础。于是,他们建立了**细胞学说**的理论,揭开了机体结构的奥秘,推动了组织学的发展。1856 年,德国病理学家 Virchow 发表了《细胞病理学》一文,认为有机体是由许多细胞组成的,细胞是机体的结构和功能单位。这大大丰富了细胞学说的理论,对生物学和医学的发展起到了很大作用。

1932 年,德国人 Ruska 和 Knoll 发明了电子显微镜。虽然当时那台显微镜只能放大 12 倍,但打开了电子光学的大门。随着电子显微镜性能的逐步提高,**超薄切片机**和**包埋技术**的改进,科学家们陆续发现了许多新的超微结构,解释了许多光镜所不能解决的遗留问题,大大更新和丰富了组织学的内容。目前,**透射电镜**可将物像放大几十万倍,同时人们又研制出了扫描电镜,创造了冰冻蚀刻等新技术,使组织学的发展进入了一个新的纪元。

20 世纪 30 年代以后,随着科学的不断进步,新技术方法的不断出现,如组织化学技术、免疫细胞化学技术、组织培养术、细胞融合术、显微放射自显影术、荧光标记和激光技术、形态计量法等。组织学运用这些技术后,使内容不断充实,研究领域不断扩大,于是形成了许多互相渗透的新兴的边缘科学,如**机能组织学**、**免疫组织化学**、**分子生物学**、**细胞遗传学**、**神经内分泌学**、**生物体视学**等,它们丰富了组织学的内容,促进了医学科学的进一步发展。

中华人民共和国成立后,我国的组织学也取得了很大的进步,这与老一辈组织学家的辛勤工作有关。如**马文昭**教授(1886—1965)在卵磷脂方面的研究工作,**鲍鉴清**教授(1893—1982)在组织培养及细胞解剖术等方面的研究工作,**王有琪**教授(1899—1995)在神经系统结构及其联系方面的研究工作,**张作干**教授(1907—1969)在组织化学方面的研究工作,**郑国章**教授(1920—1979)在神经组织方面的研究工作等都在组织学领域有显著的贡献。老一辈组织学家在学科建设、科学研究和人才培养方面打下了坚实的工作基础,现在又有一批年富力强的组织学工作者,正在各自的岗位上从事组织学的教学和科研工作,新的研究成果不断涌现,必将推动组织学更进一步地向前发展。

第五节　组织学技术简介

在组织学的学习和研究中,主要用显微镜进行观察。在光镜下组织结构长度的常用单位为**微米**(μm),电镜的常用单位为**纳米**(nm)。

$$1\ \mu m = 1/1\ 000\ mm,\quad 1\ nm = 1/1\ 000\ \mu m$$

组织学与解剖学原是一门学科,因显微镜的发明以及人体微细结构的知识越来越丰富,于是组织学便脱离解剖学而成为独立的学科。由于科学技术的不断发展,新的研究方法不断出现,组织学的发展呈突飞猛进的趋势。现将组织学常用的研究技术简要地介绍如下。

一、光学显微镜技术

光学显微镜仍是目前观察人体微细结构的主要工具,通常光镜可放大 1 000 倍左右,分辨率为 0.2 μm,应用光学显微镜观察组织切片是研究组织学最基本的方法。**石蜡切片术**(paraffin sectioning)是经典且最常用的技术。制备石蜡切片的基本程序如下:

1. 取材和固定

用蛋白质凝固剂(常用甲醛)固定新鲜的组织块(多不超过 1.0 cm³),可以在很大程度上保存组织的原本结构。

2. 脱水和包埋

把固定好的组织块用酒精脱尽其中的水分。由于酒精不溶于石蜡,故再用二甲苯置换出组织块中的酒精,然后将组织块置于熔化的石蜡中,让蜡液浸入组织细胞,待冷却后,组织便具有了石蜡的硬度。

3. 切片和染色

将包有组织的蜡块用切片机切为 5 μm 的薄片,贴于载玻片上,脱蜡后进行染色,以提高组织成分的反差,利于观察。最常用的是**苏木精-伊红染色法**(hematoxylin-eosin staining),简称 HE 染色法。苏木精染液呈碱性,主要使细胞核内的染色质与胞质内的核糖体着紫蓝色;伊红染液呈酸性,主要使细胞质和细胞外基质中的成分着红色。对碱性染料亲和力强,易于被碱性染料着色的性质称为**嗜碱性**(basophilia);对酸性染料亲和力强,易于被酸性染料着色的性质称为**嗜酸性**(acidophilia)(图 1-1);若与两种染料的亲和力均

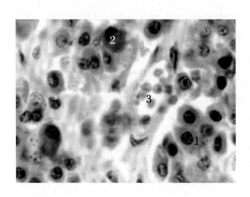

图 1-1　垂体远侧部光镜图　(HE 染色)
1.嗜酸性细胞　2.嗜碱性细胞
3.充满红细胞的血窦

不强,称为**中性**(neutrophilia)。

4. 封片

切片经脱水等处理后,滴加树胶,用盖玻片密封保存。

除石蜡切片外,在制作较大组织块(如眼球、脑)的切片时,常用火棉胶包埋。在要进行某些组织化学反应的标本,为保存蛋白质(包括酶)的结构和活性时,常把组织块经液氮(-196 ℃)冷冻后,用恒冷箱切片机切片(冰冻切片)。此外,可将液体成分如血液(血细胞)、骨髓(骨髓细胞)及脱落细胞直接涂于玻片(涂片);将疏松结缔组织或肠系膜等柔软组织撕成薄片铺在载玻片上(铺片);骨和牙等坚硬组织可磨为薄片(磨片)。经固定染色后即可在光镜下进行观察。

除 HE 染色法外,还有许多种染色方法,能特异性地显示某种细胞、细胞外基质成分或细胞内的某种结构。有时将组织用硝酸银浸润,有些细胞能将硝酸银还原,使银粒附于细胞上而呈棕黑色,这些细胞称为**亲银细胞**(argentaffin cell)。有些细胞本身无还原硝酸银的能力,但在加入还原剂后,可使银粒沉淀于细胞上而呈棕黑色,这些细胞称为**嗜银细胞**(argyrophilic cell)。网状纤维也有这种嗜银性,故又称**嗜银纤维**(argyrophilic fiber)。

除普通的光学显微镜外,在组织化学术中,常使用荧光染料染色或作为标记物,以紫外线为激发光源,激发染料发出荧光,用**荧光显微镜**(fluorescence microscope)观察。在细胞培养术中,常使用**相差显微镜**(phase contrast microscope)观察。近年来,陆续出现**激光扫描共聚焦显微镜**(laser scanning confocal microscopy,LSCM)、**双光子显微镜**(two photon microscope)等高级显微镜,相对于普通显微镜,它们可以对较厚的组织切片进行连续精确的断层扫描,成像的立体感更强。

二、电子显微镜技术

光学显微镜的**分辨率**(指能够分辨两点之间的最小距离,分辨两点之间的距离越小,其分辨率越高)最高只能达到 0.2 μm,小于此限度的结构便不能辨认,这就阻碍了对组织结构的深入了解。电子显微镜问世后,组织学进入了一个新的领域。与一般光镜相比,电镜用电子束代替可见光,用电磁透镜代替光学透镜,使肉眼不可见的电子束成像。

1. 透射电子显微镜术

透射电子显微镜(transmission electron microscope,TEM,简称**透射电镜**)使用最为普遍,通常所说的电镜即指透射电镜。电镜标本一般用戊二醛或锇酸固定,合成树脂包埋,用超薄切片机进行超薄切片,用铅或铀等重金属的盐染色,在电镜下摄片观察。凡组织结构被重金属盐染色的部位,图像较暗,称为**电子密度高**(electron-dense);反之,则称为**电子密度低**(electron-lucent)。透射电镜的分辨率可达 0.2 nm,可将组织放大几万倍到几十万倍(图1-2)。

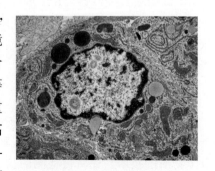

图1-2　细胞透射电镜图

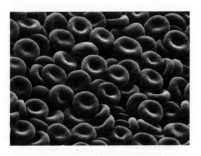

图 1-3　红细胞扫描电镜图

2. 扫描电子显微镜术

扫描电子显微镜（scanning electron microscope，SEM，简称**扫描电镜**）观察的样品不需包埋和切片，标本经固定、脱水、干燥后，表面喷涂金属膜，即可进行观察。扫描电镜主要观察组织和细胞表面的立体结构，如微绒毛、纤毛以及细胞的分泌和吞噬活动等。其特点是视场大，景深长，图像富有立体感（图 1-3）。扫描电镜的分辨率为 2 nm。

3. 冷冻蚀刻复型术

冷冻蚀刻复型术（freeze etch replica method）是在透射电镜下研究膜相结构的一种方法。标本经过**骤冷、断裂、蚀刻、镀铂、复型、腐蚀**等步骤，将生物膜的类脂双分子层的疏水层断开，制成铂碳复型膜。因此，本方法所观察的不是标本本身，而是由标本断面制成的复制品，可以了解蛋白质在膜上的分布以及膜相结构和功能的变化。

三、组织化学术和细胞化学术

组织化学术（histochemistry）和细胞化学术（cytochemistry）是利用化学、物理、生物化学、免疫学或分子生物学的原理和技术，在不破坏组织、细胞结构的基础上，对组织和细胞内所含的物质进行定性、定位及定量的研究，以了解结构和功能的密切联系。

1. 一般组织化学术与细胞化学术

本技术是在切片上加某些化学试剂与组织，细胞中的某些物质发生化学反应，然后使其最终产物在原位形成有色沉淀或重金属沉淀，在镜下观察这些沉淀物色泽的深浅及颗粒的大小，从而判断此物质的数量及位置。这种方法可显示组织、细胞中的蛋白质、酶、糖类、脂肪及核酸等物质。

如用**过碘酸希夫反应**（periodic acid Schiff reaction，简称 **PAS 反应**）可显示组织和细胞中的聚糖。**过碘酸**可将聚糖氧化形成**醛基**。醛基与无色的 Schiff 试剂结合，形成紫红色沉淀。凡切片在反应后呈紫红色产物的部位，即称 **PAS 阳性**（图 1-4），表示该部位有聚糖存在。颜色的深浅与组织中的醛基数量有关，由此可断定聚糖的含量。

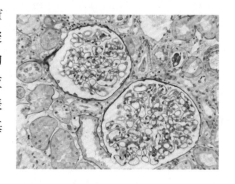

图 1-4　肾光镜 PAS 反应示基膜阳性

2. 免疫组织化学术

免疫组织化学术（immunohistochemistry）是根据抗原与抗体特异性结合的原理，以检测组织、细胞中的多肽、蛋白质等具有抗原性的大分子物质的技术。先将被检测的物质作为抗原（antigen），注入不具备这种抗原的动物体内，将产生对抗该物质的**抗体**（antibody）。从动物的血液中提取这种抗体，用铁蛋白或**辣**

根过氧化物酶等进行标记,以标记的抗体作用于被检组织切片,组织中的抗原与标记的抗体发生特异性结合,切片中标记物出现的部位,即为被检物质(抗原)的分布部位(图1-5)。如用铁蛋白标记的可在电镜下观察;如用辣根过氧化物酶标记的,再通过组织化学显色后,可在光镜或电镜下观察(图1-6)。免疫组织化学是组织化学的组成部分,具有特异性强、灵敏度高、定位精确、不损害组织等优点,发展非常迅速。目前免疫组织化学术已广泛应用于基础医学和临床医学的研究,受到世界生物科学和医学界的关注。

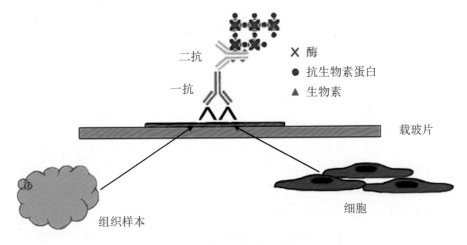

二抗
一抗
✕ 酶
● 抗生物素蛋白
▲ 生物素
载玻片
组织样本
细胞

图1-5 免疫组织化学技术

3. 原位杂交术

原位杂交术(in situ hybridization)即核酸分子杂交组织化学术。它是指在免疫细胞化学的基础上,从分子水平探讨细胞功能的表达及其调节机制。其原理是根据核酸的两条单核苷酸链碱基配对原则,应用带标记物的已知碱基顺序的核酸探针(probe)与细胞内待测核酸结合(即杂交),再通过对标记物的显示和检测,从而获知待测核酸的有无及相对量。目前,常用标记物有^{35}S、^{32}P、^{3}H等放射性核素和荧光素、生物素、地高辛(一种

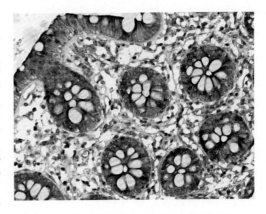

图1-6 结肠光镜图 (免疫组织化学染色)

小分子药物,经免疫组织化学处理后观察)等非放射性物质。原位杂交的敏感性及特异性很高,在分子生物学中已广泛应用于检测基因(DNA片段)的有无,即在转录水平检测基因的活性(mRNA)。

四、放射自显影术

放射自显影术(autoradiography)旨在通过活细胞对放射性物质的特异性摄入以显示该细胞的功能状态或该物质在组织和细胞内的代谢过程。首先,将放射性核素或放射性核素

标记的物质注入体内,间隔一定时间后取材、制备切片,并在其上涂以薄层感光乳胶,置暗处曝光,再显影、定影。这样,在放射性核素或其标记物所在的部位,溴化银被还原为黑色的微细银粒,可在光镜或电镜下观察,从而获知被检物质在组织和细胞中的分布及相对含量。在注入核素标记物后,如果有规律地在若干时间段取材,则可观察到被检物质的动态分布变化过程。例如,将 ^{3}H 标记的胸腺嘧啶核苷注入体内,以研究细胞的 DNA 合成及其增殖状态;将 ^{125}I 注入体内,观察碘在甲状腺滤泡内的碘化部位。近年来,鉴于放射性核素可能对环境造成污染,此方法正逐渐被安全的体内标记和示踪法取代。

五、图像分析术

图像分析术(image analysis)又称形态计量术(morphometry),是应用数学和统计学原理对组织切片提供的平面图像进行分析,从而获得立体的组织和细胞内各种有形成分的数量、体积、表面积等参数。如肺泡的数量和表面积、肾小体的数量和体积、胰岛的数量及其各类细胞的百分比等,这些数值从量的角度显示了结构与功能的关系。传统的方法是把规则的测试系统(点、线、方格等)投影或覆盖在切片或照片上,将平面的测量数据按数学公式推算出立体结构数值。目前广泛应用的图像分析仪可快速准确地测量组织切片和电镜照片中的微细结构,通过软件程序获得各项数据,也可以测量组织化学染色切片,根据染色深浅而提供该物质含量的相对数值。另外,根据连续的组织切片应用计算机进行三维重建,以获得可供研究的微细结构的立体模型,这部分内容称为**体视学**(stereology)。

六、细胞培养术和组织工程

1. 细胞培养术

细胞培养术(cell culture)是把从机体取得的细胞在体外模拟体内的条件下进行培养的技术。如果培养的是组织块、器官的较大部分或全部,则分别称为组织培养术和器官培养术。但组织块和器官难以长久培养,故以细胞培养开展得最为广泛。体外培养及用体外培养物进行的实验常简称为 in vitro(在体外)。培养条件包括适宜的营养、生长因子、pH、渗透压、O_2 和 CO_2 浓度、温度等,还须严防微生物污染。培养液用含有各种营养成分的人工合成培养基配制,内加 5%～10% 的胎牛血清,后者含多种生长因子。

培养的细胞除少数种类(如淋巴细胞)悬浮于培养液中外,一般都贴在培养瓶壁上生长。首次从体内取出的细胞进行培养,称为原代培养。当细胞增殖、长满瓶壁时,必须将其按一定比例分散到若干个瓶中继续培养,称为传代培养。经长期培养而成的细胞群体,称为细胞系(cell line)。有的细胞系经一定传代次数培养后会死亡,有的则可无限地传代培养,后者多为肿瘤细胞或发生了基因突变的正常细胞。从细胞系中选择单个细胞进行培养,所形成的细胞群体称为细胞株(cell strain)。著名的 HeLa 细胞株便是 1952 年用一位非洲裔美国妇女的宫颈癌细胞培养形成的,目前仍在世界各地的实验室中被广泛应用(图 1-7)。

对贴壁培养的细胞需用相差显微镜观察,也可用显微录像或显微摄影连续记录细胞的生长过程。前述各种组织学技术在此均有用武之地。体外培养的细胞、组织或器官不仅可用于研究其代谢、增殖、分化、形态和功能变化,还可研究各种理化因子(激素、药物、毒物、辐射等)对活细胞的直接影响,可获得体内实验难以达到的简便、迅捷的效果。但是由于体外培养环境和体内环境的差异,体外实验结果不能简单地用于体内。

2. 组织工程

组织工程(tissue engineering)是用细胞培养术在体外模拟构建机体组织或器官的技术,旨在为器官缺损患者提供移植替代物。目前正在研究构建的组织器官主要有皮肤、软骨、骨、肌腱、骨骼肌、血管、角膜等。其中以组织工程皮肤较为成功,已成为商品用于治疗烧伤、皮肤静脉性溃疡等疾病(图 1-8)。

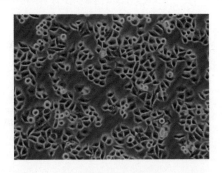

图 1-7　HeLa 细胞相差显微镜　(荧光)

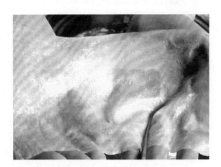

图 1-8　人工皮肤

组织工程技术包括四个方面:① 生长旺盛的细胞,也称种子细胞,多为各种组织的干细胞;② 细胞外基质,可用生物材料(如牛胶原)和无毒、可被机体吸收的人工合成高分子材料;③ 构建组织或器官,即把细胞置于细胞外基质中进行三维培养,并形成所需要的形状;④ 将构建物移植机体的方法。

七、组织芯片技术

组织芯片(tissue chip),也称组织微阵列(tissue microarrays,TMA),是生物芯片技术的一个重要分支。它是将组织标本按不同的设计需求,有序地集成在固相载体上所形成的组织微阵列,再利用免疫组织化学、原位杂交、原位 PCR 等各种组织学、分子生物学技术对芯片中的组织进行检测的技术(图 1-9)。该技术具有大规模、高通量、标准化等优点。

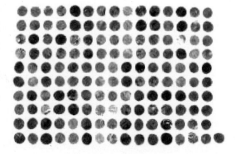

图 1-9　组织芯片

临床知识与实验进展

随着社会的进步和科技的蓬勃发展,人类对生命质量和预期寿命也有了更高的期望。拥有一个健康、幸福、快乐的生命周期是每一个人的梦想。但传统的治疗手段对肿瘤等顽疾产生的副作用让很多患者痛苦不堪。

细胞治疗是近几年兴起的疾病治疗新技术。细胞作为一个独立的生命体,它具有很强的生命力、增殖分化能力和功能的可塑性能力。利用某些具有特定功能的细胞的特性,通过体外扩增、特殊培养等处理后,使这些细胞具有增强免疫、杀死病原体和肿瘤细胞、促进组织器官再生和机体康复等治疗功效,从而达到治疗疾病的目的。

细胞治疗以其疗效良好,副作用小,更个体化、个性化等独特的优势,为一些难治性疾病的治疗提供了一种选择,有时甚至是最后的选择。21 世纪是细胞治疗发挥重要作用的时代。

(王健君)

第二章
上 皮 组 织

阅读与思考

　　被覆上皮密集排列的细胞及细胞侧面的细胞连接是机体的重要屏障结构。其中的紧密连接位于相邻细胞侧面顶部，由相邻细胞的跨膜连接蛋白组成对应的封闭链，封闭上皮细胞间隙，防止胞外物质通过间隙进入；黏着小带位于紧密连接的下方，环绕上皮细胞的顶部，通过钙黏蛋白胞外部分相互连接，起黏着和传递细胞间收缩力的作用；桥粒则将两个细胞形成纽扣式结构，牢固地铆连到一起，增强细胞抵抗外界压力与张力的能力；缝隙连接是在相互接触的细胞之间由连接蛋白形成的亲水性跨膜通道，沟通细胞达到代谢与功能的统一，从而调控发育、维持稳态。上皮细胞侧面连接是相邻细胞协同作用的重要基础，细胞损伤或连接被破坏都会导致屏障受损。单个细胞的个体力量虽然渺小，但是通过团队合作，亦能发挥强大的功能，在团队中最大程度地体现自身的价值。

上皮组织(epithelial tissue)简称上皮(epithelium),是由大量形态规则、排列密集的细胞和极少量的细胞外基质组成的。上皮细胞具有明显的极性(polarity),即细胞的不同表面在结构和功能上具有明显差别,可分为游离面、侧面和基底面。游离面朝向身体的表面或有腔器官的腔面;与游离面相对朝向深部结缔组织的一面,称基底面;而上皮细胞之间的连接面为侧面。极性在单层上皮表现最为典型。上皮基底面附着在基膜上,在光镜下基膜为均质的薄膜,上皮通过基膜与深部的结缔组织相连。上皮组织内一般无血管分布,由结缔组织中血管供给所需营养。上皮内有丰富的感觉神经末梢,故感觉较为灵敏。

根据功能不同,上皮组织分为被覆上皮(covering epithelium)和腺上皮(glandular epithelium)两大类。被覆上皮具有保护、吸收、分泌、排泄等功能。腺上皮具有分泌功能。

此外,体内还有少量特化的上皮,如能感受特定理化刺激的感觉上皮(sensory epithelium),具有收缩功能的肌上皮(myoepithelium)等。

第一节　被　覆　上　皮

上皮细胞排列成薄膜状,被覆于身体或某些器官的外表面,或衬贴于管、囊、腔的腔面称为被覆上皮。根据其构成细胞的层数和细胞在垂直切面上的形状,可将被覆上皮分类如下:

被覆上皮
├ 单层上皮
│　├ 单层扁平上皮
│　│　├ 内皮:心、血管、淋巴管的腔面
│　│　├ 间皮:胸膜、腹膜、心包膜的表面
│　│　└ 其他:肾小囊壁层和肺泡上皮等
│　├ 单层立方上皮:某些导管、肾小管、甲状腺滤泡等
│　├ 单层柱状上皮:胃、肠、胆囊、子宫等腔面
│　└ 假复层纤毛柱状上皮:呼吸管道等腔面
└ 复层上皮
　　├ 复层扁平上皮:皮肤的表皮(角化的)和口腔、食管、阴道等(未角化的)
　　├ 复层柱状上皮:睑结膜、男性尿道腔面等
　　└ 变移上皮:肾盂、肾盏、输尿管和膀胱等腔面

一、单层扁平上皮

单层扁平上皮(simple squamous epithelium)又称单层鳞状上皮,由一层扁平细胞组成。从上皮表面观察,细胞呈多边形或不规则形,边缘常呈锯齿状,彼此互相嵌合。胞核呈椭圆形,位于细胞中央;从垂直切面看,细胞扁薄,胞质少,只有含核的地方略厚(图2-1、图2-2)。衬贴于心、血管、淋巴管腔面的单层扁平上皮称为内皮(endothelium)。内皮的游离面光滑,

有利于血液和淋巴液的流动,内皮很薄,便于腔内外物质的交换。分布于胸膜、腹膜和心包膜表面的单层扁平上皮称为**间皮**(mesothelium)。间皮的游离面也很光滑湿润,可以减少器官间的摩擦,有利于器官的活动。

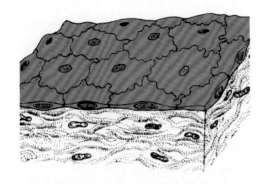

图 2-1　单层扁平上皮模式图

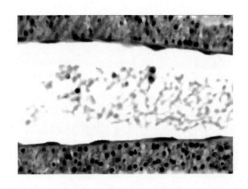

图 2-2　单层扁平上皮(内皮)光镜图　(HE染色)

二、单层立方上皮

单层立方上皮(simple cuboidal epithelium)由一层近似立方形的细胞组成。从上皮表面观察,细胞呈六角形或多角形;在垂直切面看,细胞呈立方形,核呈圆形,位于细胞的中央(图 2-3、图 2-4)。它主要分布于某些导管和肾小管等处,具有吸收和分泌的功能。

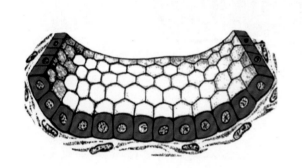

图 2-3　单层立方上皮模式图

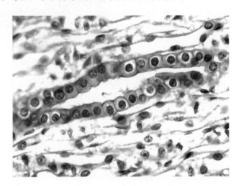

图 2-4　单层立方上皮光镜图　(HE染色)

三、单层柱状上皮

单层柱状上皮(simple columnar epithelium)由一层较高的棱柱状细胞组成。从上皮表面观察,细胞呈六角形或多角形;在垂直切面看,细胞呈柱状,核呈椭圆形,靠近细胞基底部,核的长轴与细胞长轴一致(图 2-5、图 2-6)。单层柱状上皮分布于胃、肠、胆囊、子宫和输卵管的腔面,其功能主要是吸收和分泌。肠道的单层柱状上皮由柱状细胞和杯状细胞组成。**杯状细胞**(goblet cell)上部膨大,基部细长,形似高脚酒杯,细胞核呈三角形或半月形,位于细胞基部。顶部胞质内充满分泌颗粒,由于颗粒中含黏蛋白(一种糖蛋白,PAS反应阳性),故称黏原颗粒(图2-7)。黏蛋白分泌后,与水结合形成黏液,起到润滑和保护上皮的作用。

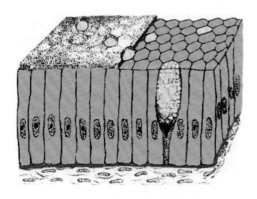

图 2-5　单层柱状上皮模式图

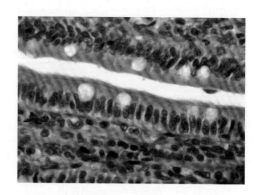

图 2-6　单层柱状上皮光镜图　(HE 染色)

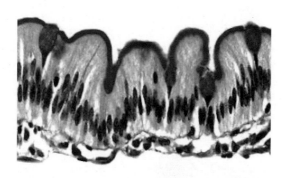

图 2-7　小肠光镜图

PAS 反应示上皮中杯状细胞的黏原颗粒呈紫红色

四、假复层纤毛柱状上皮

假复层纤毛柱状上皮(pseudostratified ciliated columnar epithelium)由柱状细胞、杯状细胞、梭形细胞、锥形细胞等组成。其中柱状细胞最多,表面有大量纤毛。这些细胞形态不同,高矮不一,核的位置不在同一水平面上,但细胞的基底部均附着于基膜,因此在垂直切面上观察貌似复层,实则为单层,再加上柱状细胞的游离面具有能摆动的纤毛,故这种上皮称为假复层纤毛柱状上皮(图2-8、图2-9)。它主要分布于呼吸道的腔面。杯状细胞可分泌黏液,黏附灰尘和细菌等异

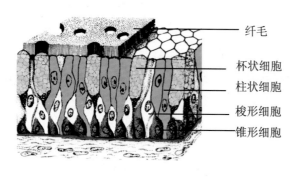

纤毛

杯状细胞
柱状细胞
梭形细胞
锥形细胞

图 2-8　假复层纤毛柱状上皮模式图

物,并通过纤毛的摆动,将含有灰尘和细菌的黏液推向咽部,有清洁和保护呼吸道的作用。

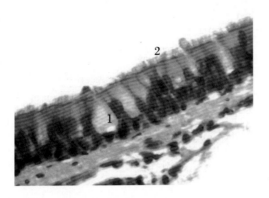

图 2-9　假复层纤毛柱状上皮光镜图　（HE 染色）
1.杯状细胞　2.纤毛

五、复层扁平上皮

复层扁平上皮(stratified squamous epithelium)因表层细胞是扁平鳞片状,也称**复层鳞状上皮**,由多层细胞组成。在上皮的垂直切面上,各层细胞形态不一。最表面几层为扁平细胞或扁梭形细胞;中间几层为多边形细胞;紧靠基膜的一层基底细胞呈矮柱状,为具有增殖分化能力的干细胞,新生的细胞逐渐由基底向表层分化,以补充表面不断脱落的细胞(图 2-10、图 2-11)。

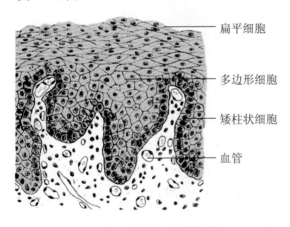

图 2-10　复层扁平上皮模式图

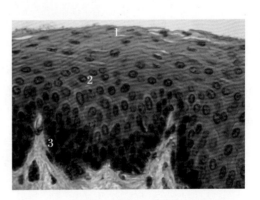

图 2-11　复层扁平上皮光镜图　（HE 染色）
1.扁平细胞　2.多边形细胞　3.矮柱状细胞

复层扁平上皮主要分布于皮肤、口腔、食管、阴道、肛门及角膜等处。位于皮肤表层的复层扁平上皮浅层细胞核消失,胞质中充满角蛋白,细胞干硬并不断脱落,称**角化的复层扁平上皮**(keratinized stratified squamous epithelium)。衬贴在口腔和食管等腔面的复层扁平上皮浅层细胞有核,含角蛋白少,称**未角化的复层扁平上皮**。这种上皮与深部结缔组织的连接面常凹凸不平,扩大了两者的连接面积,既有利于上皮的营养供应,又使连接更加牢固。复层扁平上皮具有耐摩擦和阻止异物侵入等机械性保护作用,受损伤后有很强的再生修复能力。

六、复层柱状上皮

复层柱状上皮(stratified columnar epithelium)是由数层细胞构成的,上皮深部为一层或几层多边形细胞,上皮浅部为一层整齐排列的矮柱状细胞。这种上皮主要分布于结膜、男性尿道和一些腺的大导管处。

七、变移上皮

变移上皮(transitional epithelium)细胞的层次和细胞形状可随所在器官的收缩与扩张状态而发生变化,故称变移上皮。主要分布于肾盂、肾盏、输尿管和膀胱等腔面。例如,膀胱收缩排空时,上皮变厚,细胞层次增多,表层细胞呈大立方形,称**盖细胞**(umbrella cell)。一个盖细胞可以覆盖几个中间层细胞。中间数层细胞呈多边形或倒梨形,基层细胞呈低柱状。当膀胱充盈时,上皮细胞因层数减少而变薄,盖细胞呈扁平状(图 2-12、图 2-13)。

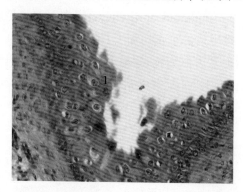

图 2-12 膀胱变移扁平上皮光镜图(空虚态)
(HE 染色)

1.盖细胞

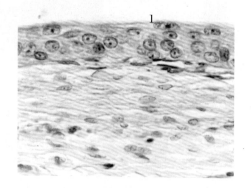

图 2-13 膀胱变移扁平上皮光镜图(扩张态)
(HE 染色)

1.盖细胞

第二节 腺上皮和腺

一、腺的概念和发生

在机体内,由腺细胞组成的以分泌功能为主的上皮称为**腺上皮**(glandular epithelium)。以腺上皮为主要成分所组成的器官或结构称为**腺**(gland)。在胚胎时期,胚体某些部位的上皮向其深层的间充质增生,形成细胞索(有的可反复分支)。细胞索内出现管腔(图 2-14),其末端的细胞分化为腺上皮,围成**腺泡**(acinus),又称**分泌部**(secretory portion)。其余部分分化成**导管**(duct),将分泌物输送到某处上皮表面。其周围的间充质分化成腺的**间质**和**被膜**。这种腺称为**有管腺**或**外分泌腺**(exocrine gland),如汗腺、唾液腺等。有的腺在发育中导管退化、消失,称**无管腺**或**内分泌腺**(endocrine gland),如甲状腺、肾上腺等。其分泌物通过腺上皮周围毛细血管中的血液输送到全身,对特定的器官或细胞的代谢功能有特殊的调控作用,这种分泌物称为**激素**(hormone)。这些器官或细胞称为该激素的靶器官或靶细胞。

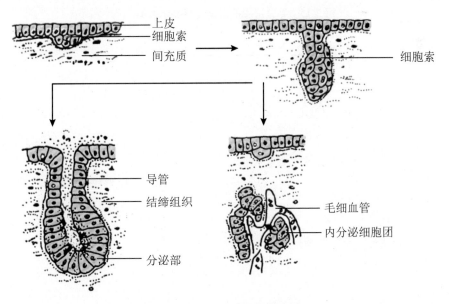

上皮
细胞索
间充质
细胞索
导管
结缔组织
分泌部
毛细血管
内分泌细胞团

图 2-14 腺的发生模式图

二、外分泌腺的类型

外分泌腺由分泌部(腺泡)和导管两部分组成。根据分泌部形状的不同,可分为**管状腺**、泡状腺和**管泡状腺**(图 2-15)。又根据导管有无分支,可分为**单腺**和**复腺**。部分外分泌腺(如消化系统和呼吸系统中)的腺泡,按其分泌物性质不同可以分为**黏液性腺泡**、**浆液性腺泡**和**混合性腺泡**三种(详见消化腺章节中的大唾液腺)。

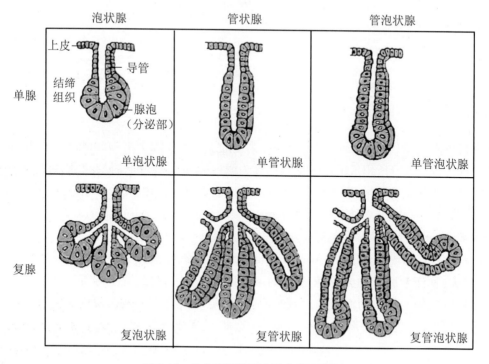

图 2-15 外分泌腺的形态及分类示意图

第三节 上皮细胞的特化结构

上皮细胞具有极性,在游离面、侧面和基底面常形成与功能相适应的特化结构。其中,除纤毛和少数部位较厚的基膜外,都只能在电镜下观察到。

一、上皮细胞的游离面

1. 微绒毛

在电镜下,上皮细胞游离面的细胞质和细胞膜向外伸出的微细指状突起称为**微绒毛**(microvillus),长 1～2 μm,直径约 0.1 μm。微绒毛内含有许多纵行微丝,起支持作用,它自顶部向下延伸,与胞质顶部平行排列的**终末网**(terminal web)相连接。终末网是微绒毛基部胞质中与细胞表面平行的微丝网,微丝为肌动蛋白丝,终末网中还有肌球蛋白,其收缩可使细胞顶部凸起并使微绒毛散开(图 2-16)。有些上皮细胞的微绒毛较短且少;但在吸收功能较明显的细胞,如小肠上皮的柱状细胞和肾的近端小管的上皮细胞,微绒毛多而长,每一细胞可多达数千条,且排列整齐,形成光镜下所见的**纹状缘**(striated border)或**刷状缘**(brush border)。微绒毛的出现,大大增加了细胞的表面积,从而提高了细胞的吸收功能。

2. 纤毛

上皮细胞游离面的细胞膜和细胞质向外伸出能摆动的粗而长的突起称为**纤毛**(cilium),长 5～10 μm,直径 0.3～0.5 μm。带有纤毛的上皮主要存在于呼吸道,一个细胞可有 300 根左右的纤毛。由于纤毛可做节律性的定向摆动,呼吸道的假复层纤毛柱状上皮即以此方式,把吸入的细菌、灰尘等推至咽部成痰咳出(图 2-17)。在电镜下,可见纤毛中央有 2 条单独的**纵行微管**,周围有 9 组**二联微管**(图 2-18)。纤毛基部有一致密颗粒,称为**基体**(basal body),基体为中心粒结构,其微管与纤毛中的二联微管相连,二联微管可能由基体形成。每组二联微管的一侧伸出两条短小的动力蛋白臂。它具有 ATP 酶的活性,分解 ATP 后,动力蛋白臂附着于相邻的二联微管,使微管之间产生移位或滑动,导致纤毛整体运动。**不动纤毛综合征**的患者(一种遗传病)的纤毛中

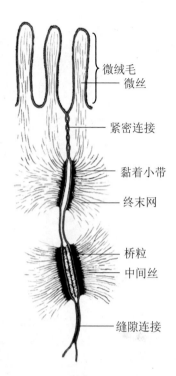

图 2-16 微绒毛与细胞连接模式图

缺少动力蛋白臂,导致他们的纤毛不能摆动,不能清除呼吸道的黏液而频发呼吸道感染。

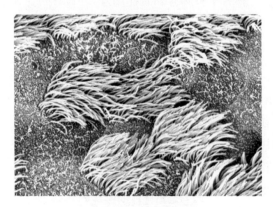

图 2-17 纤毛扫描电镜图

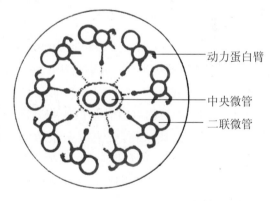

图 2-18 纤毛横切面超微结构模式图

二、上皮细胞的侧面

在上皮细胞侧面相邻的细胞膜接触区域和细胞外基质中,常特化形成多种细胞连接结构。这种细胞间的连接结构,可见于各种上皮细胞和其他某些非上皮细胞之间。现以柱状细胞为例,说明几种细胞连接的形态特征。

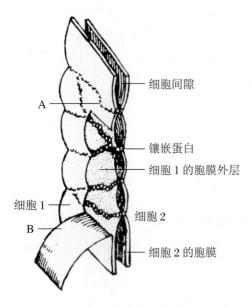

图 2-19 紧密连接模式图

A. 镶嵌蛋白所形成的网状嵴（从细胞1胞膜内面观）

B. 细胞1的胞膜内层（切开线拉向下方）

图中标注：细胞间隙、A、镶嵌蛋白、细胞1的胞膜外层、细胞1、B、细胞2、细胞2的胞膜

1. 紧密连接

紧密连接（tight junction）又称**封闭连接**（occluding junction），这种连接多位于上皮细胞侧面的近顶端处（图2-16），从细胞顶端观察，呈箍状环绕在细胞的周围。在电镜下，可见相邻两细胞膜的外层间断融合在一起，由两膜的镶嵌蛋白紧密黏着，形成网状的嵴（图2-19），嵴与嵴相互连接，可封闭上皮细胞顶端的细胞间隙。这种连接可防止大分子物质从细胞外经细胞间隙进入组织内，是构成体内各种**屏障**（barrier）的基础，它可限制物质的扩散。

2. 黏着小带

黏着小带（zonula adherens）又称**中间连接**（intermediate junction），它在紧密连接的下方，为长短不等的带状，环绕上皮细胞顶部，将邻近的细胞黏着在一起。在电镜下，可见相邻两细胞间有15～20 nm的间隙，间隙内有电子密度较低的丝状物连接相邻细胞的膜。膜的胞质内面有跨膜的细胞黏附分子，称为钙黏蛋白（cadherin），上有来自胞质的微丝（肌动蛋白丝）附着，微丝组成终末网（图2-16）。黏着小带除有黏着作用外，还有保持细胞形状和传递细胞收缩力的作用。

3. 桥粒

桥粒（desmosome）又称**黏着斑**（macula adherens），位于中间连接深部，呈斑块状或纽扣状，大小不等。在电镜下，可见相邻的细胞间有20～30 nm的间隙，间隙内有钙黏蛋白的胞外部分构成的电子密度低的丝状物，中央有一条致密的中间线，是由丝状物质交织而成的。在间隙两侧的胞膜内面，有较厚的致密物质构成的椭圆形的斑状结构，称**附着板**（attachment plaque）。胞质内的**中间丝**（角蛋白丝）伸入附着板，然后又折回胞质中（图2-16、图2-20），起固定和支持作用。桥粒是一种很牢固的连接，像铆钉般把细胞相连接，在易受摩擦的皮肤、食管等部位的复层扁平上皮中尤其发达。

4. 缝隙连接

缝隙连接（gap junction）又称**通信连接**（communication junction），是一种广泛存在于各

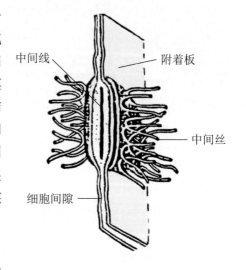

图中标注：中间线、附着板、中间丝、细胞间隙

图 2-20 桥粒模式图

种组织的细胞连接形式。它在上皮细胞侧面的深部,呈大小不等的斑状。在电镜下,可见相邻两细胞间的细胞膜形成间断性融合,未融合处细胞间有 2 nm 的间隙,融合处细胞间有小管相通。冷冻蚀刻术的研究证明,相邻细胞膜上有许多规则分布的柱状颗粒,称**连接小体**(connexon),每个连接小体由 6 个杆状的连接蛋白分子组成(图 2-21),中央有小管,直径1.5~2 nm。相邻两膜的连接小体彼此相连,中央小管也互相通连,成为细胞间直接交通的管道。在钙离子和其他因素的作用下,管道可开放或闭合,一般分子量小于 1 500 D 的物质,包括离子、cAMP 等信息分子、氨基酸、葡萄糖、维生素等,均得以在相邻的细胞间流通,使细胞在营养代谢、增殖分化和功能等方面成为统一体。

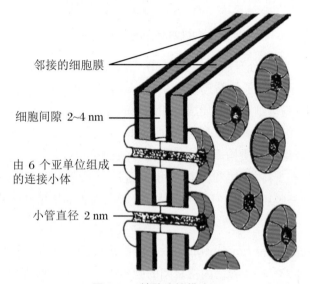

邻接的细胞膜

细胞间隙 2~4 nm

由 6 个亚单位组成
的连接小体

小管直径 2 nm

图 2-21　缝隙连接模式图

在上述 4 种细胞连接中,如其中有 2 个或 2 个以上紧邻存在时,称为**连接复合体**(junction complex)。细胞连接的存在和数量常随器官的不同发育阶段和功能状态及病理变化而改变。

三、上皮细胞的基底面

1. 基膜

基膜(basement membrane)是介于上皮细胞基底面与深部结缔组织之间的一层薄膜。由于它很薄,在 HE 染色切片上一般不能分辨,但假复层纤毛柱状上皮和复层扁平上皮的基膜较厚,可见粉红色。基膜用镀银染色,呈黑色。基膜在电镜下可分为两部分,靠近上皮细胞基底面的一部分称为**基板**(basel lamina),由细丝状和细颗粒状的物质组成,为上皮细胞所形成;靠近结缔组织的一部分称为**网板**(reticular lamina),由网状纤维和**基质**组成,为成纤维细胞所产生(图2-22)。有些上皮的基膜很薄,仅有基板而无网板。

基板由上皮细胞分泌产生,厚50~100 nm,可分为两层。电子密度低的,紧贴上皮细胞基底面的一薄层为**透明层**(lamina lucidum),其下方电子密度高、较厚的为**致密层**(lamina

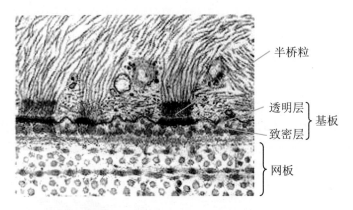

图 2-22　基膜和半桥粒结构模式图

densa)。构成基板的主要成分有层粘连蛋白、Ⅳ型胶原蛋白和硫酸肝素蛋白聚糖等。**层粘连蛋白**（laminin）是一种大分子的粘连性糖蛋白，具有与上皮细胞等多种细胞，与Ⅳ型胶原蛋白、硫酸肝素蛋白聚糖等细胞外基质成分相结合的部位,因此在细胞与细胞外基质的连接中起媒介作用,能促进细胞黏着在基膜上并铺展开。网板是由结缔组织的成纤维细胞分泌产生的,主要由网状纤维和基质构成,有时可有少许胶原纤维。

基膜的功能除具有支持、连接和固着作用外,还是半透膜,有利于上皮细胞与深部结缔组织进行物质交换。基膜还能引导上皮细胞移动,影响细胞的增殖和分化。

2. 质膜内褶

质膜内褶（plasma membrane infolding）是由上皮细胞基底面的胞膜,向细胞内凹陷而形成的许多皱褶（图 2-23、图2-24）。内褶之间的胞质内有大量纵形排列的线粒体,故在光镜下胞质呈嗜酸性,并可见基部有**纵纹**。质膜内褶扩大了细胞基部的表面积,有利于水分及电解质的转运,主要分布于肾的近端小管。

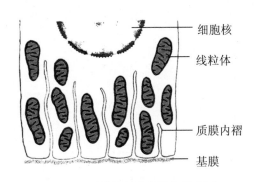

图 2-23　质膜内褶超微结构模式图

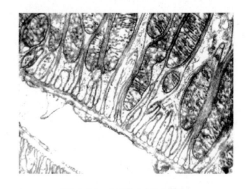

图 2-24　质膜内褶电镜图

3. 半桥粒

位于上皮细胞基底面,为桥粒结构的一半,故称**半桥粒**（hemidesmonsome）。质膜内也有附着板,角蛋白丝附着其上,折成袢状返回胞质。主要见于复层扁平上皮细胞的基底层,其作用在于加强细胞与基膜的连接,将上皮细胞牢牢地固定在基膜上（图 2-22）。

临床知识与实验进展

　　非典型增生(atypical hyperplasia)或异型增生(dysplasia)是病理学的名词,主要是指上皮细胞异乎常态的增生,表现为增生的细胞大小不一,形态多样,核大而浓染,核浆比例增大,核分裂增多,但多呈正常核分裂象。细胞排列较乱,细胞层次增多,极性消失,但一般不见病理性核分裂。可发生于皮肤或黏膜表面的被覆上皮,也可发生于腺体上皮。

　　一般认为,从正常细胞发展到肿瘤细胞,都要经历这样一个过程,即正常—增生—非典型增生—原位癌—浸润癌,而非典型增生则是从良性改变到恶性改变的中间站,是由量变到质变的关键点,因此,将非典型增生称为"癌前病变"。非典型增生是癌前病变的形态学改变,即增生的上皮细胞形态和结构出现一定程度的异型性,但还不足以诊断为癌。

(王健君　孙美群)

第三章
结缔组织

阅读与思考

肥大细胞在过敏反应中发挥着重要作用。国际顶级医学期刊《柳叶刀》发表了我国学者完成的《中国成人哮喘流行状况、风险因素与疾病管理现状》研究结果，明确我国 20 岁及以上人群哮喘患病率为 4.2%，患病人数达到 4 570 万。结缔组织中肥大细胞使支气管过度收缩，诱发持续的气喘甚至哮喘，一次严重的发作甚至可能会危及生命。在发作的最初几秒钟内，就有可能导致呼吸窘迫、严重缺氧、窒息甚至死亡，轻者常并发肺气肿、肺心病等。1995年，我国台湾某知名歌星就是因为一次感冒诱发哮喘的急性发作，未及时正确用药，结果导致猝死。早期发现并早期接受规范化治疗，多数哮喘病人可以长期控制且获得临床治愈。医务工作者们也正通过加强对哮喘病知识的普及，增强患者及公众对该疾病的防治和管理意识，为共同克服哮喘不断做出努力。

结缔组织（connective tissue）由细胞和大量的**细胞外基质**（extracellular matrix）构成。**细胞外基质**包括结缔组织细胞分泌产生的无定形的**基质**、丝状的**纤维**，以及不断更新循环的**组织液**。结缔组织细胞少，细胞种类多，散在分布于细胞外基质内，无极性。结缔组织通常有较丰富的毛细血管分布。结缔组织分布广泛，形态多样，包括固有结缔组织（即**疏松结缔组织**、**致密结缔组织**、**脂肪组织**、**网状组织**）和其他特殊类型的结缔组织，如液态的血液和淋巴，半固态的软骨组织和固态的骨组织。结缔组织在体内广泛分布，具有连接、支持、营养、运输、保护等多种功能。

结缔组织的构成如下：

$$
\text{结缔组织（广义）}\begin{cases}
\text{疏松结缔组织}\\
\text{致密结缔组织}\\
\text{脂肪组织}\\
\text{网状组织}\\
\text{软骨组织}\\
\text{骨组织}\\
\text{血液和淋巴}
\end{cases}
$$

结缔组织起源于胚胎时期的**间充质**（mesenchyme）。间充质由**间充质细胞**和**无定形基质**构成。间充质细胞呈星形，有数个突起，相邻细胞相连成网状。间充质细胞核较大，核仁明显，胞质呈弱嗜碱性（图3-1）。

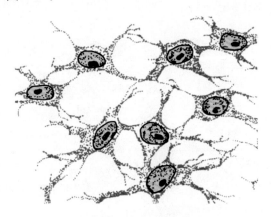

图3-1 间充质模式图

间充质细胞有很强的增殖、分裂、分化能力。在胚胎发育过程中可分化成各种结缔组织细胞、内皮细胞和平滑肌细胞等。成体结缔组织中仍保留少量的未分化的间充质细胞。

第一节 疏松结缔组织

疏松结缔组织(losse connective tissue)又称**蜂窝组织**(areolar tissue),其特点是纤维数量少,细胞种类较多,排列松散,基质丰富,富含血管及神经(末梢)。疏松结缔组织广泛分布于器官之间和组织之间,具有连接、支持、防御和创伤修复等功能(图3-2、图3-3)。

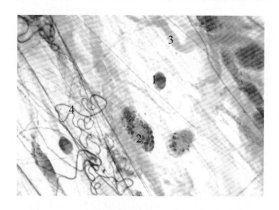

图 3-2　疏松结缔组织(铺片)光镜图　(特染)
1.成纤维细胞　2.巨噬细胞　3.胶原纤维　4.弹性纤维

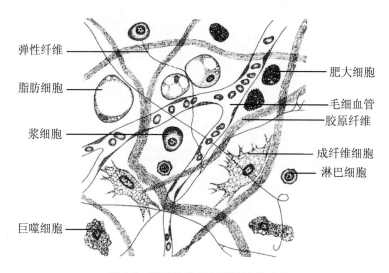

图 3-3　疏松结缔组织(铺片)模式图

一、细胞

疏松结缔组织内有成纤维细胞、巨噬细胞、浆细胞、肥大细胞、脂肪细胞与未分化间充质细胞,还有少量来自血液的白细胞。各类细胞的数量和分布随存在部位和功能状态而异。

1. 成纤维细胞

成纤维细胞(fibroblast)是结缔组织的主要细胞,数量最多而且分布广,常附着在胶原纤维上。功能活跃时,细胞较大,多突起;细胞核大,卵圆形,染色浅,核仁明显;胞质较丰富,呈**弱嗜碱性**(图 3-3)。在电镜下,细胞表面有短粗的突起,胞质内有丰富的粗面内质网、游离核糖体和发达的高尔基复合体,如图 3-4(a)所示,表明该细胞合成蛋白质的功能旺盛。成纤维细胞所合成和分泌的蛋白质等成分,形成疏松结缔组织的各类**纤维**和无定形**基质**。

成纤维细胞功能处于静止状态时,称**纤维细胞**(fibrocyte)。细胞变小,多呈长梭形,胞核小,呈长扁卵圆形,染色深;细胞质少,呈嗜酸性。在电镜下,细胞质内粗面内质网少,高尔基复合体不发达,如图 3-4(b)所示。在机体

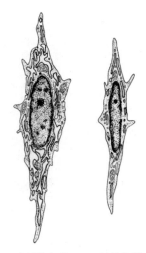

(a) 成纤维细胞 (b) 纤维细胞

图 3-4 成纤维细胞和纤维细胞超微结构模式图

受到创伤时,纤维细胞可进入增殖状态,转变为成纤维细胞,生成新的细胞外基质成分,参与组织修复,形成肉芽和瘢痕。

2. 巨噬细胞

巨噬细胞(macrophage)是体内外广泛存在的一种免疫细胞。它形态多样,随功能状态而改变,功能活跃者,常伸出较长的伪足而形态不规则。巨噬细胞的细胞核较小,呈卵圆形或肾形,着色较深;胞质丰富,多呈嗜酸性,可含有异物颗粒和空泡(图 3-2、图 3-5)。在电镜下,细胞表面有许多皱褶、微绒毛和少数球状突起。胞质内含大量**溶酶体**、**吞噬体**、**吞饮泡**、**残余体**以及数量不等的粗面内质网、高尔基复合体和线粒体。细胞膜内侧和伪足内有较多的微丝和微管,参与细胞的运动(图 3-5)。巨噬细胞是由血液的单核细胞穿越毛细血管或微静脉进入结缔组织内分化而成的。疏松结缔组织内处于功能静止状态的巨噬细胞又称**组织细胞**(histiocyte),常沿胶原纤维散在分布。当巨噬细胞周围出现细菌的产物、炎症变性蛋白等物质时,巨噬细胞会伸出伪足,沿这些化学物质的浓度梯度朝浓度高的部位定向移动,聚集到产生这些化学物质的部位而变为游走的活化细胞(图 3-6)。巨噬细胞的这种特性称为**趋化性**(chemotaxis),而这类化学物质称为**趋化因子**(chemotactic factor)。趋化性是巨噬细胞发挥功能的前提。巨噬细胞行使多种功能,参与免疫应答。

(1) 吞噬作用(phagocytosis) 当细胞接触到细菌、异物或衰老与死亡的细胞时,即直接伸出伪足将它们黏附、包围并吞入细胞内,形成由膜包裹的**吞噬体**。然后,细胞内的溶酶体与吞噬体融合,由溶酶体释放的酶进行消化;不能消化的物质形成残余体(图 3-6、图 3-7)。吞噬较大异物时,多个巨噬细胞常融合形成**多核巨细胞**(multinuclear giant cell)。

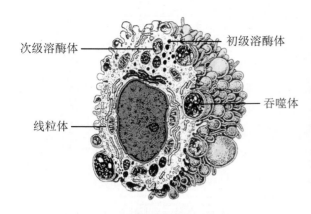

图 3-5　巨噬细胞超微结构模式图　　　　图 3-6　巨噬细胞模式图

（2）抗原呈递作用　抗原（antigen）包括蛋白质、多肽、多糖等生物大分子，由这些分子构成的细胞、细菌、病毒等都具有大量的抗原，巨噬细胞吞噬病原微生物等具有抗原性物质后，经溶酶体消化，分解成碎片，再经过加工处理，将处理后的抗原信息呈递给**淋巴细胞**，使其成为免疫活性细胞，进行特异性免疫（图 3-8）。故巨噬细胞是重要的**抗原呈递细胞**（antigen presenting cells，APC）之一。

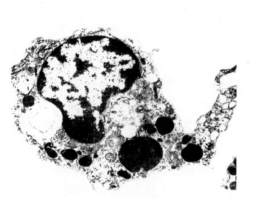

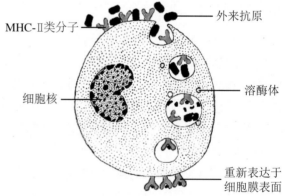

图 3-7　巨噬细胞电镜图　　　　图 3-8　巨噬细胞处理抗原模式图

（3）分泌功能　巨噬细胞可合成与分泌溶菌酶（lsozyme）、干扰素（interferon，IFN）、白三烯、白细胞介素 1（interleukin，IL-1）、补体（complement）等。溶菌酶分解细菌的细胞壁，以杀灭细菌。补体参与炎症反应，对病原微生物的溶解等过程。白细胞介素 1 刺激骨髓中的白细胞增殖并释放入血。

3. 浆细胞

浆细胞（plasma cell）又称效应 B 淋巴细胞，呈圆形或椭圆形，细胞核较小，圆形，偏居细胞一端，染色质常呈粗块状，多位于核膜下，呈辐射状排列，如车轮状。胞质嗜碱性，近核处有浅染区。在电镜下，浆细胞胞质内含大量呈环形平行排列的粗面内质网和丰富的游离核糖体，浅染区有发达的高尔基复合体。这些形态特征表明浆细胞有合成和分泌蛋白质的功能（图 3-9、图3-10）。浆细胞的功能是合成与分泌**免疫球蛋白**（immunoglobulin，Ig），即**抗**

体,以参与**体液免疫**。浆细胞主要分布于淋巴组织、消化道及呼吸道黏膜的结缔组织内,特别在慢性炎症时数量明显增多,在一般结缔组织内较少。

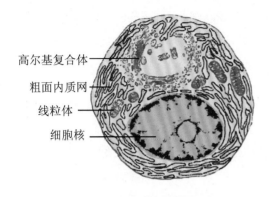

高尔基复合体 ——
粗面内质网 ——
线粒体 ——
细胞核 ——

图 3-9 浆细胞超微结构模式图

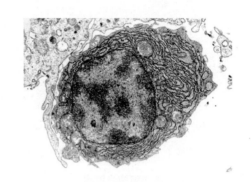

图 3-10 浆细胞电镜图

4. 肥大细胞

肥大细胞(mast cell)较大,呈圆形或椭圆形,核较小,圆形,多位于中央。胞质内充满较粗大的嗜碱性颗粒,这些颗粒具有异染性,即用某些碱性染料(如甲苯胺蓝)染色时,颗粒被染成紫红色而不是蓝色(图 3-11)。由于颗粒溶于水,故在常规 HE 染色切片中颗粒不易显示。在电镜下,颗粒有膜包裹,内部呈同心环层状或高度致密结构(图 3-12)。肥大细胞多成群或散在于毛细血管和小血管周围。

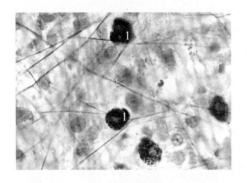

图 3-11 肥大细胞光镜图 (特染)
1. 肥大细胞

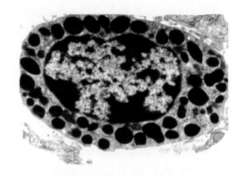

图 3-12 肥大细胞电镜图

肥大细胞释放**组胺**(histamine)、**白三烯**(leukotriene)、**嗜酸性粒细胞趋化因子**和**中性粒细胞趋化因子**,以及若干酶类等多种活性物质,这些物质在正常情况下只有较低水平的分泌。肥大细胞以胞吐的方式释放大量颗粒内容物,称为脱颗粒,同时细胞还合成白三烯释放,组胺和白三烯可使皮肤的微静脉和局部的毛细血管扩张,通透性增加,血浆蛋白和液体溢出,可导致局部组织水肿,形成数量不等的红肿块,称荨麻疹;可使支气管平滑肌痉挛,黏液分泌增多,导致哮喘;可使全身小动脉扩张,导致血压急剧下降,引起休克。这些症状统称**过敏反应**,凡可致肥大细胞脱颗粒的物质称为过敏原,即引发过敏反应的抗原。嗜酸性粒细胞趋化因子和中性粒细胞趋化因子可吸引两种血细胞向过敏反应部位迁移,嗜酸性粒细胞可发挥抗过敏反应作用。肥大细胞分泌的**肝素**（heparin）具有抗凝血作用。

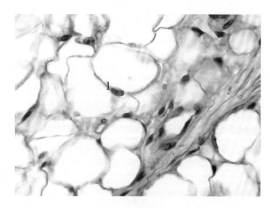

图 3-13 脂肪细胞光镜图 （HE染色）
1.脂肪细胞细胞核

5. 脂肪细胞

脂肪细胞（adipocyte，fat cell）呈球形或相互挤压成多边形，体积大，直径可超过 100 μm。胞质内含一大脂滴，将细胞质与细胞核挤到细胞边缘，核呈扁圆形。在 HE 染色的切片中，脂滴被乙醇和二甲苯溶解，整个细胞呈空泡状（图 3-3、图 3-13）。脂肪细胞可合成与贮存脂肪，参与脂类的代谢。

6. 未分化间充质细胞

未分化间充质细胞（undifferentia-ted mesenchymal cell）是保持有分化潜能的细胞，多分布在结缔组织中的小血管中，尤其是毛细血管附近。其形态和成纤维细胞相似，体积较小，梭形，核染色较深，在 HE 染色标本中两者不易被区别。在炎症或创伤修复过程中，这种细胞可增殖分化为成纤维细胞、血管内皮细胞、平滑肌细胞等，参与结缔组织和小血管修复。

7. 白细胞

白细胞（leukocyte）是血液内的细胞，如中性粒细胞、嗜酸性粒细胞、淋巴细胞等，常以变形运动穿出毛细血管和微静脉，游走到疏松结缔组织内，行使防御功能。

二、纤维

疏松结缔组织内可含有以下 3 种纤维。

1. 胶原纤维

胶原纤维（collagenous fiber）是结缔组织的主要纤维，在 3 种纤维中数量最多。新鲜标本呈白色，有光泽，故又称为**白纤维**。纤维粗细不等，很少有分支，直径为 0.5～20 μm，呈略有弯曲的带状，它们任意排列且相互交织，HE 染色呈嗜酸性（图 3-2、图 3-3）。胶原纤维的生化成分是 Ⅰ 型胶原蛋白。胶原蛋白（collagen）由成纤维细胞分泌，于细胞外聚合成**胶原原纤维**（collagen fibril），再经少量黏合质黏结成胶原纤维。在电镜下，胶原原纤维直径为 20～200 nm，呈明暗相间的 64 nm **周期性横纹**。胶原纤维的韧性大，抗拉力强。

2. 弹性纤维

弹性纤维（elastic fiber）含量较胶原纤维少，但分布很广。因新鲜标本呈黄色，又称黄纤维。它们比胶原纤维细（直径为 0.2～1.0 μm），有折光性，常有分支。在 HE 染色中着色淡红，不易与胶原纤维区分。用地衣红（orcein）可染成棕褐色，用醛复红（resorcin-fuchsin）可染成紫色（图 3-2、图 3-3）。在少数弹性纤维密集处（如人的脊椎黄韧带），纤维可粗达 4～5 μm，甚至更多。在电镜下，弹性纤维的核心为电子密度较低、均质的**弹性蛋白**（elastin），外周为电子密度较高、直径约为 10 nm 的**微原纤维**（microfibril）。微原纤维是一种糖蛋白，有介导黏附的作用。弹性纤维有很大的弹性，与胶原纤维交织在一起，使疏松结缔组织既有弹性又有韧性（图 3-14）。

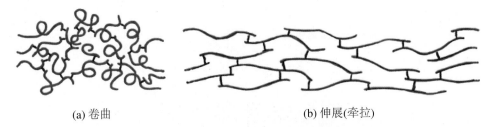

(a) 卷曲　　　　　　　　　　　　　　(b) 伸展(牵拉)

图 3-14　弹性蛋白构型模式图

3. 网状纤维

网状纤维（reticular fiber）在疏松结缔组织内数量较少，纤维很细（直径为 0.5～1.0 μm），分支繁多并连接成网状。在 HE 染色中呈淡红色，故难以分辨。镀银染色切片中呈黑色，故又称**嗜银纤维**（argyrophilic fiber）（图 3-15）。网状纤维主要由Ⅲ型胶原蛋白构成，表面被覆糖蛋白，这可能与纤维的嗜银性有关。网状纤维主要存在于网状组织，也分布于结缔组织与其他组织的交界处，如上皮基膜的网板。

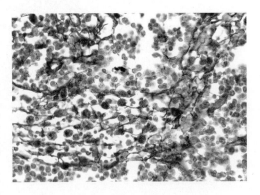

图 3-15　网状纤维光镜图　（镀银染色）

三、基质

疏松结缔组织的**基质**（ground substance）是由生物大分子构成的无定形胶状物质，无色、透明，具有一定的黏性，空隙中有组织液。结缔组织的各种纤维和细胞均埋于其中。基质除含丰富的水分外，其生物大分子主要是蛋白聚糖和纤维粘连蛋白。

1. 蛋白聚糖

蛋白聚糖（proteoglycan）又称蛋白多糖，为基质的组成成分，是由氨基聚糖（占 80%～90%）与蛋白质共价结合而成的聚合体。**氨基聚糖**（glycosaminoglycans，GAGS）是一种长的双糖聚合体大分子。氨基聚糖的成分主要有**透明质酸**、**硫酸软骨素**、**硫酸角质素**以及**硫酸乙酰肝素**。在疏松结缔组织内，透明质酸含量丰富，它是一种非硫酸化的长链大分子，呈曲折盘绕状。小分子氨基聚糖犹如试管刷上的鬃毛，与核心蛋白结合，并以核心蛋白为中心向外呈辐射状排列，形成蛋白聚糖亚单位。后者再通过结合蛋白结合于透明质酸主干，形成蛋白聚糖聚合体。大量蛋白聚糖聚合体形成有许多微孔的**分子筛**（molecular sieves）（图3-16）。分子间的细小网孔为亲水性，可以结合多量组织液的水分，水溶性物质如电解质、一些营养物质与代谢产物以及气体等均可通过这些细小网孔扩散，从而与细胞进行物质交换。大于孔隙的大分子物质、细菌等则受阻于基质中,从而成为防止细菌等有害物质蔓延的屏障。许多侵蚀性较强的细菌(如溶血性链球菌)和癌细胞等能产生透明质酸酶,降解透明质酸,破坏基质的**防御屏障**,造成病原体的扩散与肿瘤浸润。

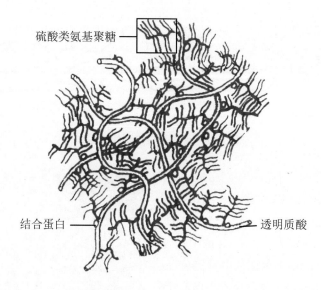

硫酸类氨基聚糖

结合蛋白　　　　　　　　　　　　　　透明质酸

图 3-16　分子筛模式图

2. 纤维粘连蛋白

纤维粘连蛋白(fibronectin)是结缔组织的基质中最主要的粘连性糖蛋白,这种大分子可交联形成原纤维,表面具有多种细胞、胶原及蛋白聚糖的结合位点,因此是将这3种成分有机连接的媒介,纤维粘连蛋白对于细胞的分化和迁移具有重要作用。

3. 组织液

组织液(tissue fluid)是从毛细血管动脉端渗出的液体。其中含有可扩散的营养物质、O_2 与离子等,它们被组织液带至组织细胞处与组织细胞进行交换,细胞的代谢产物与 CO_2 又经组织液从毛细血管静脉端与毛细淋巴管回流入血液与淋巴液。因此,组织液处于不断更新和动态平衡的状态。任何造成动脉端渗出增加,超过静脉端回流的因素,均可使水分积存于基质内,形成水肿;反之,则造成组织脱水。

第二节　致密结缔组织

致密结缔组织(dense connective tissue)的组成成分与疏松结缔组织基本相同。特点是胶原纤维粗大,数量多而排列紧密,细胞与基质相对较少,以支持和连接为主要功能。根据纤维的性质和排列方式,致密结缔组织可分为以下几种类型。

1. 规则致密结缔组织

规则致密结缔组织主要构成肌腱、腱膜和大部分韧带，使骨骼肌附着于骨。其大量密集的胶原纤维顺着应力方向平行排列成束，纤维之间有**腱细胞**（tenocyte），是一种形态特殊的成纤维细胞，胞体伸出多个薄翼状突起插入纤维束之间（图 3-17）。

2. 不规则致密结缔组织

不规则致密结缔组织主要构成真皮、硬脑膜及多数器官的被膜，其特点是粗大的胶原纤维纵横交织，形成致密的三维网状结构，以抵抗来自不同方向的应力。纤维之间含少量基质和成纤维细胞（图 3-18）。

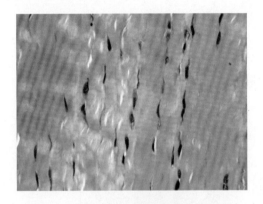
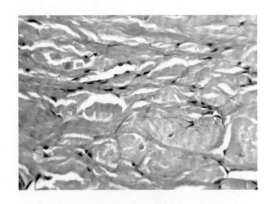

图 3-17　规则致密结缔组织（肌腱纵切面）光镜图　（HE 染色）

图 3-18　不规则致密结缔组织（皮肤真皮）光镜图　（HE 染色）

3. 弹性组织

弹性组织是以弹性纤维为主的致密结缔组织。粗大的弹性纤维平行排列成束，如黄韧带和项韧带，以适应脊柱运动；或编织成膜状，如弹性动脉的中膜，以缓冲血液压力。

第三节　脂肪组织

脂肪组织（adipose tissue）由大量脂肪细胞聚集而成。在成群的脂肪细胞之间，由富含血管的疏松结缔组织，将它们分隔成许多**脂肪小叶**（图 3-13、图 3-19）。脂肪组织主要分布在皮下、网膜和系膜等处。脂肪组织有贮存脂肪、参与能量代谢和维持体温的功能，还有支持、保护和缓冲压力的作用，通常所说的脂肪组织为**黄色脂肪组织**，其构成的细胞内只有一个大的脂滴，称**单泡脂肪细胞**（图 3-20），单泡脂肪细胞可分泌瘦素（leptin），通过刺激下丘脑的活动抑制食欲，参与调解脂肪形成。

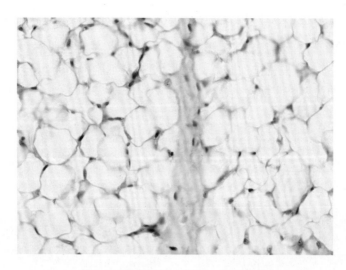

图 3-19　脂肪组织光镜图　（HE 染色）

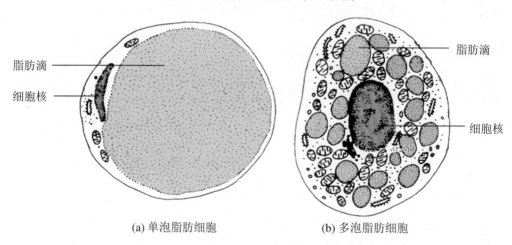

脂肪滴

细胞核

脂肪滴

细胞核

(a) 单泡脂肪细胞　　　　(b) 多泡脂肪细胞

图 3-20　单泡脂肪细胞与多泡脂肪细胞模式图

胎儿与新生儿的某些部位（如肩胛间区、腋窝及颈后部）还有一种**棕色脂肪组织**，其构成的脂肪细胞胞质内含有许多小脂滴与较密集的线粒体，细胞核位于细胞中央，称多泡脂肪细胞。这种脂肪细胞在寒冷的刺激下，胞质内的脂类分解、氧化，能产生大量热能。多泡脂肪细胞在幼儿 1 岁后开始减少，成人时几乎消失。

第四节　网　状　组　织

网状组织（reticular tissue）由网状细胞、网状纤维构成。**网状细胞**为多突起的星形细胞，细胞核大，染色浅，核仁明显，胞质丰富，呈弱嗜碱性。相邻的网状细胞以胞突互连成网（图 3-15）。网状细胞产生的网状纤维细而分支多，银染后呈黑色细网状，沿网状细胞及其胞突分布,形成纤维支架,纤维上黏附有巨噬细胞。网状组织主要分布于造血器官与淋巴组织、淋巴器官等处,构成血细胞、淋巴细胞生存和发育的微环境。

临床知识与实验进展

结缔组织病(connective tissue disease,CTD)是以疏松结缔组织黏液样水肿及纤维蛋白样变性为病理基础的一组疾病。最早认为主要是由胶原纤维发生纤维蛋白样变性所致,故称为弥漫性胶原病或胶原血管病,之后认为主要病变不仅限于胶原纤维,因而改称为结缔组织病。

结缔组织病包括红斑狼疮、硬皮病、皮肌炎、类风湿性关节炎、结节性多动脉炎、韦格纳氏肉芽肿、巨细胞动脉炎及干燥综合征等,病因不十分清楚。随着免疫学研究的进展,发现多数结缔组织病均伴有免疫学的异常,如抑制性 T 细胞功能低下、体液免疫功能亢进,有些结缔组织病有自身抗体存在,故也将这组病归入免疫性疾病或自身免疫性疾病。风湿病学发展后,有人又将结缔组织病概括于风湿病中。虽然这组疾病不太多见,但病情常较严重,有的甚至影响生命。皮质类固醇激素及免疫抑制剂疗效较好,可缓解病情,但不能根治。

（王健君 李晓敏）

第四章
血液和淋巴

阅读与思考

  血液中的红细胞是机体氧气运输的重要载体。几个世纪以来,人们都致力于研究氧气对于机体的重要性,但机体细胞是如何适应氧气水平变化的呢?哈佛医学院威廉·凯琳等人历时半个世纪的研究,最终提出了氧感知通路,缺氧诱导因子 HIF-1 在其中发挥重要作用。如果氧气浓度太低,HIF-1 就会进入细胞核,改变相关通路,细胞分泌促红细胞生成素,刺激红细胞生成;当人体不缺氧时,缺氧诱导因子不发挥作用并被降解,威廉·凯琳等人因此获得了 2019 年诺贝尔生理学或医学奖。这种缺氧保护机制正常细胞需要它,而癌细胞更离不开它。研究证实,如果用药物打破癌细胞的缺氧保护,就有可能抑制癌细胞的生长,甚至杀死癌细胞。氧感知通路的发现,揭示了生命中重要的适应过程的机制,极大地拓展了生命科学和医学的研究领域。

第一节 血 液

血液(blood)和**淋巴**(lymph)分别是在心血管和淋巴管内流动的液态组织。血液约占成人体重的7%,健康成人的血容量为5 L左右。血液由**血浆**(plasma)和**血细胞**组成。血浆为液体,相当于细胞外基质,各种血细胞悬浮于血浆中。血浆呈淡黄色,其中90%左右是水,其余为血浆蛋白(白蛋白、球蛋白、纤维蛋白原)、脂蛋白、酶、激素、糖、维生素、无机盐和代谢产物等。血液流出血管后,血浆中的**纤维蛋白原**转变为不溶解的**纤维蛋白**,并与网络血液有形成分凝固成**血块**,同时析出淡黄色透明液体,称**血清**(serum)。血细胞由**红细胞**、**白细胞**和**血小板**组成,约占血液容积的45%。其中红细胞占44%,白细胞和血小板占1%。用光镜观察血液有形成分,通常使用瑞氏染色(Wright staining)或吉姆萨染色(Giemsa staining)的血涂片标本(图4-1)。

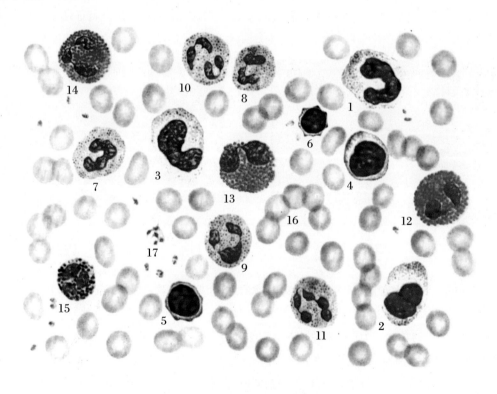

图 4-1　血细胞模式图
1～3.单核细胞　4～6.淋巴细胞　7～11.中性粒细胞　12～14.嗜酸性粒细胞
15.嗜碱性粒细胞　16.红细胞　17.血小板

血细胞主要在骨髓中生成,血液中的血细胞陆续衰老死亡,骨髓则源源不断地输出新生细胞,形成动态平衡。血细胞的形态、数量、百分比和血红蛋白含量的测定值称为**血象**。患

病时,血象有显著变化,故临床上常将其作为某些疾病的诊断和治疗的重要依据。血细胞的种类及其正常值如下:

血液有形成分
红细胞
男:$(4.0～5.5)\times10^{12}/L$(400万～550万/μL)
女:$(3.5～5.0)\times10^{12}/L$(350万～500万/μL)

白细胞
$(4.0～10)\times10^{9}/L$
$(4\,000～10\,000/\mu L)$

有粒白细胞
中性粒细胞　50%～70%
嗜酸性粒细胞　0.5%～3%
嗜碱性粒细胞　0～1%

无粒白细胞
单核细胞　3%～8%
淋巴细胞　25%～30%

血小板$(100～300)\times10^{9}/L$(10万～30万/μL)

一、红细胞

红细胞(erythrocyte,red blood cell,RBC)呈双凹圆盘状,直径约 7.5 μm,中央较薄,约 1 μm,周边较厚,约 2 μm。故在血涂片中,红细胞中央部分呈浅红色,侧面观呈哑铃形。在扫描电镜下可清楚地显示这种特征(图 4-2、图 4-3)。红细胞的这种形态特征使其表面积比球形细胞的面积增大20%～30%,有利于气体交换,也易于变形而通过直径较小的毛细血管。

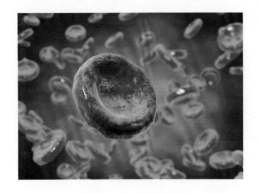

图 4-2　红细胞模式图

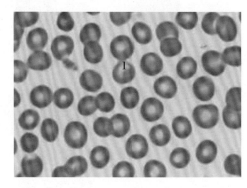

图 4-3　红细胞油镜图　(瑞氏染色)

1.红细胞

成熟的红细胞无细胞核,亦无细胞器,胞质内充满**血红蛋白**(hemoglobin,Hb),约占红细胞重量的33%。血红蛋白为有色的含铁蛋白质,它使红细胞呈红色。血红蛋白有结合和运输 O_2 和 CO_2 的功能,当血液流经肺时,肺泡内的 O_2 分压高,CO_2 分压低,血红蛋白就放出 CO_2 而与 O_2 结合;当血液流经其他组织和器官时,由于该处的 CO_2 分压高而 O_2 分压低,血红蛋白就放出 O_2 而与一部分细胞代谢产生的 CO_2 结合。由于血红蛋白具有这种功能,红细胞能供给全身组织和细胞所需的氧,并带走细胞产生的大部分 CO_2。血红蛋白对 CO 的亲和力比 O_2 大,而且不易分离。如果空气中 CO 较多,血红蛋白与大量 CO 结合后,即不能再与 O_2 结合,从而出现组织缺氧而窒息,严重时可导致死亡,这种情况多见于煤气中毒。

红细胞具有形态的可变性,当它们通过小于自身直径的毛细血管时,可改变形状。这是因为红细胞膜固定在一个能变形的圆盘状的网架结构上,称**红细胞膜骨架**(erythrocyte membrane skeleton），其主要成分为血影蛋白（spectrin）和肌动蛋白等。遗传性球形红细胞症的血影蛋白分子结构异常，红细胞在通过脾时，极易被脾处的巨噬细胞吞噬清除，可导致先天性溶血性贫血。

红细胞的细胞膜中有一类镶嵌蛋白质，即血型抗原 A 和（或）血型抗原 B，构成人类的 ABO 血型抗原系统，在临床输血中具有重要意义。这是因为人类血液中有抗异型血的天然抗体（产生原因不明），若错配血型，首次输血可导致抗原抗体结合，引起红细胞破裂，血红蛋白逸出，称溶血（hemolysis）。溶血后残留的红细胞膜囊称血影（erythrocyte ghost）。蛇毒、溶血性细菌、脂溶剂等也能引起溶血。

成人血液中红细胞数的平均值，男性为 $(4.0\sim5.5)\times10^{12}/L$（400 万～550 万/$\mu$L），女性为 $(3.5\sim5.0)\times10^{12}/L$（350 万～500 万/$\mu$L），而新生儿可达 $(6\sim7)\times10^{12}/L$（600 万～700 万/μL）。血红蛋白在成人血液内的平均含量，男性为 120～150 g/L（12～15 g/100 mL），女性为 110～140 g/L（11～14 g/100 mL）。红细胞和血红蛋白的数值可因生理或病理状态的变化而改变。一般情况下，红细胞少于 $3.0\times10^{12}/L$（300 万/μL）、血红蛋白低于 100 g/L（10 g/100 mL）时，则为贫血。此时常伴有红细胞形态改变，如红细胞变小（<6 μL）或增大（>9 μL）等。

正常人的血液中含有少量未完全成熟的红细胞，称为**网织红细胞**（reticulocyte）（图 4-4）。网织红细胞较成熟的红细胞略大，胞质内含有**少量核糖体**，用煌焦油蓝染色，呈蓝色颗粒或细网状。核糖体的存在，表示网织红细胞尚有继续合成血红蛋白的能力。网织红细胞经 1～3 天后，核糖体消失，血红蛋白不再增加，变为成熟的红细胞。网织红细胞约占成人血液中红细胞总数的 0.5%～1.5%，新生儿可达 3%～6%。该数值的变化，可作为衡量骨髓造血能力的一种指标。

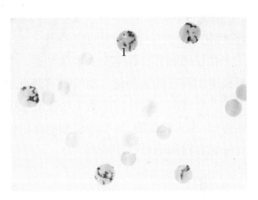

图 4-4 网织红细胞光镜图 （煌焦油蓝染色）
1. 网织红细胞

红细胞不断更新，其平均寿命约为 120 天。衰老的红细胞被脾、骨髓和肝等处的巨噬细胞吞噬分解，同时由骨髓生成同等数量的红细胞进入血液，以维持血液中红细胞数量的相对稳定。

二、白细胞

白细胞（leukocyte，white blood cell，WBC）为无色有核的球形细胞，较红细胞大，能以变形运动方式穿过毛细血管，进入结缔组织或淋巴组织，发挥免疫防御功能。白细胞的数量远比红细胞少，正常成人血液内白细胞为 $(4\sim10)\times10^{9}/L$（4 000～10 000/μL）。新生儿的白细胞较多，可达 $(15\sim20)\times10^{9}/L$（15 000～20 000/μL）。血液中的白细胞数值受各种生理和病理因素的影响而增减，如运动、饱食及妇女月经期间略有增多。如果白细胞显著增多（$>10\times10^{9}$ μL）或减少（$<4\times10^{9}$ μL），则应视为病理现象。根据白细胞胞质内有无特殊颗粒，可将其分为有粒白细胞和无粒白细胞两类。有粒白细胞按颗粒的染色性质又分为中性

粒细胞、嗜酸性粒细胞和嗜碱性粒细胞;无粒白细胞可分为淋巴细胞和单核细胞。

1. 中性粒细胞

中性粒细胞(neutrophilic granulocyte,neutrophil)占白细胞总数的 50%～70%。细胞呈球形,直径为 10～12 μm。核染色质呈块状,着色深。胞核的形态多样,呈杆状或分叶状。**分叶核中性粒细胞**各分叶间有细丝相连,一般分 2～5 叶,正常人以 2～3 叶居多,分叶越多

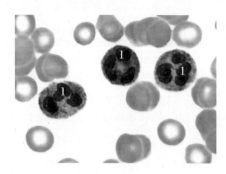

图 4-5　中性粒细胞油镜图　(瑞氏染色)
1.中性粒细胞

表明细胞越衰老(图 4-1、图 4-5)。幼稚的粒细胞核不分叶呈杆状,称为**杆状核中性粒细胞**。胞质染呈淡红色,内含有两种颗粒:① **特殊颗粒**,占颗粒总数的 80%,颗粒细小,分布均匀,染成浅红色。在电镜下,颗粒呈哑铃形或椭圆形,直径为 0.3～0.4 μm,内含**吞噬素和溶菌酶**等。吞噬素有杀菌作用,溶菌酶能溶解细菌表面的糖蛋白。② **嗜天青颗粒**,占颗粒总数的 20%,颗粒较大,染成浅紫色。在电镜下,颗粒呈圆形,直径为0.6～0.7 μm,其电子密度高,它是一种**溶酶体**,内含**酸性磷酸酶**和**髓过氧化物酶**等多种水解酶,能消化分解所吞噬的异物(图 4-8)。

中性粒细胞具有吞噬和杀菌的功能。当细菌侵入机体某一部位时,中性粒细胞对细菌和感染组织释放的某些化学物质具有**趋化性**,以变形运动穿出毛细血管,聚集到细菌周围,包围并吞噬细菌。颗粒内的酶类物质对细菌进行消化和分解,与此同时,中性粒细胞自身也变性坏死,成为**脓细胞**,故中性粒细胞在机体中有重要的防御作用。急性炎症时中性粒细胞的百分比和白细胞总数均升高。

2. 嗜酸性粒细胞

嗜酸性粒细胞(eosinophilic granulocyte,eosinophil)占白细胞总数的 0.5%～3%。细胞呈球形,直径为 10～15 μm,胞核常为 2 叶,胞质内充满粗大均匀的**嗜酸性颗粒**,染成鲜红色(图 4-1、图 4-6)。在电镜下,颗粒呈椭圆形,内含基质及电子密度高的方形或长方形结晶体。颗粒是一种特殊的溶酶体,内含有组胺酶、芳基硫酸酯酶、阳离子结合蛋白和酸性磷酸酶等(图 4-8)。

嗜酸性粒细胞对抗原抗体复合物、组胺和嗜酸性粒细胞趋化因子等具有趋化性,它以变形运动穿过毛细血管,进入结缔组织,吞噬抗原抗体复合物,释放**组胺酶**灭活组胺,**芳基硫酸酯酶**灭活白三烯,从而抑制过敏反应。它还可借助抗体或补

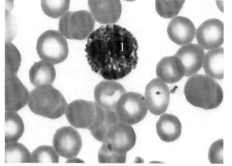

图 4-6　嗜酸性粒细胞油镜图　(瑞氏染色)
1.嗜酸性粒细胞

体与某些寄生虫接触,释放颗粒内的**阳离子蛋白**,杀伤寄生虫。当患过敏性疾病和寄生虫病时,血液中嗜酸粒细胞增多。嗜酸性粒细胞在血液中一般停留 6～8 h 后,进入结缔组织,可存活 8～12 天。

3. 嗜碱性粒细胞

嗜碱性粒细胞（basophilic granulocyte，basophil）占白细胞总数的 1% 以下。细胞呈球形，直径为 10～12 μm，细胞核呈 S 形或不规则形，常被颗粒掩盖，胞质内含有大小不等、分布不均的**嗜碱性颗粒**，染成紫蓝色（图 4-1、图 4-7）。在电镜下，颗粒内充满细小微粒。颗粒内含有肝素和组胺，胞质中含**白三烯**。嗜碱性粒细胞与肥大细胞分泌物相似，具有抗凝血作用，并参与过敏反应的发生（图 4-8）。这两种细胞都来源于骨髓中的同种造血祖细胞，部分祖细胞在骨髓中分化为嗜碱性粒细胞后进入血液；部分祖细胞在幼稚阶段进入血液，然后进入结缔组织，分化为肥大细胞。嗜碱性粒细胞在组织中存活 10～15 天。

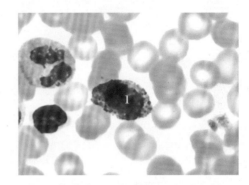

图 4-7　嗜碱性粒细胞油镜图　（瑞氏染色）
1. 嗜碱性粒细胞

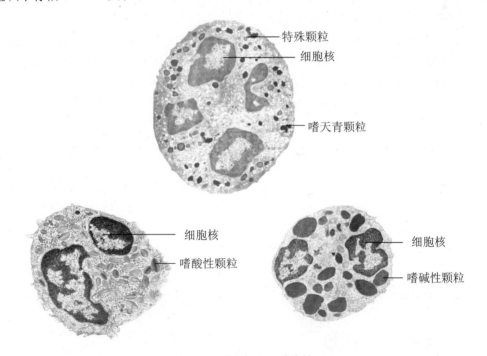

特殊颗粒
细胞核
嗜天青颗粒
细胞核
嗜酸性颗粒
细胞核
嗜碱性颗粒

图 4-8　三种有粒白细胞电镜图

4. 淋巴细胞

淋巴细胞（lymphocyte）占白细胞总数的 25%～30%。细胞呈球形，大小不等，可分大、中、小 3 种类型（图 4-1、图 4-9）。小淋巴细胞数量最多，直径为 6～8 μm，胞核呈圆形，一侧常有小凹陷。染色质致密呈块状，着色深，胞质少，呈嗜碱性，染成蔚蓝色。淋巴细胞含有少量嗜天青颗粒。中淋巴细胞直径为 9～10 μm，大淋巴细胞直径为 12～15 μm，体积较大，胞质较多，核染色质较疏松。在电镜下，可见大量的游离核糖体，以及溶酶体、粗面内质网和线粒体等(图 4-10)。

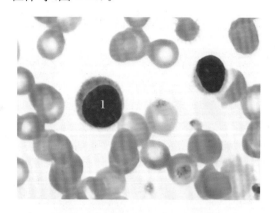

图 4-9　淋巴细胞油镜图(瑞氏染色)
1. 单核细胞

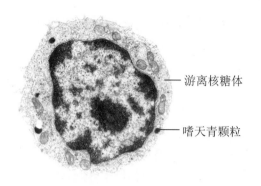

——游离核糖体

——嗜天青颗粒

图 4-10　淋巴细胞电镜图

大淋巴细胞经过多次分裂变成小淋巴细胞。小淋巴细胞在抗原的作用下又可**转化**(或称**母细胞化**)成大淋巴细胞,再进行分裂分化,故小淋巴细胞多数不是**终末细胞**。淋巴细胞在机体的**特异性免疫应答**中起核心作用。

淋巴细胞的形态虽然相似,但非同一类群。根据其来源、功能和表面标志,淋巴细胞分为**胸腺依赖淋巴细胞**(thymus dependent lymphocyte,简称 T 细胞)、**骨髓依赖淋巴细胞**(bone marrow dependent lymphocyte,简称 B 细胞)和**自然杀伤细胞**(natural killer cell,简称 NK 细胞)3 类。T 细胞参与细胞免疫,B 细胞参与体液免疫。

5. 单核细胞

单核细胞(monocyte)占白细胞总数的 3%～8%。细胞呈圆形或椭圆形,直径为 14～20 μm,是体积最大的白细胞。单核细胞胞核呈肾形、马蹄形或不规则形,染色质细而疏松,着色浅,胞质较多,呈弱嗜碱性,染成深浅不均的灰蓝色,含有细小、分散的嗜天青颗粒(图 4-1、图 4-11)。在电镜下,颗粒为溶酶体,内含酸性磷酸酶、**髓过氧化物酶**和溶菌酶等(图 4-12)。单核细胞进入结缔组织后分化成为**巨噬细胞**等具有吞噬功能的细胞。

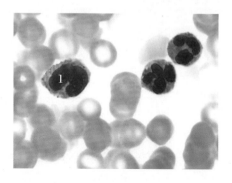

图 4-11　单核细胞油镜图 (瑞氏染色)
1. 单核细胞

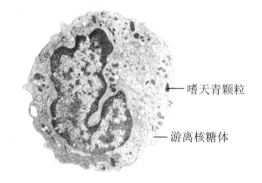

——嗜天青颗粒

——游离核糖体

图 4-12　单核细胞电镜图

三、血小板

血小板（blood platelet）是**骨髓巨核细胞**胞质脱落下来的碎片，并非严格意义上的细胞。呈双凸圆盘形，大小不一，直径为 $2\sim4\ \mu m$。当它受到机械或化学刺激时则伸出突起，呈不规则形状。血涂片上常成群分布于血细胞之间（图 4-1、图 4-3、图 4-7、图 4-9）。血小板周围呈透明的浅蓝色，称为**透明区**（hyalomere），中央部分有紫蓝色颗粒，称**颗粒区**（granulomere）。

在电镜下，血小板膜表面有一层吸附有血浆蛋白。胞膜内陷成许多弯曲的管道，使血小板有较大的面积。透明区有环行的微管，以维持血小板的形态。微管之间有微丝，具有收缩功能。颗粒区内有**线粒体**、糖原、**血小板颗粒**（包括特殊颗粒和致密颗粒）及**小管系**（包括开放小管系和致密小管系）（图 4-13）。血小板颗粒内含有**凝血因子Ⅳ**、**5-羟色胺**、**血小板源性生长因子**（platelet derived growth factor，PDGF）、凝血酶敏感蛋白（thrombospondin）、ADP、ATP、Ca^{2+}、**肾上腺素**等与凝血有关的物质。血小板在凝血和止血中起重要作用。当血管损伤时，血小板凝集黏附在损伤处，形成血栓，堵塞伤口，并释放出多种与凝血有关的因子，促使血浆内的**凝血酶**出现。此酶可使血浆中呈溶解状态的**纤维蛋白原转变成细丝状纤维蛋白**，将血液有形成分网络在一起形成**血栓**而止血。正常人的血小板数量为$(100\sim300)\times10^9/L$（10 万$\sim$30 万$/\mu L$）。当血小板数量低于$100\times10^9/L$（10 万$/\mu L$）时，为**血小板减少症**，低于$50\times10^9/L$（5 万$/\mu L$）时则有自发出血的危险。血小板的寿命为 7$\sim$14 天。

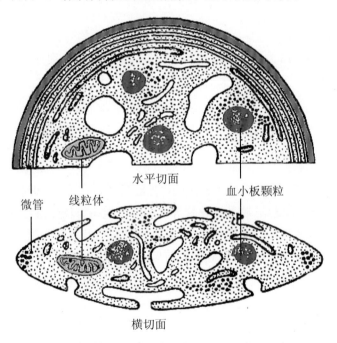

水平切面

微管   线粒体   血小板颗粒

横切面

图 4-13 血小板超微结构模式图

第二节　淋　巴

淋巴（lymph）是在淋巴管内流动的液体，单向性地从毛细淋巴管流向淋巴导管，然后汇入大静脉。淋巴由淋巴浆与淋巴细胞构成。淋巴浆实际上是血浆在毛细血管动脉端的部分渗出液，蛋白含量低于血浆。因此，淋巴是血浆循环的旁路。当淋巴经淋巴管流入淋巴结时，便有淋巴细胞加入。如果淋巴结正处于活跃的免疫应答状态时，便会有较多的淋巴细胞和大量的免疫球蛋白进入淋巴。此外，小肠淋巴管的淋巴中常含数量不等的乳糜微粒，它们是小肠上皮细胞将吸收的脂溶性物质与运载蛋白结合形成的。肝的淋巴内含大量由肝细胞合成的血浆蛋白，淋巴中偶见单核细胞和中性粒细胞等血细胞。

第三节　血液有形成分的发生

血液中的各种有形成分都有一定的寿命。红细胞的平均寿命为 120 天，血小板的寿命为 7～14 天，白细胞的寿命长短不一，短的仅数小时。另外，在生理和病理情况下，还可能有部分血细胞从血管逸出。这样就需要有新生的血细胞不断更新和补充，才能维持血液中血细胞数量的相对恒定。

一、发生部位

成人的主要造血器官（hemopoietic organ）为**红骨髓**，可产生红细胞、粒细胞、单核细胞和血小板。此外，胸腺、淋巴结、脾及消化管等处的淋巴组织可产生淋巴细胞。

胚胎时期，最早的造血器官是**卵黄囊**，人的原始血细胞是在胚胎第三周卵黄囊壁等处的血岛生成的，以后逐渐转移至肝、脾。到出生前后，骨髓成为人体的主要造血器官。

二、骨髓的结构

骨髓位于骨髓腔中，有**红骨髓**（red bone marrow）和**黄骨髓**（yellow bone marrow）两类。红骨髓有造血功能，它由**网状组织**构成支架，网眼内充满不同分化阶段的血细胞、巨噬细胞、脂肪细胞和间充质细胞等，并含有丰富的**血窦**。发育成熟的血细胞经血窦进入血循环（图4-14）。网状组织不仅起支持作用，而且与**成纤维细胞**、**巨噬细胞**、**血窦内皮**等共同构成**造血诱导微环境**（hemopoietic inductive microenvironment，HIM），它们分泌细胞因子，调节造血细胞的增殖和分化。近年来又将它们称为**骨髓基质细胞**（marrow stromal cell，MSC），在体外培养上可被诱导分化成其他细胞（如心肌样细胞），供细胞移植用。胎儿及婴儿的骨髓腔内都有红骨髓。6 岁后，长骨骨髓腔内的红骨髓逐渐转化成黄骨髓。成人的红骨髓主要在扁骨、不规则骨和长骨骨骺的骨松质内。临床检查骨髓的造血功能常在**髂骨或胸骨**等处通过穿刺取材。黄骨髓主要分布于长骨的骨髓腔内，已失去造血功能，主要为脂肪细胞组成，新鲜时呈黄色。黄骨髓能贮存脂肪，并保持造血的潜能，即在某些病理情况下，可转变为红骨髓恢复造血功能。

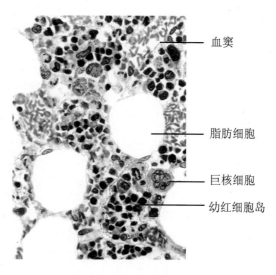

血窦
脂肪细胞
巨核细胞
幼红细胞岛

图 4-14　红骨髓结构

三、造血干细胞和造血祖细胞

1. 造血干细胞

造血干细胞（hemopoietic stem cell）是各种血细胞的祖先，故又称**多能造血干细胞**（multipotential hemopoietic stem cell）。它的形态与淋巴细胞相似，结构比较简单，具有**自我更新**和**多向分化**的能力。多数干细胞处于静止期（G_0 期），约 10% 的造血干细胞处于增殖状态。增殖后的细胞一部分保持干细胞原有的特性以维持其数量的恒定，另一部分细胞分化为**髓性多能造血干细胞**和**淋巴性多能造血干细胞**，进而分化为**定向造血干细胞**，又称**造血祖细胞**（图 4-15）。造血干细胞除了存在于造血器官外，**外周血**中也有极少量。

2. 造血祖细胞

造血祖细胞（hemopoietic progenitor cell）由多能造血干细胞增殖分化而来。它的增殖能力有限，只能依赖多能造血干细胞的增生而维持其恒定数量。造血祖细胞是原始的细胞，有继续分化的潜能，但只能朝一个或几个细胞系定向分化，故又称为**定向造血干细胞**（committed hemopoietic stem cell）。目前，已确认的造血祖细胞有：① 红细胞造血祖细胞，又称**红细胞集落形成单位**（colony forming unit-erythroid，CFU-E）；② 粒细胞-单核细胞（巨噬细胞）造血祖细胞，又称**粒细胞-单核细胞（巨噬细胞）集落形成单位**（colony forming unit-granulocyte/macrophage，CFU-G/M）；③ 巨核细胞造血祖细胞，又称巨核细胞集落形成单位（colony forming unit-megakaryocyte，CFU-Meg）。此外，还有嗜酸性粒细胞集落形成单位（CFU-Eo）、嗜碱性粒细胞和肥大细胞集落形成单位（CFU-Ma）等。

造血祖细胞继续分化形成形态可识别的幼稚血细胞。

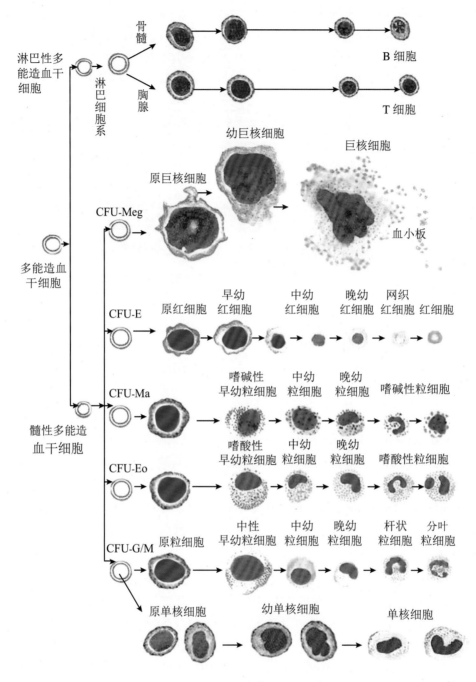

淋巴性多
能造血干
细胞

淋巴细胞系

骨髓

胸腺

B 细胞

T 细胞

多能造血
干细胞

幼巨核细胞

原巨核细胞

巨核细胞

CFU-Meg

血小板

CFU-E

原红细胞 早幼
红细胞 中幼
红细胞 晚幼
红细胞 网织
红细胞 红细胞

髓性多能造
血干细胞

CFU-Ma

嗜碱性
早幼粒细胞 中幼
粒细胞 晚幼
粒细胞 嗜碱性粒细胞

CFU-Eo

嗜酸性
早幼粒细胞 中幼
粒细胞 晚幼
粒细胞 嗜酸性粒细胞

CFU-G/M

原粒细胞 中性
早幼粒细胞 中幼
粒细胞 晚幼
粒细胞 杆状
粒细胞 分叶
粒细胞

原单核细胞

幼单核细胞

单核细胞

图 4-15　血细胞发生过程示意图

四、发生过程的形态变化规律

造血干细胞和造血祖细胞在骨髓涂片中难以从形态上辨认。但造血祖细胞继续分化，形成各系形态可识别的幼稚血细胞时，就有了各自典型的特点。借助瑞氏染色，分别观察红细胞、粒细胞、单核细胞和巨核细胞系各个阶段的形态结构特征，并进行分类计数、对血液病的诊断有重要意义。可识别的幼稚血细胞的发生是一个连续过程,大致可分为原始、幼稚和成熟 3 个阶段(图 4-15)。

1. 红细胞系的发生

红细胞发生过程的形态演变特点见表 4-1。

表 4-1　红细胞发生的形态特点

发育阶段	名称	胞体		胞核			胞质		分裂能力
		大小(μm)	形状	形状	染色质	核仁	嗜染性	血红蛋白	
原始阶段	原红细胞	14~22	圆形	圆形	细粒状	2~3	嗜碱性	无	有
	早幼红细胞	11~19	圆形	圆形	粗粒状	偶见	强嗜碱性	开始出现	有
幼稚阶段	中幼红细胞	10~14	圆形	圆形	粗块状	无	多染性	增多	有
	晚幼红细胞	9~12	圆形	圆形	致密	无	嗜酸性	大量	无
成熟阶段	网织红细胞	7~9	圆盘状	无	无		嗜酸性	大量	无
	红细胞	7.5	圆盘状	无	无		嗜酸性	大量	无

由表 4-1 可见,从原红细胞(proerythroblast)到成熟红细胞,有如下规律:① 胞体由大变小;② 胞核由大变小,核仁从有到无,染色质由疏松到固缩,核最后脱出;③ 胞质嗜碱性逐渐变为嗜酸性,血红蛋白由无到有、由少到多,细胞器逐渐消失;④ 分裂能力从有到无。

2. 粒细胞系的发生

粒细胞发生过程的形态演变特点见表 4-2。

表 4-2　粒细胞发生的形态特点

发育阶段	名称	胞体大小(μm)	胞核			胞质		分裂能力
			形状	染色质	核仁	嗜染性	特殊颗粒	
原始阶段	原粒细胞	11~18	圆形	细网	2~6	嗜碱性	无	有
	早幼粒细胞	13~20	圆或卵圆	粗网	可见	弱嗜碱性	少量	有
幼稚阶段	中幼粒细胞	11~16	半圆形	粗密	不明显	弱嗜碱性	多	有
	晚幼粒细胞	10~15	肾形	致密	无	嗜酸性	多	无
成熟阶段	杆状核粒细胞	10~15	带状	致密	无	嗜酸性	多	无
	分叶核粒细胞	10~15	分叶	致密	无	嗜酸性	多	无

由表 4-2 可见,粒细胞发生规律如下:① 胞体由大变小,但早幼粒细胞反而增大;② 胞核由圆形变为半圆形、肾形、杆状、分叶状,核染色质由稀疏到致密,核仁从有到无;③ 胞质嗜碱性逐渐减弱到嗜酸性;④ 特殊颗粒从无到有,由少到多;⑤ 分裂能力从有到无。

3. 单核细胞系的发生

单核细胞发生过程的形态特点:由**原单核细胞**(monoblast)经**幼单核细胞**(promonocyte)到**单核细胞**,经血循环进入结缔组织发育成巨噬细胞。原单核细胞呈圆形,直径为 12~22 μm,核圆形或椭圆形,染色质呈细网状,核仁明显,胞质较多,呈灰蓝色,无颗粒。幼单核细胞呈椭圆形或不规则形,直径为 10~20 μm,核较大,椭圆形,染色质呈细网状,核仁可见,胞质嗜碱性,可见散在的嗜天青颗粒。幼单核细胞分裂发育成单核细胞。

4. 淋巴细胞系的发生

淋巴细胞也来源于骨髓的造血干细胞,在胸腺增殖发育为 **T 细胞**,在**腔上囊**(鸟类)或**类囊器官**(人类为胚胎肝或骨髓)增殖分化为 **B 细胞**。小淋巴细胞受到刺激时(如抗原),又可转化成母细胞样的细胞(母细胞化)。因此,很难用光镜严格区分淋巴细胞发生的阶段。

5. 巨核细胞-血小板系的发生

血小板由**巨核细胞**(megakaryocyte)胞质脱落而成,巨核细胞来源于**定向造血干细胞**,经**原巨核细胞**、**幼巨核细胞**发育而来。巨核细胞体积很大,直径为 $50\sim70~\mu m$,甚至达 $100~\mu m$,核很大,呈分叶状,它们是由内分裂而形成的**多倍体细胞**。在电镜下,巨核细胞胞质内有大量血小板颗粒和丰富的滑面内质网。后者将胞质分隔成许多小区,每一个小区脱落后即成血小板。每个巨核细胞可生成 $2\,000\sim8\,000$ 个血小板。

临床知识与实验进展

白血病(leukemia)是一类造血干细胞恶性克隆性疾病。造血干细胞因为增殖失控、分化障碍、凋亡受阻等机制而在骨髓和其他造血组织中大量增殖累积,并浸润其他组织和器官,同时正常造血受抑制。临床可见不同程度的贫血、出血、感染发热以及肝、脾、淋巴结肿大和骨骼疼痛。

白血病按起病的缓急可分为急、慢性白血病。急性白血病细胞分化停滞在早期阶段,以原始及早幼细胞为主,疾病发展迅速,病程数月。慢性白血病细胞分化较好,以幼稚或成熟细胞为主,发展缓慢,病程数年。按病变细胞系列分类,包括髓系的粒、单、红、巨核系和淋巴系的 T 细胞和 B 细胞系。临床上常将白血病分为急性淋巴细胞白血病(ALL)、急性髓系白血病(AML,以往称为急性非淋巴细胞白血病)、慢性髓系白血病(CML)和慢性淋巴细胞白血病(CLL)等。

由于白血病分型和预后分层复杂,因此没有统一的治疗方法。目前主要有下列几类治疗方法:化学治疗、放射治疗、靶向治疗、免疫治疗、各种分子靶向治疗和干细胞移植等。

(王友娣)

第五章
软 骨 和 骨

阅读与思考

　　人体软骨的形成是一个复杂的过程,早在1997年,一只长在小鼠背上的"人耳"轰动了全世界,创造这个奇迹的正是我国科学家曹谊林教授。这项研究首次向人们展示了组织工程技术再生人体组织修复缺损的可能性。但在2011年,"人耳鼠"被质疑造假,为了自证清白,曹谊林团队决定重塑"人耳鼠"。2011年8月中旬,曹谊林团队成功在8个裸鼠背上构建了"人耳软骨"。同时,全国相关领域专家组成学术鉴定委员会进行了现场考察和学术评议,鉴定委员会全体成员一致认为:"人耳软骨"的科研成果真实、成熟。曹谊林教授团队的研究成果为我国组织工程的发展及提升我国组织工程的国际地位做出了巨大贡献。在探索科学的过程中不仅要实事求是、坚持真理,更要勇于面对质疑、打破质疑。

软骨和骨的主体分别是软骨组织和骨组织，软骨组织和骨组织属于高度特化的固态结缔组织，其细胞外基质分别呈凝胶状半固态和坚硬的固态。软骨和骨共同构成身体的支架，并对人体器官具有保护功能。

第一节 软 骨

软骨（cartilage）由软骨组织（cartilage tissue）和其周围包裹的软骨膜构成。软骨组织由软骨细胞和软骨基质构成，软骨组织内一般无血管、淋巴管和神经。软骨组织的营养依赖于软骨膜的血管供应。软骨是胚胎早期的主要支架成分，随着胎儿发育逐渐被骨取代，取代过程一直延续到出生后的一段时期。在成体内，仅散在分布一些软骨，其作用依所处的部位而异。

一、软骨组织

1. 软骨细胞

软骨细胞（chondrocyte）包埋在软骨基质中，所在的腔隙称软骨陷窝（cartilage lacunae）。软骨细胞的大小、形状和分布在软骨内有一定的规律，反映了软骨细胞从幼稚到成熟的发育过程。周边部分的细胞较小，为幼稚的软骨细胞，呈扁圆形，长轴与软骨表面平行，单个分布。越靠近软骨中央，细胞越成熟，体积逐渐增大，变成圆形或椭圆形，且单个分布逐渐变为成群分布，多为2~8个聚集在一起，它们是由同一个幼稚软骨细胞分裂增殖形成的，故称同源细胞群（isogenous group）（图5-1）。同群的细胞之间仍有少量软骨基质。成熟的软骨细胞的核圆，可见1~2个核仁，胞质呈弱嗜碱性，在电镜下可见丰富的粗面内质网和高尔基复合体，线粒体较少。软骨细胞具有产生软骨基质的强大能力。

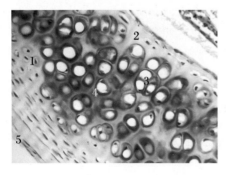

图 5-1 透明软骨光镜图 （HE 染色）

1.软骨细胞 2.软骨基质 3.同源细胞群
4.软骨囊 5.软骨膜

2. 软骨基质

软骨基质（cartilage matrix）即软骨细胞产生的细胞外基质，由纤维和无定形的基质组成。无定形基质的主要成分为蛋白聚糖和水，其蛋白聚糖与疏松结缔组织中的类似，也构成分子筛结构，但软骨中的蛋白聚糖浓度更高，使软骨基质形成较为坚固的凝胶状。氨基聚糖在基质中的分布不均匀，紧靠软骨陷窝的部位硫酸软骨素相对较多，故此处呈强嗜碱性，在 HE 染色切片中，形似囊状包围软骨细胞，故此区域称软骨囊（cartilage capsule）（图5-1）。纤维成分埋于基质中使软骨具有韧性或弹性。纤维的种类和含量因软骨类型而异。

二、软骨膜

除关节软骨外，软骨表面被覆薄层致密结缔组织，即**软骨膜**（perichondrium）。软骨膜分为两层，外层胶原纤维多，与周围结缔组织相连续，主要起保护作用；内层细胞多，其中有梭形的骨祖细胞（见后文详述）。软骨膜内还含有血管、淋巴管和神经，其血管可为软骨组织提供营养。

三、软骨的类型

根据软骨基质中所含纤维的不同，可将软骨分为 3 种类型，即**透明软骨**、**弹性软骨**和**纤维软骨**。

1. 透明软骨

透明软骨（hyaline cartilage）因新鲜时呈半透明而得名，分布较广，包括肋软骨、关节软骨、呼吸道软骨等。透明软骨具有较强的抗压性且有一定的弹性和韧性，但在外界作用下较其他类型软骨更易断裂。纤维成分主要是由 Ⅱ 型胶原蛋白组成的胶原原纤维，呈交织排列，由于纤维极细，直径仅为 $10\sim20$ nm，且折光率与基质接近，故于 HE 染色切片光镜下不能分辨。基质中含大量水分，这是透明软骨呈半透明的重要原因之一（图 5-1）。

2. 弹性软骨

弹性软骨（elastic cartilage）分布于**耳郭**、**咽喉**及**会厌**等处，因有较强的弹性而得名，新鲜时呈黄色。其结构特点是具有大量交织分布的弹性纤维，在软骨中部更为密集（图 5-2）。

3. 纤维软骨

纤维软骨（fibrous cartilage）分布于**椎间盘**、**关节盘**及**耻骨联合**等处，呈不透明的乳白色。其结构特点是有大量平行或交叉排列的胶原纤维束，因此具有很强的韧性。其软骨细胞较小且少，散在分布于纤维束之间。软骨基质较少，呈弱嗜碱性（图 5-3）。

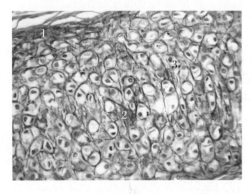

图 5-2　弹性软骨光镜图　（特染）
1.软骨膜　2.弹性纤维　3.软骨细胞

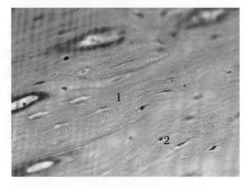

图 5-3　纤维软骨光镜图　（HE 染色）
1.胶原纤维　2.软骨细胞

四、软骨的生长

软骨来源于胚胎时期的间充质,间充质细胞聚集增生,分化为骨祖细胞,后者再分化成软骨细胞,继而进一步分化为软骨细胞,生长方式包括以下两种:

1. 间质性生长

间质性生长(interstitial growth)又称软骨内生长。通过软骨内已有的软骨细胞分裂增生,并产生基质和纤维,使软骨不断从内部膨胀式生长。

2. 附加性生长

附加性生长(appositional growth)又称软骨膜下生长。由软骨膜内层的骨祖细胞不断分裂增殖,分化形成新的软骨细胞。并产生基质和纤维,使软骨从表面扩展逐渐增厚。

第二节 骨

骨(bone)是由骨组织、骨膜、骨髓和关节软骨等构成的坚硬器官,是人体的主要支架,对人体起支持、运动和保护作用。骨中含有大量的钙、磷等矿物质,人体内的钙约 99% 以钙盐的形式沉着在骨组织内,故骨组织为人体的钙、磷储存库,与钙、磷代谢有着密切的关系。骨髓是血细胞发生的部位。

一、骨组织

骨组织(osseous tissue)由细胞和细胞外基质组成(图 5-4)。细胞外基质中有大量的骨盐沉积,故骨组织十分坚硬。骨组织的细胞类型包括骨祖细胞、成骨细胞、骨细胞及破骨细胞 4 种。其中骨细胞数量最多,位于骨组织内部,其余 3 种细胞均分布于骨组织边缘。

1. 骨基质

骨基质(bone matrix)简称**骨质**,即骨组织中钙化的细胞外基质,由有机成分和无机成分构成,含水极少。有机成分是成骨细胞分泌形成的,含量较少,约占成人骨干重的 35%。主要由大量的**胶原纤维**及少量**基质**组成,胶原纤维又称骨胶纤维。基质呈凝胶状,其化学成分为蛋白聚糖,对胶原纤维起黏合作用,骨质中还有骨钙蛋白、骨桥蛋白等,在骨的钙化等方面各有作用。有机成分使骨质具有一定的韧性。无机成分约占成人骨干重的 65%,为**羟基磷灰石结晶**(hydroxyapatite crystal)$[Ca_{10}(PO_4)_6(OH)_2]$,又称**骨盐**。在电镜下,骨盐呈细针状,长 $10\sim20$ nm,粗 $1.5\sim3.0$ nm,密集而规律地沿胶原原纤维的长轴沉积并与之紧密结合,因此骨质十分坚硬。若骨质中的钙盐成分不足,在儿童时期易造成骨发育不良性疾病(如佝偻病)。这是由于儿童易缺乏维生素 D,影响钙在肠内吸收以及钙盐沉着于骨,造成骨骼的畸形。若维生素 C 严重缺乏,可使胶原的合成障碍,导致骨的生长停滞,骨组织脆弱易断或延缓骨折后的愈合过程。在老年时期易引起骨质疏松而发生病理性骨折。

骨质的结构呈板层状,称为**骨板**(bone lamella),骨板厚 3～7 μm。同一层骨板内的纤维平行排列,相邻骨板内的纤维则互相垂直或交叉,故在骨磨片上呈现明暗交替的板层状图像,犹如多层木质胶合板(图 5-4)。这种结构有效地增强了骨的支持强度。

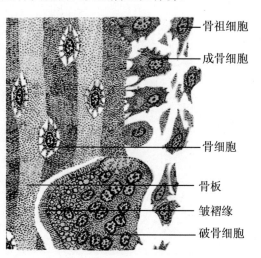

图 5-4　骨组织的骨板和各种细胞模式图

右侧标注：骨祖细胞、成骨细胞、骨细胞、骨板、皱褶缘、破骨细胞

2. 骨组织的细胞

(1) 骨祖细胞(osteoprogenitor cell)　骨祖细胞常位于**骨膜内层**和**中央管**的腔面(图 5-4)。骨祖细胞由间充质分化而来,较小,呈梭形,核卵圆形,胞质呈弱嗜碱性。它是骨组织和软骨组织共同的**干细胞**,不断增殖分化为**成骨细胞**和**成软骨细胞**。

(2) 成骨细胞(osteoblast)　成骨细胞分布于骨组织表面,胞体较骨祖细胞大,呈低柱状或椭圆形。有许多细长的突起互相连接,核圆形,位于细胞的一侧,核仁明显,胞质嗜碱性,含大量的碱性磷酸酶(图 5-4)。在电镜下,成骨细胞有丰富的粗面内质网和发达的高尔基复合体。成骨细胞具有合成纤维和基质的功能。新形成的细胞外基质尚无骨盐沉着,称**类骨质**(osteoid)。在碱性磷酸酶的作用下,大量的骨盐沉着于类骨质而形成**骨质**。伴随着分泌活动的进行,细胞发出许多细长突起,胞体和细胞核逐渐缩小,成骨细胞逐渐转变为骨细胞。

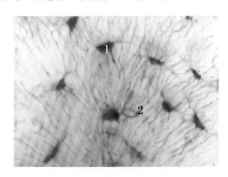

图 5-5　骨细胞 (特染)
1.骨陷窝　2.骨小管

(3) 骨细胞(osteocyte)　骨细胞呈扁椭圆形,有很多突起,胞质呈弱嗜碱性。骨细胞的胞体位于骨板内或骨板间的小腔内(图 5-4),此腔称**骨陷窝**(bone lacunae)。从陷窝发出许多呈放射状的小管,称**骨小管**(bone canaliculus),内有骨细胞的突起,相邻细胞的突起以缝隙连接相连(图 5-5)。因此,同一骨单位内邻近的骨陷窝借骨小管彼此相通。骨陷窝和骨小管内含组织液,可营养骨细胞和排出代谢产物。

(4) 破骨细胞(osteoclast)　破骨细胞是一种可游走的多核巨细胞,直径可达 100 μm,核有数个或几十个,胞质嗜酸性(图 5-4),是由多个**单核细胞**融合而成的。破骨细胞位于骨质表面的凹陷处,在贴近骨质的一侧有纹状缘。在电镜下,纹状缘由许多不规则的微绒毛构成,称**皱褶缘**(ruffled border)(图 5-4、图 5-6),扩大了破骨细胞的表面积。在皱褶区的周围有一环形胞质亮区,此区缺乏细胞器,含许多微丝。该处细胞膜平整紧贴在骨质表面,形成一个封闭的酶解微环境。破骨细胞向其中释放溶酶体和乳酸等,从而溶解和吸收骨质。在骨组织内,破骨细胞和成骨细胞相辅相成,共同参与骨的生长和改建,若破骨细胞异常,可导致骨的生长发育障碍,如骨硬化症患者的破骨细胞不能很好地形成皱褶缘,骨吸收缺陷导致骨质异常硬化。

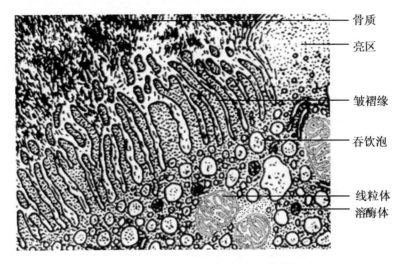

图 5-6　破骨细胞超微结构模式图

二、长骨的结构

长骨由松骨质、密骨质、骨膜、骨髓、关节软骨、血管和神经等构成。

1. 松质骨

松质骨(spongy bone)分布于长骨的骨骺,由许多针状或片状的骨小梁交织而成。骨小梁由不规则排列的骨板及骨细胞构成。这些骨小梁形成海绵状网架,网眼内充满骨髓。

2. 密质骨

密质骨(compact bone)分布于长骨骨干,由规则排列的骨板及包埋于骨板内或骨板间的骨细胞构成(图 5-7),主要特征是骨板结合紧密。根据骨板的排列方式,可分为环骨板、骨单位和间骨板 3 种形式。

(1) **环骨板**(circumferential lamellae)　环绕骨干的内、外表面,外环骨板厚,由数层或十多层骨板组成,其外面有骨外膜包裹。内环骨板薄,由数层排列不规则的骨板组成,不如外环骨板平整。

(2) **骨单位**(osteon)　又称**哈弗斯系统**(Haversian system),位于内、外环骨板之间,数量较多。骨单位是以**中央管**(central canal)为轴心,由 4～20 层呈同心圆筒状排列的骨板环绕而成,其方向与骨的长轴相平行。同心圆筒状的骨板称**哈弗斯骨板**或**骨单位骨板**(osteon lamella)(图 5-7、图 5-8、图 5-9)。中央管又称**哈弗斯管**,内有血管、神经穿行,骨单位最内层的骨小管与中央管相连通。来自骨膜的血管、神经贯穿内外环骨板,形成骨性管道,称为**穿通管**,又称**福尔克曼管**,与骨单位的中央管相连通(图 5-9)。这些管道内有组织液流通,具有营养骨组织的作用。所有骨单位的表面,都有一层折光性较强的**黏合线**(cement line),它是含较多骨盐和少量胶原纤维的骨质(图 5-8、图 5-9)。伸向骨单位表面的骨小管在此折返,不与相邻骨单位的骨小管相连通。骨单位是长骨的主要支持性结构。

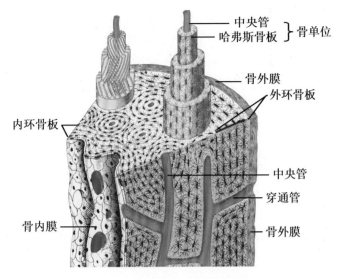

图 5-7 长骨骨干立体结构模式图

（3）**间骨板（interstitial lamellae）** 间骨板是骨单位之间的一些不规则的骨板,是骨的生长和改建过程中较早期的骨单位和环骨板的残留部分,其中无中央管(图 5-9)。

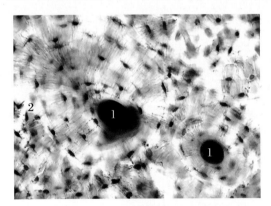

图 5-8 骨单位横断面 （特染）
1.中央管 2.黏合线

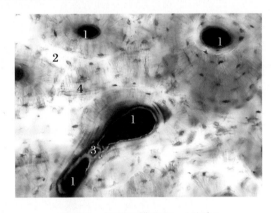

图 5-9 骨单位横断面 （特染）
1.中央管 2.黏合线 3.穿通管 4.间骨板

3. 骨膜

骨膜可分为骨外膜和骨内膜(图 5-7)。

（1）**骨外膜（periosteum）** 骨外膜被覆在骨的外表面(关节面除外),为致密结缔组织。骨外膜可分为两层:外层较厚,纤维粗大而密集,有的纤维可横向穿入外环骨板,称穿通纤维,有固定骨外膜的作用;内层薄而疏松,纤维细小,富含骨祖细胞、血管和神经。

（2）**骨内膜（endosteum）** 骨内膜分布在骨髓腔表面、骨小梁表面、中央管和穿通管的内表面。骨内膜较薄,也为结缔组织,其纤维细而少,富含细胞及血管。在贴近骨质面,骨祖细胞常排列成一层,当成骨活跃时能分裂转化为成骨细胞,形成骨质。

骨膜不仅能营养、保护骨组织,而且在骨的生长、改建、修复过程中起着重要作用。故在骨科手术时要保护好骨膜,以利于骨的再生。

4. 骨髓

骨髓(bone marrow)分**红骨髓**与**黄骨髓**两种,充填于骨髓腔中。胎儿及幼儿时期均为红骨髓,具有造血功能。随着年龄的增长,红骨髓渐被脂肪组织替代而成黄骨髓。在扁骨、不规则骨及长骨的骨骺端,终生保留红骨髓。

第三节　骨的发生

骨来源于胚胎时期的间充质,骨的发生有两种方式,即膜内成骨和软骨内成骨。

一、膜内成骨

膜内成骨(intramembranous ossification)是由间充质细胞先分化成胚胎性的结缔组织膜,然后在此膜内形成骨组织。如颅骨等一些扁骨即以此种方式发生,其过程如下(图 5-10):在将要形成骨的部位,**间充质细胞**聚集成膜状,并分裂分化为**骨祖细胞**。其中部分骨祖细胞转化为**成骨细胞**,成骨细胞单层排列,产生**类骨质**,细胞本身被类骨质包埋,类骨质钙化形成骨质,成骨细胞成为**骨细胞**。此部位称为**骨化中心**(ossification center)。从骨化中心以同样的方式向四周扩展形成骨小梁,骨小梁互相连接成网,形成**原始骨松质**。成骨细胞在原始骨松质的周围不断形成新的骨质,此时,其周边的间充质分化成**骨膜**。骨在发生中,成骨和破骨过程是同时进行的。在形成新的骨质的同时,又可吸收旧的骨质,使骨质不断得到改造。骨质的改造由**成骨细胞和破骨细胞**共同参与进行,破骨细胞溶解吸收骨质,使扁骨内面的曲度不断改变。随着脑的发育增大,颅腔相应扩大适应脑的发育。骨膜内的骨祖细胞和成骨细胞又在骨松质的内表面和外表面形成骨密质,称为**内板和外板**,两者之间的骨松质称为板障。

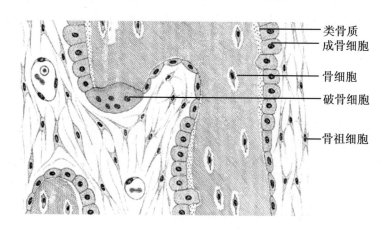

类骨质
成骨细胞
骨细胞
破骨细胞
骨祖细胞

图 5-10　膜内成骨模式图

二、软骨内成骨

软骨内成骨（endochondral ossification）是由间充质首先分化为透明软骨，而后软骨继续生长，并逐渐被骨组织所替代。人的长骨、短骨和某些不规则骨均以此种方式发生。软骨内成骨实际上由膜内成骨和软骨内成骨两种方式同时进行，现以长骨为例简述其发生过程（图 5-11～图 5-13）。

1. 软骨雏形的形成

胚胎时，在将要形成长骨的部位，先由间充质分化为透明软骨，其体积虽小，但形状与将要形成的长骨相似，称**软骨雏形**（cartilage model），表面覆以软骨膜。

2. 骨领的形成

软骨雏形中段的软骨膜以**膜内成骨**的方式形成一圈骨组织，形如领圈，称**骨领**（bone collar）。骨领形成后，其表面的软骨膜改称骨膜。骨领不断增厚并加长，形成骨干的骨密质。

3. 软骨内骨化

软骨内骨化（endochondral ossification）是软骨雏形的增长，并被骨组织所替代的过程。其步骤如图 5-11 所示。

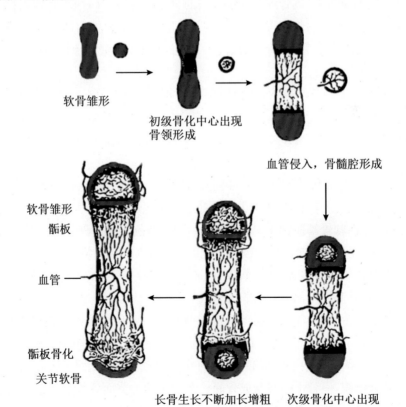

图 5-11　软骨内成骨及长骨生长模式图

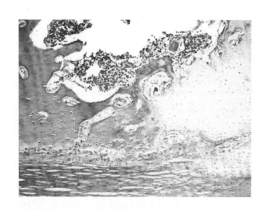

图 5-12　软骨内成骨光镜图　（HE 染色）

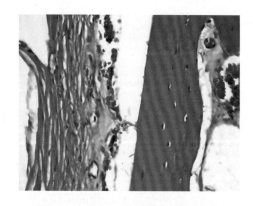

图 5-13　膜内成骨光镜图　（HE 染色）

(1) 初级骨化中心的形成　在骨领形成的同时,软骨雏形中央的**软骨细胞肥大**并分泌碱性磷酸酶,使**基质钙化**呈强嗜碱性。肥大的**软骨细胞**因缺乏营养而退化死亡,形成大小不等的腔隙。骨外膜的**血管**连同**破骨细胞**、**间充质细胞**和**骨祖细胞**等,穿越骨领及钙化的软骨基质,形成许多不规则的腔隙,即**初级骨髓腔**。然后,**骨祖细胞**分裂,转化为成骨细胞,在残留的钙化软骨基质表面形成**骨组织**,称为骨小梁。该区域称为初级骨化中心(primary ossification center)。

(2) 骨髓腔的形成与骨的增长　破骨细胞继续吸收骨干中央的骨小梁,使许多**初级骨髓腔**融合成一个大的**骨髓腔**,成骨细胞又形成新的骨小梁并不断向两端及四周扩大,腔内含有血管和骨髓组织。同时,软骨雏形的部分软骨细胞增生,使软骨向两端伸长,初级骨化中心的成骨过程也渐向两端扩展,使骨不断增长。此时,从长骨的两端到骨髓腔之间可依次分出下列 5 个区域(图 5-14)。

① **软骨贮备区**　此区范围较大,软骨细胞数目多,体积小,散在分布。软骨基质呈弱嗜酸性,着色淡。

② **软骨增殖区**　软骨细胞分裂增生呈扁圆形,体积较大,排列呈纵行的**软骨细胞柱**,与骨的长轴相平行。

③ **软骨成熟区**　软骨细胞明显增大,仍呈柱状排列,但软骨间软骨基质明显变薄。

④ **软骨钙化区**　此区软骨细胞失去分裂能力,细胞进一步肥大,核固缩,胞质呈空泡状,逐渐退化死亡。而**软骨基质钙化**,呈强嗜碱性,HE 染色呈深蓝色。

⑤ **成骨区**　破骨细胞不断破坏和吸收钙化的软骨基质,形成纵行隧道。成骨细胞成行地排列于残留的钙化软骨基质表面,不断成骨,形成许多骨小梁。由于骨小梁不断形成和改建,使此区钙化的软骨基质全部被骨组织所替代。

(3) 次级骨化中心形成　在出生前后,长骨两端的软骨中央先后出现了**次级骨化中心**(secondary ossification center)(图 5-11)。次级骨化中心出现的时间和顺序因骨的不同而异。其发生过程与初级骨化中心形成相似,并自中央呈辐射状向四周成骨。最后以骨小梁取代绝大部分软骨组织,使骨干两端变成骨骺。在骨骺的关节面处终身保留一薄层软骨,即为**关节软骨**,此处无软骨膜。在骨骺与骨干之间也留有一层软骨,称**骺板**(图 5-15)。在骨生长未停止之前,骺板的软骨细胞在生长激素和甲状腺素的作用下继续保持分裂增生的能力,使长骨继续加长,一般至 17～20 岁。由于性激素分泌增加,软骨失去增生能力,骺板全部骨化成为骺线,于是骨停止增长。因此,骺板是长骨增长的基础,故又称生长板。

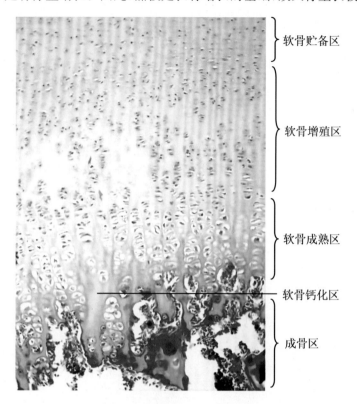

图 5-14 软骨内成骨 (HE 染色)

- 软骨贮备区
- 软骨增殖区
- 软骨成熟区
- 软骨钙化区
- 成骨区

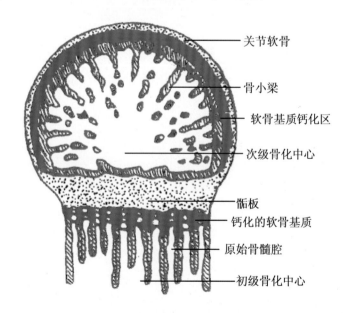

- 关节软骨
- 骨小梁
- 软骨基质钙化区
- 次级骨化中心
- 骺板
- 钙化的软骨基质
- 原始骨髓腔
- 初级骨化中心

图 5-15 骨骺部骨化过程示意图

(4) 骨单位的形成及长骨的增粗 在出生约 1 年后,开始从长骨的一端向另一端形成骨单位。**破骨细胞**破坏原有的骨组织,形成一些纵行的沟或隧道。内有来自骨干表面或骨髓腔的血管,随同血管进入的**骨原细胞**和**成骨细胞**沿着隧道的内壁,自外向内逐层形成同心圆筒状排列的骨板,即骨单位骨板。最后留下的纵行管道称**中央管**,两者共同组成骨单位。在人的一生中,为与身体的负重和运动相适应,骨单位不断在进行改建,即新的骨单位不断形成,原有的骨单位不断被破坏吸收,其残留的骨板,即为**间骨板**。在骨增长的同时,骨膜以外加生长的方式不断向骨的表面形成外环骨板,使骨不断增粗,一般在 25～30 岁时骨停止增粗。

临床知识与实验进展

病理性骨折:老年骨质疏松、各种营养不良和内分泌等因素可引起全身性骨质疏松,表现为骨板萎缩变薄,骨小梁变细、数量减少。主要影响脊椎骨、股骨颈、掌骨等。老年人,尤其是绝经后老年妇女的胸、腰椎压缩性骨折,股骨颈、肱骨上端及桡骨下端骨折较为多见。肢体瘫痪、长期固定或久病卧床等可引起局部失用性骨质疏松而造成病理性骨折。

骨的发育障碍如先天性成骨不全,在胎儿或儿童时期发病,是由于先天性间充质发育缺陷,不易分化为骨祖细胞,同时骨祖细胞合成骨基质中Ⅰ型胶原纤维障碍,因此长骨骨板很薄,骨细而脆,极易发生多发性病理性骨折,故又称脆性骨综合征。而骨折后新形成的骨痂为软骨性,或为纤维性,难以发生骨化。

病理性骨折时,骨的原有病变往往使骨折愈合迟缓,甚至几乎没有修复反应,同时常使骨原有病变的组织学图像发生改变或复杂化。

(陈佩佩)

第六章
肌 组 织

阅读与思考

　　在这个快节奏的时代里,人们的工作、学习压力相对较大,很多人选择通过运动去缓解身心压力。运动过程离不开肌组织中肌细胞的收缩和舒张。运动可以增强我们的心肺功能,控制体重,改善体型,延缓老化现象;另外,运动还可以分泌多巴胺和内啡肽,使人产生快乐的感觉,消除精神紧张和压力。钟南山院士曾透露自己是健身爱好者,这也是他在现有年纪仍能坚持高强度工作的重要原因。长期处于抑郁情绪状态可能会导致精神类疾病,积极规律的运动能加快机体新陈代谢、增加肌肉力量,提高免疫力,改善亚健康。

肌组织（muscle tissue）主要由具有收缩功能的肌细胞（muscle cell）构成，肌细胞间有少量的结缔组织、血管、淋巴管及神经。肌细胞因呈细长纤维形，故又称**肌纤维**（muscle fiber），其细胞膜又称**肌膜**（sarcolemma），细胞质称**肌质**（sarcoplasm），肌细胞内的滑面内质网称**肌质网**（sarcoplasmic reticulum）。

肌组织分为**骨骼肌**、**心肌**和**平滑肌**3种。前2种属**横纹肌**（striated muscle）。骨骼肌受躯体神经支配，为随意肌；心肌和平滑肌受自主神经支配，为不随意肌。

第一节 骨 骼 肌

骨骼肌（skeletal muscle）一般借肌腱附着于骨骼。致密结缔组织包裹在整块肌肉外面形成**肌外膜**（epimysium）。肌外膜的结缔组织伸入肌肉内，将其分隔形成肌束，包裹肌束的结缔组织称**肌束膜**（perimysium）。分布在每条肌纤维外面的结缔组织称**肌内膜**（endomysium）（图6-1）。结缔组织对骨骼肌具有支持、连接、营养和功能调整的作用。除骨骼肌纤维外，骨骼肌中还有一种扁平、有突起的**肌卫星细胞**（muscle satellite cell），附着在肌纤维表面；当后者受损伤后，肌卫星细胞可增殖分化，参与肌纤维的修复，因此具有干细胞性质。

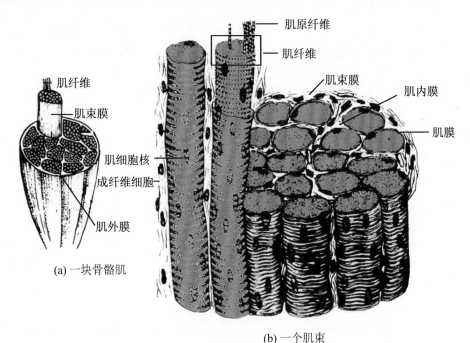

(a) 一块骨骼肌

(b) 一个肌束

图 6-1　骨骼肌与肌膜仿真图

一、骨骼肌纤维的光镜结构

骨骼肌纤维(skeletal muscle fiber)呈细长圆柱形,直径为 10～100 μm,长为 1～40 mm。骨骼肌纤维是多核细胞,每条肌纤维内含有几十个甚至几百个细胞核,核呈扁椭圆形,位于肌膜下方。在肌质内有沿肌纤维长轴平行的**肌原纤维**(myofibril),呈细丝状,直径为 1～2 μm。每条肌原纤维上都有明暗相间的带,各条肌原纤维的明带和暗带都准确地重叠排列在同一平面上,因此构成了骨骼肌纤维明暗相间的周期性横纹(图 6-2～图 6-4)。在偏振光显微镜下,**明带**(light band)呈单折光,为各向同性(isotropic),又称 **I 带**;**暗带**(dark band)呈双折光,为各向异性(anisotropic),又称 **A 带**。暗带中央有一条浅色的窄带,称 **H 带**,H 带中央有一条深色的 **M 线**(图 6-5)。明带中央有一条深色的 **Z 线**。相邻两条 Z 线之间的一段肌原纤维称为**肌节**(sarcomere)。

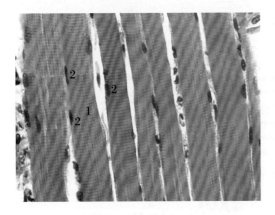

图 6-2　骨骼肌纤维纵切面光镜图　(HE 染色)

1.横纹　2.肌细胞核

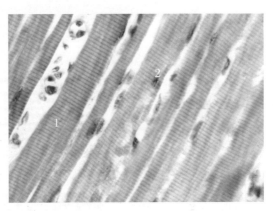

图 6-3　骨骼肌纤维纵切面光镜图　(特染)

1.横纹　2.肌细胞核

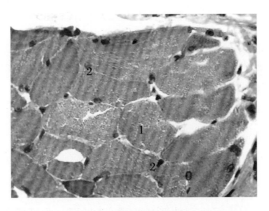

图 6-4　骨骼肌纤维横切面光镜图　(HE 染色)

1.肌原纤维　2.肌细胞核

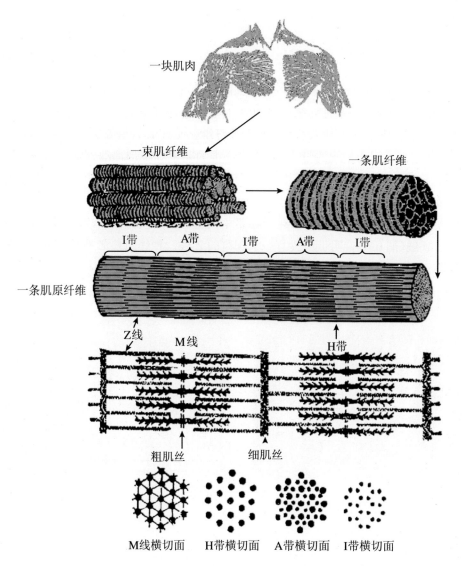

一块肌肉

一束肌纤维

一条肌纤维

I带　A带　I带　A带　I带

一条肌原纤维

Z线　M线　H带

粗肌丝　细肌丝

M线横切面　H带横切面　A带横切面　I带横切面

图 6-5　骨骼肌纤维逐级放大模式图

　　肌节是骨骼肌纤维的收缩和舒张运动的结构基础,每个肌节由(1/2)I 带 + A 带 + (1/2) I 带组成。肌节递次排列构成肌原纤维,是骨骼肌纤维结构和功能的基本单位。肌原纤维之间有大量的线粒体、糖原和少量脂滴。

二、骨骼肌纤维的超微结构

1. 肌原纤维

每一条肌原纤维由许多平行排列的肌丝构成,肌丝可分为粗肌丝和细肌丝 2 种。

(1) 肌丝的排列　**粗肌丝**(thick filament)长约 1.5 μm,直径约 15 nm,位于肌节中央的 A 带内,两端游离,中央借 M 线固定。细肌丝(thin filament)长约 1 μm,直径约 5 nm,位于肌节两侧。**细肌丝**一端固定于 Z 线,另一端平行插于粗肌丝之间,其末端游离,止于 H 带外侧。因此,I 带仅由细肌丝组成,H 带仅有粗肌丝,而 H 带两侧的 A 带内既有粗肌丝又有细肌丝(图 6-5)。在横切面上可见,一条粗肌丝的周围排列着 6 条细肌丝,一条细肌丝的周围有 3 条粗肌丝(图 6-5 中 A 带横断面)。

(2) 肌丝的分子结构

① **粗肌丝** 由**肌球蛋白**(myosin)分子组成。肌球蛋白分子形似豆芽(图 6-6),有一个细长的杆和两个豆瓣样的头构成,在头与杆的连接点及杆上有两处类似关节结构,可以屈曲。许多肌球蛋白分子平行排列集合成束,组成肌原纤维的粗肌丝。肌球蛋白的分子尾端朝向 M 线,头部朝向 Z 线,并突出在粗肌丝表面,形成电镜下可见的**横桥**(cross bridge)。肌球蛋白的头部具有 ATP 酶活性。当头部与细肌丝的肌动蛋白接触时(肌纤维收缩时),可激活 ATP 酶,分解 ATP 并释放能量,使横桥发生屈动,将细肌丝拉向 M 线。

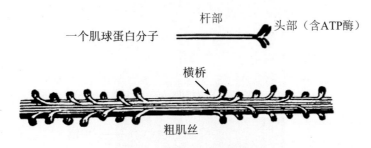

图 6-6 粗肌丝分子结构模式图

② **细肌丝** 由**肌动蛋白**(actin)、**原肌球蛋白**(tropomyosin)和**肌钙蛋白**(troponin,又称**肌原蛋白**)组成。

肌动蛋白是由球形肌动蛋白单体组成的串珠状结构,并形成双股螺旋链(图 6-7),每个肌动蛋白单体都有一个可与粗肌丝的肌球蛋白头部相结合的位点,但在肌纤维处于非收缩状态时,该位点被原肌球蛋白掩盖。

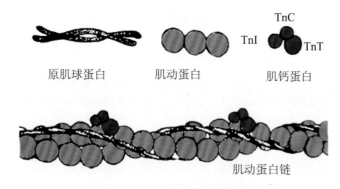

图 6-7 细肌丝分子结构模式图

原肌球蛋白(tropomyosin)是由两条多肽链相互缠绕形成的双股螺旋状分子头尾相连,嵌于肌动蛋白双股螺旋链的浅沟内。一个原肌球蛋白的长度可跨越 7 个肌动蛋白单体(图 6-7)。

肌钙蛋白(troponin)是由三个结构不同的亚单位组成的复合体(图 6-7)。这 3 个亚单位分别是**肌钙蛋白 T**(TnT)、**肌钙蛋白 I**(TnI)和**肌钙蛋白 C**(TnC)。肌钙蛋白借 TnT 附着于原肌球蛋白分子；TnI 是抑制肌动蛋白与肌球蛋白相互作用的亚单位；TnC 是能与 Ca^{2+} 结合的亚单位。TnC 与 Ca^{2+} 结合后，可使**肌钙蛋白**分子的构型发生变化。一条**原肌球蛋白**分子上有一组**肌钙蛋白**的复合体。

2. 横小管

横小管（transverse tubule）是肌膜向肌质内凹陷形成的管状结构，其走向与肌纤维长轴垂直（图 6-8），同一平面上的横小管分支吻合，环绕每条肌原纤维，可将肌膜的兴奋迅速传导至肌纤维内部，引起肌纤维中的肌原纤维同步收缩。人与哺乳类动物的横小管位于 A 带与 I 带交界处（图6-8）。两栖类动物的横小管则位于 Z 线水平。

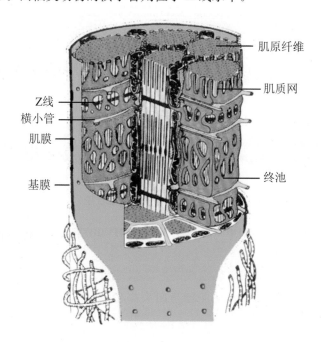

图 6-8　骨骼肌纤维超微结构模式图

3. 肌质网

肌质网（sarcoplasmic reticulum）是肌纤维中特化的**滑面内质网**，位于横小管之间。肌质网中部纵行包绕每条肌原纤维（图 6-8），故又称**纵小管**（longitudinal tubule）。肌质网两端扩大呈扁囊状，称**终池**（terminal cisternae）。每条横小管与两侧的终池组成**三联体**（triad），在此部位将兴奋从肌膜传递到肌质网。肌质网膜上有**钙泵**和**钙通道**。钙泵能逆浓度差把肌质中的 Ca^{2+} 泵入肌质网内贮存，使网内的 Ca^{2+} 浓度为肌质中的上千倍。当肌质网膜接受兴奋后，钙通道开放，大量 Ca^{2+} 涌入肌质。

三、骨骼肌纤维的收缩原理

骨骼肌纤维的收缩机制为肌丝滑动原理，肌纤维收缩时，细肌丝沿粗肌丝向 A 带内滑入，I 带缩短，H 带变窄或消失，A 带长度不变，肌节缩短。肌纤维舒张时反向运动，肌节变长（图 6-9）。骨骼肌收缩过程如下：① 运动神经末梢将**神经冲动**传递至肌膜，沿**横小管**传至肌纤维内；② 冲动通过**三联体**连接传至终池和**肌质网膜**，肌质网内的 Ca^{2+} 释放到肌质内；③ Ca^{2+} 与 TnC 结合，引起**肌钙蛋白**和**原肌球蛋白**发生构型或位置变化，使**肌动蛋白**单体上的结合位点暴露出来；④ **肌球蛋白**分子头与**肌动蛋白**接触结合；⑤ 两者结合使**肌球蛋白**分子头上的 ATP 酶被激活，分解 ATP 释放能量。肌球蛋白的头及杆发生屈曲运动，将肌动蛋白向 M 线牵引；⑥ 细肌丝在粗肌丝之间向 M 线方向滑动，明带缩短，肌节缩短，肌纤维收缩（图 6-10）；⑦ 收缩结束后，肌质内的 Ca^{2+} 被泵回肌质网，细肌丝脱离粗肌丝并退回原处，肌节恢复原来舒张时的长度。上述一系列兴奋与收缩之间电和化学的过程称为兴奋-收缩偶联。

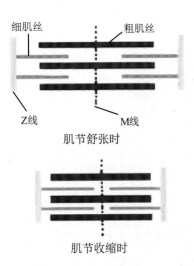

图 6-9　肌纤维舒张-收缩时肌节变化图解

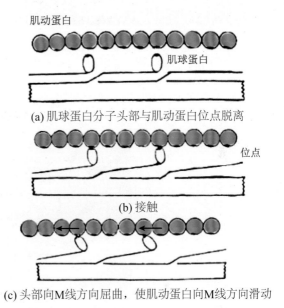

图 6-10　肌纤维收缩时分子结构的变化图解

第二节　心　肌

心肌（cardiac muscle）分布于心壁和邻近心脏的大血管壁上，其收缩有自动节律性，缓慢而持久，属不随意肌。

一、心肌纤维的光镜结构

心肌纤维（cardiac muscle）呈不规则的短柱状，有分支，分支相互连接成网状。心肌细胞之间的连接处称为**闰盘**（intercalated disk）。

在 HE 染色标本中，闰盘呈深色的阶梯状或横线状。多数心肌纤维有一个核，呈卵圆形,位于细胞的中央,少数细胞有双核(图6-11~图6-13)。

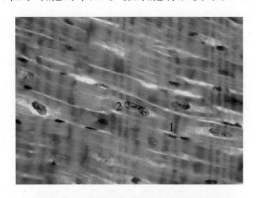
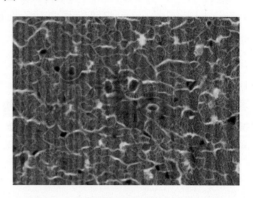

图6-11　心肌纤维纵切面　（HE染色）
1.闰盘　2.肌细胞核

图6-12　心肌纤维横切面　（HE染色）
1.肌细胞核

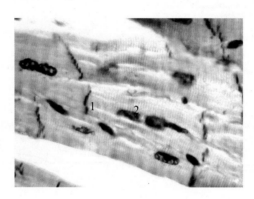

图6-13　心肌纤维纵切面　（特染）
1.闰盘　2.肌细胞核

心肌细胞的肌质丰富,其中富含**线粒体**、**糖原**和少量脂滴、**脂褐素**等,后者随年龄增长而增多。心肌细胞也呈明暗相间的周期性横纹,但不如骨骼肌明显。一般认为,心肌细胞无再生能力,损伤的心肌纤维由瘢痕组织代替。

二、心肌纤维的超微结构特点

心肌纤维的超微结构与骨骼肌纤维相似,也含有粗、细两种肌丝及其组成的肌节。心肌纤维的特点是:① **肌原纤维**少而大小不规则,为粗细不等的肌丝束,肌原纤维间有极丰富的线粒体;② **横小管**较粗,位于Z线水平;③ **肌质网**稀疏,纵小管不发达,终池少而小,多见横小管与一侧的终池紧贴形成**二联体**(diad)(图6-14);④ 闰盘的横位部分位于Z线水平,有黏着小带和桥粒,使心肌纤维间的连接牢固。在闰盘的纵位部分存在**缝隙连接**(图6-15),起传导电信号的作用,以保证心肌纤维的收缩和舒张同步化;⑤ 在心房肌纤维的胞质中有一些分泌颗粒,内含**心房钠尿肽**,具有排钠利尿的功能。

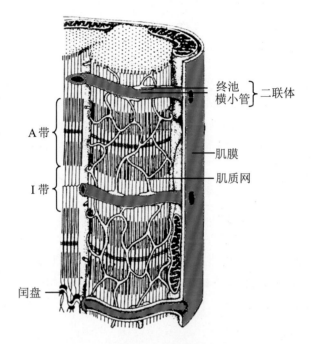

图 6-14　心肌纤维超微结构模式图

终池
横小管 } 二联体
A 带
I 带
肌膜
肌质网
闰盘

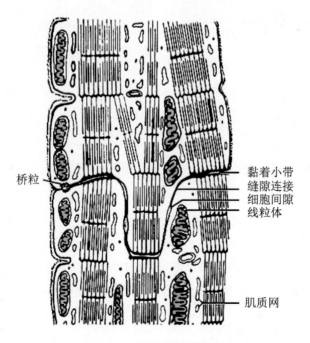

图 6-15　心肌闰盘超微结构模式图

桥粒
黏着小带
缝隙连接
细胞间隙
线粒体
肌质网

第三节　平　滑　肌

平滑肌(smooth muscle)广泛分布于消化管、呼吸道、血管等中空性器官的管壁内。平滑肌细胞除了有收缩功能外,还有分泌功能,可分泌胶原、弹性蛋白和其他细胞外基质成分等。

一、平滑肌纤维的光镜结构

平滑肌纤维呈长梭形,细胞中央有一个杆状或椭圆形的核,与细胞长轴一致,核两端的肌质较丰富,收缩时核呈螺旋形扭曲状,无横纹。不同器官的平滑肌纤维大小不一,如小血管壁上的平滑肌纤维短至 20 μm,妊娠末期的子宫平滑肌纤维可长达 500 μm。平滑肌纤维常互相平行、交故在横切面上为大小不等的圆点断面,大者中央切到细胞核,小者无核(图 6-16、图 6-17)。

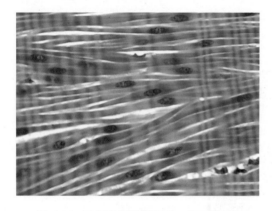

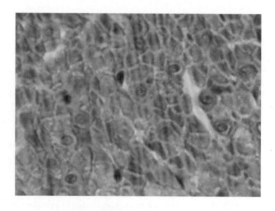

图 6-16　平滑肌纤维纵切面　(HE 染色)　　　图 6-17　平滑肌纤维横切面　(HE 染色)

二、平滑肌纤维的超微结构

平滑肌纤维的细胞膜凹陷形成众多**小凹**(caveola)。现认为小凹相当于横纹肌的横小管。肌质网不发达,呈稀疏的小管状,临近小凹。平滑肌细胞内无肌原纤维,也不形成明显的肌节结构。**密斑**(dense patch)、**密体**(dense body)、**中间丝**(intermediated filament)、**粗肌丝**和**细肌丝**等结构明显可见(图 6-18)。

密斑位于肌膜下方,为细肌丝附着点。密体在细胞质内,为梭形小体,是细肌丝和中间丝的共同附着点。目前认为**密体**相当于横纹肌的 Z 线。中间丝由**结蛋白**组成,直径约 10 nm,连接于密斑与密体之间,形成梭形的细胞骨架。粗肌丝与细肌丝的数量比约为 1∶12。**细肌**

丝主要由**肌动蛋白**组成,一端附着于密斑或密体,另一端游离,环绕在粗肌丝周围。**粗肌丝**由**肌球蛋白**构成,呈圆柱状,表面有成行排列的横桥,相邻的横桥摆动方向相反。若干条粗肌丝和细肌丝聚集形成**肌丝单位**,又称**收缩单位**(contractile unit)。

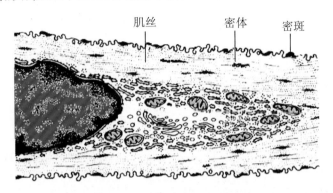

肌丝　　　密体　　密斑

图 6-18　平滑肌超微结构模式图

平滑肌纤维的收缩也是以粗肌丝与细肌丝间的滑动为基础。肌细胞之间有缝隙连接,可传导信息分子和电冲动,引起相邻肌纤维的同步功能活动。

临床知识与实验进展

横纹肌溶解综合征(rhabdomyolysis syndrome)俗称肌肉溶解,是指多种遗传性、获得性疾病,因过量运动、肌肉挤压伤、缺血、代谢紊乱(低钾血症、甲状腺功能减退、糖尿病酮症酸中毒)、极端体温(高热、低热)、药物、毒物、自身免疫、感染等影响横纹肌细胞膜、膜通道及其能量供应导致的横纹肌损伤,细胞膜完整性改变,细胞内容物(如肌红蛋白、肌酸激酶、小分子物质等)漏出致使肌纤维坏死的疾病。该病多伴有急性肾功能衰竭及代谢紊乱。

(王友娣　陈佩佩)

第七章
神经组织

阅读与思考

做手术不可避免需要麻醉,当今麻醉主要用麻醉药完成。而20世纪60年代,我国已进行过很多例针刺麻醉手术,但针刺麻醉到底采用的是什么神经机制,研究人员却很难解释。为了取得第一手资料,年近六旬的张香桐院士做出了一个惊人之举——以身试针。他像进行真的手术一样模拟"针刺镇痛下的肺切除手术",让针灸医生在他身上足足扎了20多根银针,过程长达一个多小时。通过反复实验,张香桐院士终于揭示了针刺镇痛的原理。他的这一科研成果,荣获了全国科技大会奖,中国科学院科技成果奖一等奖及美国茨列休尔德奖。

张香桐是中华人民共和国成立后义无反顾归国的科学家之一,他为我国医学事业的发展做出了卓越贡献。他的甘于奉献、大爱无疆的医者精神,感染着一代又一代学医人,成为后人宝贵的精神财富和指路明灯。

神经组织（nervous tissue）由**神经细胞**和**神经胶质细胞**组成，是神经系统中最主要的组织成分。**神经细胞**（nerve cell）是高度分化的细胞，具有感受机体内外刺激、整合信息和传导神经冲动的功能，是神经系统的结构和功能单位，故又称**神经元**（neuron）。通过神经元之间形成的突触彼此联系，形成复杂的神经网络和通路，把接受的信息加以分析或储存，并传递给各种肌细胞、腺细胞等效应细胞，产生效应。此外，神经元也是意识、记忆、思维和行为调节的基础。有的神经元还具有内分泌功能，如下丘脑某些分泌激素的神经元，故称**神经内分泌神经元**。神经胶质细胞（neuroglial cell）没有感受刺激和传导冲动的功能，但具有支持、营养和保护神经元等重要功能，同时也参与神经递质和活性物质的代谢。这两类细胞虽然在形态和功能上有所不同，但是其联系极为密切。

第一节 神 经 元

神经元的种类繁多，形态各异，但都具备一般细胞的结构，即由**细胞膜**、**细胞质**和**细胞核**构成。神经元之间以**突触**互相连接。神经元是一种有较长突起的细胞，故每个神经元都可分为胞体和突起两部分，这些突起又分为树突和轴突。胞体主要集中在中枢神经系统，如脑、脊髓的灰质和神经节内。突起不仅存在于脑和脊髓内，还组成**神经**、**神经纤维**和**神经末梢**，遍布全身（图7-1）。

一、神经元的结构

1. 细胞体

胞体是神经元营养与代谢的中心。胞体形态多样，有圆形、锥体形、梭形、星形和梨形等。它们的大小差别很大，直径为 4～150 μm。胞体包括细胞膜、细胞核和细胞质（图 7-2）。

（1）细胞膜　细胞膜较薄，也是**单位膜**结构。其膜蛋白有多种，有的膜蛋白是**离子通道**，有的是**受体**。受体可与相应的化学物质（神经递质）结合，使离子通道的通透性和膜内外电位差发生改变而产生神经冲动。故细胞膜具有接受刺激、处理信息、产生及传导神经冲动的功能，是可兴奋膜。

（2）细胞核　神经元的细胞核一般大而圆，位

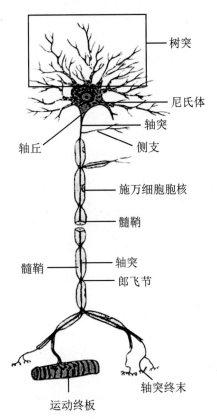

树突

尼氏体

轴突

轴丘

侧支

施万细胞胞核

髓鞘

髓鞘

轴突

郎飞节

轴突终末

运动终板

图 7-1　神经元模式图

于细胞中央。核内异染色质少,故着色浅或呈**空泡状**。核膜清楚,核仁大而明显。

(3) 细胞质(perikaryon) 神经元细胞核周围的细胞质称**核周质**。细胞质内除含有线粒体、高尔基复合体、中心体、溶酶体等细胞器和小脂滴、糖原外,还含有丰富的**尼氏体**和**神经原纤维**两种神经元特有的细胞器。此外,细胞质还有随年龄增长而增多的**脂褐素**。

① **尼氏体**(Nissl body) 在光镜下呈颗粒状或块状的嗜碱性物质,称为**尼氏体**(图7-2)。尼氏体在电镜下为大量平行排列的粗面内质网和游离核糖体,广泛分布于神经元的胞体和树突内,而轴突内缺如。神经元胞体内含大量尼氏体和发达的高尔基复合体,表明它具有活跃的合成蛋白质的功能,可合成神经递质、神经调质、酶和更新细胞器所需的结构蛋白等。神经递质是神经元向其他神经元或效应细胞传递化学信息的载体,一般为小分子物质,主要在胞体合成后,以小泡的形式储存于神经元的轴突终末。神经调质一般为肽类分子,能增强或减弱神经元对神经递质的反应,起调节作用。尼氏体的数量、形状和分布随神经元的类型和功能状况的不同而有所差异。在脊髓前角运动神经元内的尼氏体非常发达,常呈块状,形如虎皮花纹,又称**虎斑**。当神经元受损时,尼氏体减少或消失;当神经元功能恢复时,尼氏体重新出现或增加。因此,尼氏体可作为判断神经元功能状态的一种标志。

② **神经原纤维**(neurofibril) 在镀银切片中,神经元胞体及其突起内呈棕黑色的细丝,称**神经原纤维**(图7-3)。神经原纤维在核周质内交织成网,并伸入突起内呈平行排列。在电镜下,神经原纤维是由排列成束的**神经丝**、**微管**(直径为20~28 nm)和**微丝**聚集而成的。神经丝是由神经丝蛋白构成的一种中间丝(直径约10 nm)。神经原纤维除了构成神经元的骨架外,微管还参与细胞内的物质转运。

③ **脂褐素** 是一种棕黄色的色素,幼年时即可出现,并随着年龄的增长而逐渐增多。

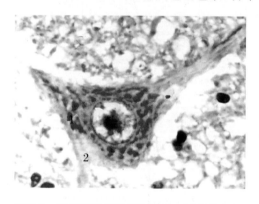

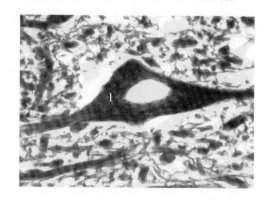

图7-2 脊髓运动神经元光镜图 (HE染色)　　　图7-3 脊髓运动神经元光镜图 (镀银染色)

　　　1.尼氏体　2.轴丘　　　　　　　　　　　　　　　　1.神经原纤维

2. 突起

由神经元胞体发出的突起,可分为树突和轴突两种(图7-1)。

(1) 树突(dendrite) 每个神经元有一个或数个较短而粗呈树枝状分支的突起,称**树突**。树突内的结构与核周质相似,也有神经原纤维、尼氏体和线粒体等。银染的树突表面有长0.5~3 μm的小突起,称**树突棘**(dendritic spine),它是神经元之间形成突触的主要部位。树突分支多,又有树突棘,极大地增加了神经元之间的接触面积。树突表面通常有**受体**,一般具有接受刺激并将冲动传向胞体的功能。因此，神经元接受信息和整合信息的能力与其树突的分支程度以及树突棘的数目有密切关系。

(2) 轴突(axon) 每个神经元仅有一个轴突。轴突一般比树突细，表面光滑，且粗细均匀。不同神经元的轴突长短不一，短者仅数微米，长者可达 1 m 以上。其主干分支较少，常行走一定距离后才分出与主干呈直角的侧支。轴突末端分支较多，形成**轴突终末**，与其他神经元构成**突触**，或与其他组织相接触构成效应器。在光镜下，胞体发出轴突的部位呈圆锥形，称**轴丘**(axon hillock)(图7-1、图7-2)，此部位不含尼氏体，故染色淡。轴突表面的胞膜称**轴膜**(axolemma)，轴突内的胞质称**轴质**(axoplasm)或**轴浆**，其内有大量与其长轴平行的神经丝、微管，还有滑面内质网、线粒体、小泡和多泡体等，但无粗面内质网和游离核糖体，故不能合成蛋白质。轴突成分的更新及神经递质合成所需的蛋白质和酶需由胞体合成再运输至轴突及其终末。

轴突起始部长 15～20 μm 的一段，其轴膜较厚，膜下有电子密度高的致密层。此段轴膜易引起兴奋，常是神经元产生神经冲动的起始部位，神经冲动形成后可沿轴膜轴突终末传递。

神经元的胞体与轴突是一个整体。胞体与轴突间经常进行物质交换，轴突内物质的流动称**轴突运输**(axonal transport)。胞体形成的物质流向轴突末端称**顺向轴突运输**，轴突末端的物质(蛋白质、小分子物质或邻近细胞产生的营养因子等)逆向运输到胞体称**逆向轴突运输**。微管在轴突运输中起重要作用。轴突的主要功能是将神经冲动从胞体传至其他神经元或效应器。

二、神经元的分类

人体内的神经元数量巨大，约有 10^{12} 个。其形态功能各不相同，有多种不同的分类方法，一般根据形态及功能分类如下。

1. 根据神经元突起的数目分类

根据神经元突起的数目可将神经元分为3类(图7-4)。

(1) 假单极神经元(pseudounipolar neuron) 假单极神经元从胞体只发出一个突起，但离胞体不远处又呈"T"形分为两支，一支分布到外周的其他组织和器官，称周围突；另一支进入中枢神经系统，称中枢突。中枢突传出神经冲动的是轴突。周围突接受刺激，具有树突的功能，但因其细而长，在形态结构上与轴突不能分辨，故通常也称为轴突。

(2) 双极神经元(bipolar neuron) 双极神经元具有两个突起，即一个轴突和一个树突。如视网膜的双极细胞。

(3) 多极神经元(multipolar neuron) 多极神经元从胞体发出两个以上突起，其中有一个轴突和多个树突。如脊髓前角的运动神经元。

2. 根据神经元的功能分类

根据神经元的功能可将神经元分为3类(图7-5)。

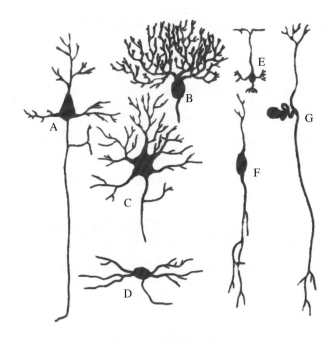

图 7-4　几种神经元的形态

A～E.多极神经元　F.双极神经元　G.假单极神经元

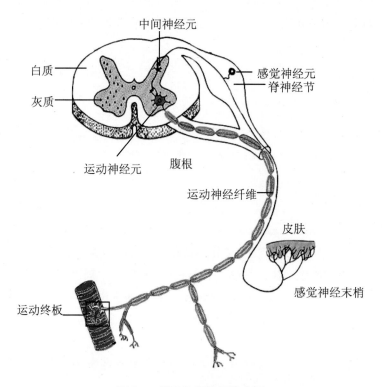

图 7-5　脊髓和脊神经模式图

（1）感觉（传入）神经元（sensory neuron）　感觉神经元接受体内、体外的化学或物理性的刺激，将冲动传入中枢。此类神经元多为假单极或双极类型。

(2) 运动(传出)神经元(motor neuron) 运动神经元将信息传给肌细胞、腺细胞等效应器,使之发生效应。此类神经元多为多极类型。

(3) 中间(联络)神经元(interneuron) 联络神经元位于上述两种神经元之间,起信息加工和传递的作用。随着动物的进化,联络神经元数量逐渐增多。人体的中间神经元占神经元总数的 99%,在中枢神经系统内构成复杂的神经元网络,是学习、记忆和思维的重要结构基础。此类神经元可有多种形态。

3. 根据神经元释放的神经递质和神经调质分类

根据神经元释放的神经递质和神经调质可将神经元分为 5 类。

(1) 胆碱能神经元(cholinergic neuron) 释放**乙酰胆碱**递质。

(2) 去甲肾上腺素能神经元(adrenergic neuron) 释放单胺类物质如**肾上腺素**和**去甲肾上腺素**。

(3) 胺能神经元(aminergic neuron) 释放**多巴胺**和 **5-羟色胺**等。

(4) 肽能神经元(peptidergic neuron) 释放**脑啡肽、内啡肽**和 **P 物质**等肽类物质。

(5) 氨基酸能神经元 释放**甘氨酸、谷氨酸**和 **γ-氨基丁酸**等物质。

通常每个神经元只释放一种神经递质,同时还可释放一种神经调质。

三、突触

突触(synapse)是神经元与神经元之间,或神经元与效应细胞(肌细胞、腺细胞)之间传递信息的部位。

突触也是一种细胞连接方式,最常见的是一个神经元的轴突终末与另一个神经元的树突、树突棘或胞体连接,分别形成轴-树突触、轴-棘突触或轴-体突触(图 7-6)。突触又可分

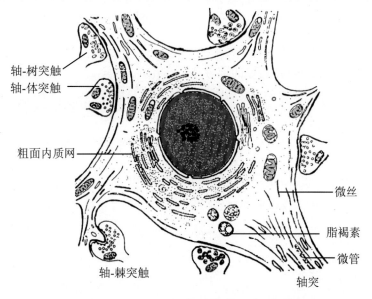

图 7-6 多极神经元及其突触超微结构模式图

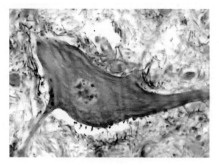

图 7-7　神经元突触光镜结构　（镀银染色）

为**化学性突触**和**电突触**两类。化学性突触以神经递质作为传递信息的媒介,人和哺乳动物大多数的突触为化学性突触,是单向性传导,通常所说的突触就是指化学性突触。电突触实际上是以电流作为传递信息的载体,是**缝隙连接**,电流双向传导。

在光镜下,突触的结构不清晰,银染法显示仅为棕黑色轴突终末的球状或纽扣状膨大的突触小体,附着在另一个神经元胞体或树突表面(图 7-7)。在电镜下,突触可分为 3 部分(图 7-8、图 7-9)。

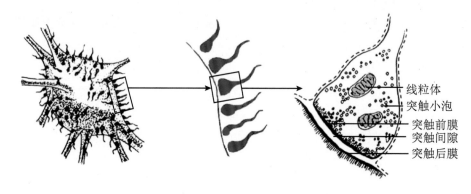

图 7-8　化学性突触的形态结构模式图

1. 突触前成分

突触前成分(presynaptic element)是前神经元轴突终末的膨大部分,包括**突触前膜**(presynaptic membrane)及胞质内的线粒体和**突触小泡**(synaptic vesicle),还有滑面内质网、神经丝和微管等。突触前膜是轴突终末与另一个神经元相接触处胞膜特化增厚的部分。线粒体增多,为突触活动提供能量。突触小泡是内含神经递质(neurotransmitters)或神经调质(neuromodulators)的膜包小泡。突触小泡表面附有突触小泡相关蛋白,称突触素

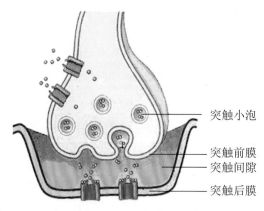

图 7-9　化学性突触模式图

(synapsin),可使突触小泡集合并附在细胞骨架上。神经元所含神经递质不同,小泡的大小和形状各异,如圆形清亮小泡内含乙酰胆碱;小颗粒型小泡内含单胺类递质;大颗粒型小泡内含神经肽等。

2. 突触后成分

突触后成分(postsynaptic element)为后神经元形成突触的部分,包括**突触后膜**(postsynaptic membrane)及胞质中的少量**线粒体**。**突触后膜**是与突触前膜相对应处胞膜特化增厚的部分。突触后膜上有**离子通道**和**特异性受体**,一种受体只能与一种相应的神经递质结合。

不同神经递质对突触后膜所起的作用不同。

3. 突触间隙

突触间隙(synaptic cleft)为突触前膜、后膜之间狭小的间隙,宽为 15～30 nm。内含来自两侧跨膜蛋白的胞外部分和细胞外基质(如神经细胞黏附分子等)。

当神经冲动沿轴膜传导至轴突终末时,可引起突触前膜上的钙通道开放,Ca^{2+} 由细胞外进入突触前成分内,在 ATP 的参与下促使突触素发生磷酸化。磷酸化的突触素降低了它与突触小泡的亲和力而与小泡分离,致使突触小泡脱离细胞骨架,移至突触前膜并与之融合,以胞吐作用释放递质到**突触间隙**内。递质与**突触后膜**相应的**受体**结合,受体继而发生构型变化,从而改变了膜对离子的通透性,引起突触后膜电位发生变化,使**后神经元**发生兴奋或抑制。随后神经递质被相应的酶水解而失活,以保证突触传递冲动的正常功能。使突触后膜发生兴奋的突触称**兴奋性突触**,使突触后膜发生抑制的突触称**抑制性突触**。突触的兴奋或抑制,取决于神经递质及其受体的种类。

第二节　神经胶质细胞

神经胶质细胞也是一种有突起的细胞,但无轴突和树突之分,也无接受刺激和传导神经冲动的功能。它对神经元起支持、营养、防御、修复和保护等功能。神经胶质细胞的数目很多,为神经元的 10～50 倍,广泛分布于中枢神经系统和周围神经系统中。根据其不同的形态结构特点,可分为以下类型。

一、中枢神经系统的神经胶质细胞

脑和脊髓的神经胶质细胞有 4 种。

1. 星形胶质细胞

星形胶质细胞(astrocyte)是神经胶质细胞中体积最大、数目最多的一种,分布于神经元胞体和胞突之间。胞体呈星形,核圆或卵圆形、较大、染色较浅。胞体发出较多突起,内含**胶质丝**(glial filament),是由胶质原纤维酸性蛋白构成的一种中间丝,参与细胞骨架组成。突起末端膨大形成脚板(end feet)贴附于毛细血管壁上,称为**血管周足**(perivascular feet)(图7-10、图7-12),有助于神经元与血管间的物质交换。多个血管周足贴附在毛细血管壁上组成**神经胶质膜**,参与形成**血-脑屏障**(图7-11)。星形胶质细胞能分泌**神经营养因子**(neurotrophic factor)和多种生长因子,对维持神经元的生存和功能活动,以及对创伤后神经元的可塑性变化有重要影响。

血-脑屏障(blood-brain barrier)由血液与脑组织之间的**连续毛细血管内皮**、**基膜**和**神经胶质膜**组成。内皮细胞之间的紧密连接可阻止血液中的某些物质进入脑内,使中枢神经

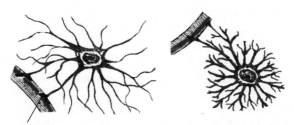

血管周足 (a) 纤维性星形胶质细胞　(b) 原浆性星形胶质细胞

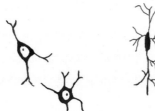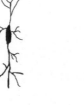

(c) 少突胶质细胞　(d) 小胶质细胞　(e) 室管膜细胞

图 7-10　神经胶质细胞

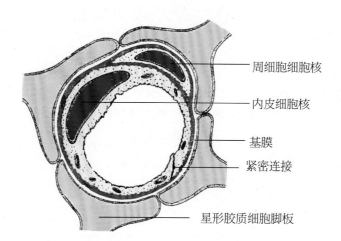

周细胞细胞核

内皮细胞核

基膜

紧密连接

星形胶质细胞脚板

图 7-11　血-脑屏障超微结构模式图

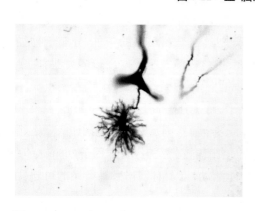

图 7-12　星形胶质细胞光镜结构　(镀银染色)

系统的内环境相对恒定,以维持神经细胞的正常功能。

星形胶质细胞根据其形态结构特征,又可分两种。

(1) 纤维性星形胶质细胞(fibrous astrocyte) 多分布于脑和脊髓的白质,该细胞突起长而直,分支少,表面光滑,胞质内有很多胶质丝(glial filament)(图7-10(a))。

(2) 原浆性星形胶质细胞(protoplasmic astrocyte) 多分布于脑和脊髓的灰质,该细胞突起粗而短,分支多,表面粗糙,胞质中胶质丝少(图7-10(b))。

脑和脊髓受到损伤时,损伤部位常由星形胶质细胞分裂增生,形成胶质瘢痕而修复。

2. 少突胶质细胞

少突胶质细胞(oligodendrocyte)分布于神经元胞体附近及轴突周围。少突胶质细胞胞体较小,核卵圆形,染色质致密,突起少。在电镜下,可见突起末端扩展成扁平薄膜,包卷神经元的轴突形成髓鞘,形成中枢神经系统内神经纤维的髓鞘(图7-10(c)、图7-13)。

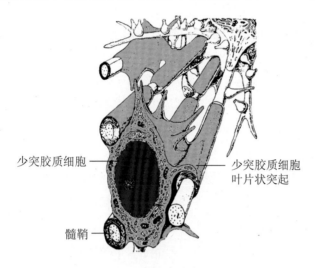

图7-13 少突胶质细胞模式图

3. 小胶质细胞

小胶质细胞(microglia)是最小的神经胶质细胞,分布于白质和灰质(图7-10(d)、图7-14)内。胞体细长或椭圆,核小,呈扁平或三角形,染色深。突起少,分支亦少,突起上有小棘,表面粗糙。小胶质细胞有吞噬能力,不少学者认为它们来自血液中的**单核细胞**,故属**单核吞噬细胞系统**。当神经系统损伤时,可转变为巨噬细胞,吞噬死亡细胞的碎屑。

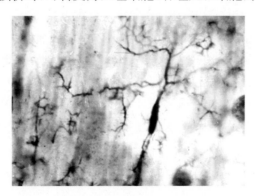

图7-14 小胶质细胞光镜结构 (特染)

4. 室管膜细胞

室管膜细胞(ependymal cell)排列于脑室和脊髓中央管的内表面,为一层立方或柱状的上皮样细胞。细胞的游离面有许多微绒毛,有的细胞表面有纤毛,其摆动有助于脑脊液流动。部分细胞的基底面有一细长的突起,伸向脑或脊髓深部,对神经系统有一定的支持和屏障作用(图 7-10(e))。在脉络丛的室管膜细胞可产生脑脊液。

二、周围神经系统的胶质细胞

1. 施万细胞

施万细胞(Schwann cell)又称**神经膜细胞**(neurolemmal cell),包绕在周围神经系统中神经纤维的轴突外面,构成神经纤维的**髓鞘**。施万细胞能分泌神经营养因子,可营养轴突。细胞外面有一层**基膜**。**施万细胞**可分泌神经营养因子,在周围神经再生中起重要作用,神经纤维受损区近段的施万细胞可以增生,排列成串,引导轴突沿此路径再生。

2. 卫星细胞

卫星细胞(satellite cell)又称**被囊细胞**(capsular cell),是神经节内神经元胞体周围的一层扁平或立方形细胞,核卵圆形,染色质较浓密,有营养和保护神经元的作用。

第三节 神经干细胞

神经组织也和其他组织一样,存在一些具有自我更新和多向分化潜能的细胞,称为**神经干细胞**(neural stem cells)。据目前的研究,神经干细胞主要分布于成人大脑海马组织、脑和脊髓的室管膜下区(即室管膜周围区域),其形态与星形胶质细胞相似,因此一般染色不易分辨,但它们表达一种特殊的中间丝蛋白——神经上皮干细胞蛋白(neuroepithelial stem cell protein),又称巢蛋白(nestin),这成为检测神经干细胞的常用标记物之一。神经干细胞在特定环境下可以增殖分化为神经元、星形胶质细胞和少突胶质细胞,它们作为神经组织的一种储备细胞,替换正常凋亡的细胞,并能在一定程度上参与神经组织损伤后的修复。神经干细胞的发现,改变了人们长期以来对包括人在内的成年哺乳动物神经组织一成不变的观点,即神经组织中的自然死亡的神经元或因病、因伤死亡的神经元,不能获得新的神经元补充。现在,可以利用神经干细胞的特性,研究神经系统发病和受伤后的修复机制,以及治疗神经系统的退行性和创伤性疾病。

第四节　神经纤维和神经

神经纤维(nerve fiber)是由神经元的长**轴突**或感觉神经元的周围突(统称轴突)及包绕在它外面的**神经胶质细胞**构成的。根据神经胶质细胞是否形成髓鞘,可将其分为有髓神经纤维和无髓神经纤维两类。

一、神经纤维

1. 有髓神经纤维

(1) 周围神经系统的有髓神经纤维(myelinated nerve fiber)　由**轴突**和**施万细胞**构成,施万细胞呈卷筒状包在轴突外面。在光镜下,**轴突**位于中心,外包**髓鞘**(myelin sheath)(图7-15、图7-16),髓鞘的化学成分是脂蛋白,称**髓磷脂**(myelin),由类脂(约占80%)和蛋白质(约占20%)组成。新鲜时呈亮白色,HE染色时类脂被溶解,而少量残留蛋白质保留呈网状。用锇酸处理时,髓鞘呈黑色,其中有漏斗状的裂隙,称**髓鞘切迹**(incisure of myelin)或**施-兰切迹**(Schmidt-Lantermann incisure)(图7-17),它们是施万细胞内、外侧胞质间穿越髓鞘的狭窄通道。在电镜下,髓鞘在横切面上呈明暗相间的同心圆板层状。

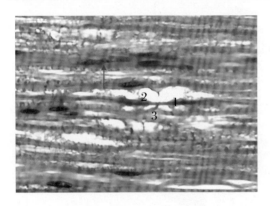

图7-15　有髓神经纤维(纵切面)光镜图
　　　　(HE染色)

1.轴突　2.髓鞘　3.郎飞结　↑施万细胞

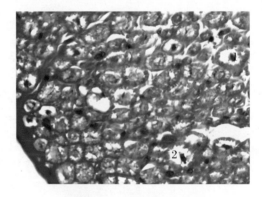

图7-16　有髓神经纤维(横切面)光镜图
　　　　(HE染色)

1.轴突　2.髓鞘

相邻的施万细胞不连接,于神经纤维上这一无髓鞘缩窄部位,称郎飞结(Ranvier node)。此处轴膜裸露,便于轴膜内、外离子交换。两个郎飞结之间的一段神经纤维称结间体(internode),一个结间体的外围部分即为一个施万细胞(图7-15～图7-17)。由于髓鞘有绝缘作用,所以有髓神经纤维的冲动呈跳跃式传导。轴突越长、越粗,其结间体越长,髓鞘也越厚,神经冲动的距离便越大,传导速度越快。因此,有髓神经纤维传导冲动的速度较无髓神经纤维的快。

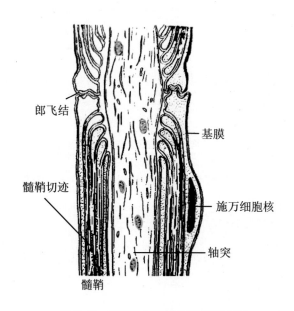

图 7-17 有髓神经纤维纵切面模式图

有髓神经纤维在发生时,首先是伴随轴突生长,施万细胞沿轴突成串纵向排列,胞质内陷成纵沟,轴突陷入沟内,沟缘的细胞膜相贴形成**轴突系膜**(mesaxon)(图 7-18),轴突系膜不断伸长并反复包绕轴突,形成电镜下明暗相间呈板层状的**髓鞘**,而施万细胞的胞质被挤至髓鞘的内、外侧及两端(即靠近郎飞结处)。两端靠近郎飞结处和部分细胞的中部,形成胞质通道(图 7-17)。中部胞质通道在包卷轴突时形成螺旋形的胞质带,即构成光镜下的髓鞘切迹。

(2) 中枢神经系统的有髓神经纤维其**髓鞘**是由**少突胶质细胞**伸出的叶片状突起围绕**轴突**形成的,一个少突胶质细胞的多个突起分别包裹数条轴突,即参与数条神经纤维的髓鞘形成(图 7-13),其胞体位于神经纤维之间。中枢有髓神经纤维外表面无基膜,髓鞘内无切迹。髓鞘对维持中枢神经系统的有效功能极为重要。患脱髓鞘病(多发性硬化症)的患者,其髓鞘结构遭到破坏,引起严重的功能障碍,如感觉丧失,运动失调等。

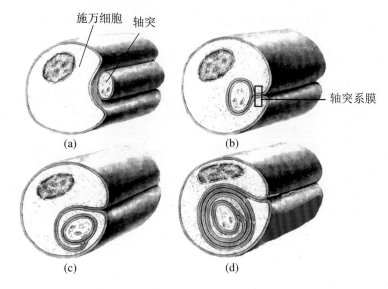

图 7-18 有髓神经纤维髓鞘形成模式图

2. 无髓神经纤维

(1) 周围神经系统的**无髓神经纤维**(unmyelinated nerve fiber) 由轴突及包在外面的施万细胞构成,无髓鞘形成,没有郎飞结。通过电镜观察显示:细小的轴突单个或成束被裹于施万细胞的细胞质和细胞膜内,有的部分裸露。较细的感觉神经纤维及自主神经的节后纤维为无髓神经纤维(图7-19)。

(2) 中枢神经系统的无髓神经纤维　轴突外面没有特异性的神经胶质细胞包裹,轴突裸露地走行于有髓神经纤维或神经胶质细胞之间。

无髓神经纤维因无髓鞘和郎飞结,神经冲动只能沿轴膜连续传导,故传导速度慢。

二、神经

周围神经系统的神经纤维集合形成神经纤维束,若干条神经纤维束又聚集构成**神经**(nerve)。粗的神经(如坐骨神经)可含数十条神经纤维束,但分布在组织内的细小神经常常仅由一条神经纤维束构成。有些神经只含感觉神经纤维或躯体运动神经纤维,但多数神经兼含两者及自主神经纤维。由于有髓神经纤维的髓鞘含髓磷脂,故肉眼观察神经通常呈白色。

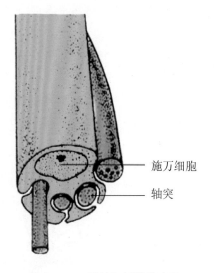

施万细胞
轴突

图 7-19 无髓神经纤维模式图

包裹在神经表面的是致密结缔组织,称**神经外膜**(epineurium)。神经外膜的结缔组织延伸到神经纤维束之间。神经纤维束表面有几层扁平的**上皮样细胞**(epithelioid cells),形成**神经束膜**(perineurium),这些细胞间有紧密连接,对进入神经纤维束的大分子物质起屏障作用。在神经纤维束内,每条神经纤维表面的薄层结缔组织称**神经内膜**(endoneurium)。在这些结缔组织中都存在小血管和淋巴管。

第五节 神 经 末 梢

神经末梢(nerve ending)是周围神经纤维的终末部分,它们遍布全身,形成各种末梢装置。根据其功能不同,分为感觉神经末梢和运动神经末梢两类。

一、感觉神经末梢

感觉神经末梢(sensory nerve ending)是感觉神经元(假单极神经元)周围突的终末与其他组织所形成的结构,又称**感受器**(receptor)。感受器能感受体内、外的各种刺激,并把刺激转变成神经冲动,通过感觉神经纤维传入中枢神经系统,产生感觉。感觉神经末梢根据其形态结构的不同,可分为游离神经末梢和有被囊神经末梢两类。

1. 游离神经末梢

游离神经末梢(free nerve ending)由较细的有髓或无髓神经纤维末端反复分支而成,裸露的细小分支,直接分布于表皮、角膜上皮、黏膜上皮细胞之间及某些结缔组织内,如真皮、骨膜、肌腱、韧带等处,感受温度、应力和某些化学物质(如高浓度的 H^+ 和 K^+)的刺激,参与产生**冷**、**热**、**轻触**和**痛觉**的感觉(图 7-20)。

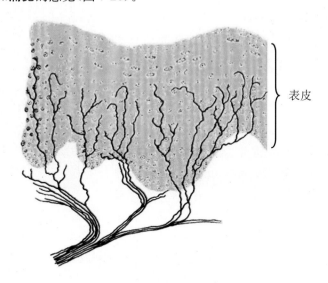

表皮

图 7-20　表皮的游离神经末梢模式图

2. 有被囊神经末梢

有被囊神经末梢(encapsulated nerve ending)是神经终末外包有结缔组织被囊的感受器。其形态各异,大小不一,常见的有如下几种。

(1) 触觉小体(tactile corpuscle)　位于皮肤真皮乳头内,以手指皮内居多,数量随年龄的增长而递减。触觉小体呈椭圆形,其长轴与表皮垂直,内有多个横列的扁平细胞,外包结缔组织被膜,有髓神经纤维进入小体前失去髓鞘,裸露的轴突分支穿行盘绕于扁平细胞之间,能感受**精细触觉**(图 7-21)。

(2) 环层小体(lamellar corpuscle)　体积较大,卵圆形。中央有一条均质状的圆柱体,外包有数十层同心圆排列的扁平状被囊细胞和少量结缔组织。神经纤维进入被囊后失去髓鞘和神经膜,穿入均质状的圆柱体,其末端形成小结。环层小体分布在皮下、肠系膜、内脏及血管周围等结缔组织内。环层小体感受较强的应力,参与产生**压觉和振动觉**(图 7-22)。

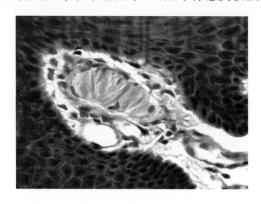

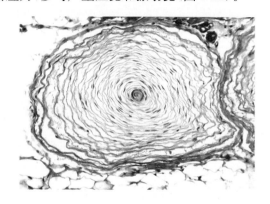

图 7-21　触觉小体光镜图　(HE 染色)　　　图 7-22　环层小体光镜图　(HE 染色)

（3）**肌梭**(muscle spindle) 它是分布于骨骼肌的梭形感受器。外包结缔组织被囊，内有几条较小的骨骼肌纤维，称**梭内肌纤维**。梭内肌纤维中段有成串或成团的细胞核，或集中在肌纤维中段而使该处膨大，肌原纤维少，但线粒体较多。神经纤维进入被囊后失去髓鞘，缠绕在梭内肌纤维表面。梭内肌纤维与肌梭周围的肌纤维同步收缩或舒张，其张力变化可刺激感觉神经末梢，冲动传入中枢后，产生对骨骼肌伸缩状态，即身体各部位屈伸状态的感知，故肌梭属于本体感受器，在调控骨骼肌的活动中起重要作用（图7-23）。

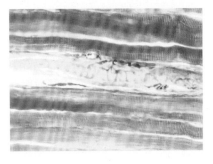

图7-23 肌梭光镜图 （氯化金染色）

二、运动神经末梢

运动神经末梢(motor nerve ending)是运动神经元轴突终末与其他组织共同形成的结构，又称**效应器**(effector)。主要分布于骨骼肌、平滑肌和腺体内。其功能是支配肌肉的运动和腺体的分泌。可分为躯体运动神经末梢和内脏运动神经末梢两类。

1. 躯体运动神经末梢

躯体运动神经末梢是分布于骨骼肌的效应器。位于脊髓前角或脑干的运动神经元胞体发出的长轴突，抵达骨骼肌纤维时失去髓鞘，轴突末端反复分支，每一分支形成爪状或葡萄状终末，贴附于骨骼肌纤维的表面，并与骨骼肌纤维建立突触连接，形成的椭圆形板状隆起称**运动终板**(motor end plate)（图7-24～图7-26）。一个运动神经元支配的骨骼肌细胞数目少则1～2条，多则上千条；而一条骨骼肌细胞通常只接受一个轴突分支的支配。一个运动神经元及其支配的全部骨骼肌细胞合称一个运动单位(motor unit)。

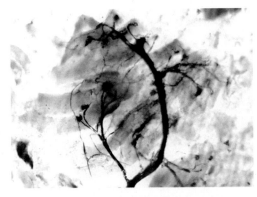

图7-24 运动终板光镜图(低倍) （氯化金染色）

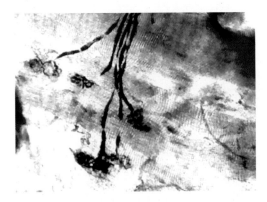

图7-25 运动终板光镜图(高倍) （氯化金染色）

在电镜下，轴突终末分支末端膨大，有大量的线粒体和较多的肌细胞核内含有乙酰胆碱的**突触小泡**、**微丝**和**线粒体**等。膨大末端的轴膜为**突触前膜**，和它相贴的肌膜为**突触后膜**，突触后膜凹陷成浅槽。突触前膜嵌入槽内，槽底的突触后膜又向肌质凹陷成许多较深的皱褶，以扩大突触后膜的表面积。突触前膜与突触后膜之间有40～60 nm的间隙，称**突触间**

隙。冲动到达轴突终末时,突触小泡释放**乙酰胆碱**,它与**突触后膜**上的**乙酰胆碱受体**结合,引起肌细胞收缩。故运动终板实际上就是一个**神经-肌突触**。

2. 内脏运动神经末梢

内脏运动神经末梢分布于心肌、各种内脏及血管的平滑肌和腺体等处。它是自主神经节发出的无髓神经纤维终末分支成的串球状膨体(varicosity),与效应细胞表面接触。膨体内含有突触小泡,其中的递质释放时引起平滑肌细胞的收缩或腺细胞的分泌。

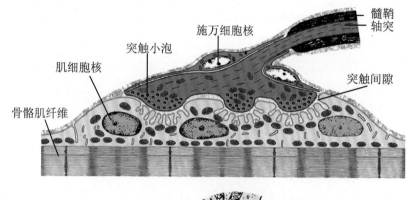

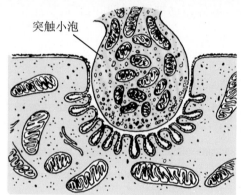

图 7-26　运动终板超微结构模式图

临床知识与实验进展

化脓性脑膜炎(purulent meningitis)是由化脓性细菌感染所致的脑脊膜炎症,是中枢神经系统常见的化脓性感染。通常急性起病,好发于婴幼儿、儿童和 60 岁以上的老年人。脑脊液检查可见典型化脓性改变。脑脊液外观混浊或呈稀米汤样,压力增高。镜检白细胞甚多,每升可达数亿个。糖定量不但可协助鉴别细菌或病毒感染,还能反映治疗效果。蛋白定性试验多为强阳性,定量在 1 g/L 以上。细菌学检查:将脑脊液离心沉淀,做涂片染色,常能查见病原菌,可作为早期选用抗生素治疗的依据。

病毒性脑膜炎(viral meningitis)是一组由各种病毒感染引起的软脑膜(软膜和

蛛网膜)弥漫性炎症综合征,主要表现为发热、头痛、呕吐和脑膜刺激征,是临床最常见的无菌性脑膜炎。大多数为肠道病毒感染,包括脊髓灰质炎病毒、柯萨奇病毒A和病毒B、埃可病毒等,其次为流行性腮腺炎病毒、疱疹病毒和腺病毒感染。脑脊液无色透明,有以淋巴细胞为主的白细胞增多,糖和氯化物正常。病程呈良性,多在2周以内,一般不超过3周,有自限性,预后较好。

(季　娜)

第八章
神经系统

阅读与思考

　　神经系统通过复杂的神经网络调节身体各器官的功能活动,并对外界环境的变化做出反应。智能是以神经系统为基础,包括语言、逻辑、空间、肢体运动、音乐、人际、内省等方面能力的总和。人工智能是研究、开发用于模拟、延伸和扩展人的智能理论、方法、技术及应用系统的一门新的技术科学。美国的谷歌、微软等科技公司在人工智能研究领域因起步较早、技术更加成熟而处于领先地位。我国的人工智能技术由于起步较晚,技术水平相对落后。然而,国内也有一些优秀的企业和团队,在人工智能领域有着不俗的表现,如阿里巴巴、百度、腾讯等,它们在算法、数据、应用等方面不断进行创新和突破,取得了一定的成果。只要不懈努力,我国人工智能技术未来的发展前景仍然值得期待。

神经系统（nervous system）主要由神经组织构成，分为周围神经系统和中枢神经系统，它是机体对体内、体外各种刺激做出反应的物质基础。

第一节　周围神经系统

周围神经系统（peripheral nervous system）由脑神经节、脊神经节、自主神经节、脑脊神经和自主神经构成。**神经节**（ganglion）一般为卵圆形，是神经元胞体集中的部位，外覆结缔组织被膜。

一、脑神经节、脊神经节

脑神经节（cerebral ganglion）是位于脑神经干通路中的膨大；**脊神经节**（spinal ganglion）是位于脊髓两侧背根上的膨大。脑神经节和脊神经节含有感觉神经元。Ⅴ、Ⅶ、Ⅷ、Ⅸ、Ⅹ对脑神经有神经节，其中Ⅴ、Ⅸ、Ⅹ对神经节内有运动神经纤维通过。除Ⅷ脑神经节（螺旋节和前庭节）含有双极的感觉神经元外，其余的脑、脊神经节都是由假单极神经元组成，其周围突参与组成脑神经和脊神经，中枢突将感觉冲动传向中枢。神经元胞体呈圆形或卵圆形，大小不等，核圆形，居中，核仁明显，胞质内的尼氏体细小分散。胞体外包以一层扁平的**卫星细胞**（satellite cell）。脑神经节内含有无髓和有髓神经纤维，神经元胞体成群聚集。脊神经节内以有髓神经纤维为主，形成平行排列的神经纤维束，将神经元胞体分隔成群（图 8-1）。

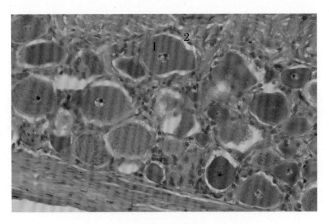

图 8-1　脊神经节光镜图　（HE 染色）
1.神经元　2.卫星细胞

二、自主神经节

自主神经节（autonomic ganglion）又称植物神经节，包括交感神经节和副交感神经节。

交感神经节位于脊柱两旁及前方,副交感神经节则位于器官附近或器官内。节内含大小不等的节细胞(神经元)以及大量无髓和少量有髓神经纤维。节细胞大小相近,属多极的运动神经元,其发出来的轴突为节后纤维,支配平滑肌、心肌的运动和腺体的分泌。节细胞有两种:一种是体积略大的**主节细胞**(principal ganglion cell),占大多数(图 8-2),散在分布,大部分属于肾上腺素能神经元,少数为胆碱能神经元;另一种为体积略小的节细胞,数量少,常聚集成小群,胞质内含多巴胺和去甲肾上腺素,当用甲醛蒸气处理时,在紫外线下可诱发强烈的荧光,称小强荧光细胞(small intensity fluorescent cell,SIF 细胞),该细胞参与调节交感神经节细胞的功能活动。

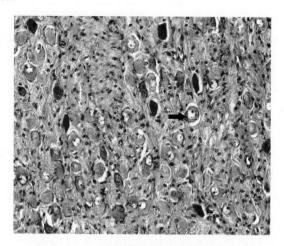

图 8-2 交感神经节光镜图 (HE 染色)

→ 处为主节细胞

第二节 中枢神经系统

中枢神经系统由脑和脊髓组成,分为灰质和白质两部分。**灰质**(gray matter)是神经元胞体集中的结构;**白质**(white matter)不含神经元,只有神经纤维。大脑半球和小脑的灰质居于表层,又称**皮质**(cortex),深部为白质,或称**髓质**(medulla)。脑干的灰质分散于白质内形成许多**神经核**(nerve nuclei),灰质和白质相交错排列的部位,称为**网状结构**(reticular formation)。

一、脊髓

脊髓(spinal cord)位于椎管内,呈扁圆柱形,在其横切面上,可见白质位于周边,灰质呈蝴蝶形居于中央,其中央有中央管(图 8-3)。脊髓是躯体和四肢的初级反射中枢,并与脑的各级中枢之间有着密切联系。

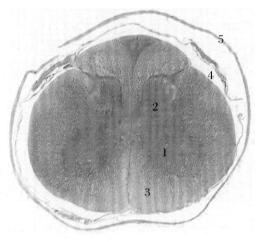
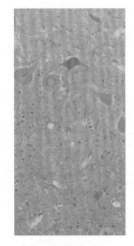
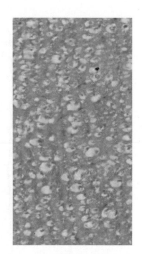

| (a) 脊髓横切面低倍 | (b) 脊髓灰质 | (c) 脊髓白质 |

图 8-3　脊髓横切光镜　（HE 染色）
1.灰质前角　2.灰质后角　3.白质　4.软脊膜和蛛网膜　5.硬脊膜

1. 脊髓灰质

按其形态可分为前角、后角、中间带以及侧角（侧角主要见于胸腰段脊髓），其主要成分为多极神经元的胞体、树突、无髓神经纤维和神经胶质细胞。

（1）前角的神经元　为大、中型的多极神经元，通常为躯体运动神经元（图 8-3），胞体大小不同，大的称 α 神经元，数量多，为胆碱能神经元，支配梭外肌纤维，引起骨骼肌的收缩；小的称 γ 神经元，数量少，支配梭内肌纤维，调节肌纤维的张力。还有一种短轴突的小神经元，称**闰绍细胞**（Renshaw cell），其轴突与 α 神经元形成突触，抑制 α 神经元的活动。

（2）中间带和侧角内的神经元　为支配内脏的运动神经元，也属胆碱能神经元，为交感神经节前纤维的起始细胞，其轴突（节前纤维）出前根后进入交感神经节内并与交感神经节细胞形成突触。

（3）后角内的神经元　为多种中间神经元，主要接受后根纤维（感觉神经元的中枢突）的传入神经冲动，其轴突在白质中形成各种上行传导束而达脑干、小脑和丘脑，所以这些神经元也称**束细胞**（fasciculus cell）。

2. 脊髓白质

脊髓白质的主要结构为纵行的神经纤维，多数是有髓神经纤维，其粗细差异很大（图8-3）。

二、大脑皮质

大脑皮质（cerebral cortex）表面有许多的脑回和脑沟，不同区域的大脑皮质厚度不一，主要由数量庞大、大小不一、种类繁多的神经元以及神经纤维构成。

1. 大脑皮质的神经元类型

大脑皮质的神经元都是多极神经元，按细胞的形态主要分为 3 类（图 8-4）。

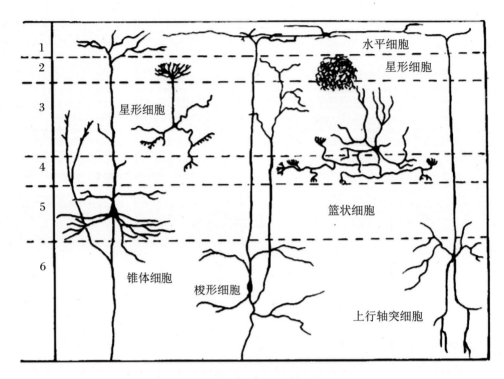

图 8-4　大脑皮质神经元的形态和分布

（1）锥体细胞（pyramidal cell）　数量较多，属高尔基Ⅰ型神经元，可分为大、中、小 3 型。胞体呈锥体形，尖端发出一条较粗的顶树突，伸向皮质表面，沿途发出许多分支。胞体还向四周发出一些水平走向的树突。轴突自胞体底部发出，长短不一，长者离开皮质进入髓质，形成投射纤维或连合纤维。投射纤维下行至脑干或脊髓，连合纤维投射到同侧或对侧的皮质。

（2）颗粒细胞（granular cell）　数量最多，属高尔基Ⅱ型神经元。胞体较小，呈颗粒状，突起多而短，少数轴突较长，走向皮质表面，称为上行轴突细胞。颗粒细胞多为皮质内信息传递的中间神经元，能将信息处理后传递给其他神经元，如锥体细胞和梭形细胞。

（3）梭形细胞（fusiform cell）　数量较少，主要分布在皮质深层。胞体呈梭形，树突自细胞的上、下两端发出。轴突深入髓质，组成投射纤维或连合纤维。

此外，在皮层神经元之间，还有一些水平细胞、星形细胞、篮状细胞、上行轴突细胞等中间神经元，有些是兴奋性的，有些是抑制性的，这些神经元共同在皮层构成极其复杂的局部神经网络，广泛接受来自神经系统其他部位传入的信息，并进行综合、存储或传递给高尔基Ⅰ型神经元。

2. 大脑皮层的分层

大脑皮层的神经元分层排列，不同脑区略有差别，一般可分为 6 层，从表面至深层的结构如下（图 8-4）。

（1）分子层（molecular layer）　神经元小而少，主要是水平细胞和星形细胞，水平细胞的突起与皮质表面平行分布。此层还有许多与皮质表面平行的神经纤维。

（2）外颗粒层（external granular layer）　主要由许多颗粒细胞和少量小锥体细胞组成。颗粒细胞的突起较短，与邻近的锥体细胞形成突触联系，少数较长的轴突上行到皮质表面，与锥体细胞顶树突或水平细胞相联结。小锥体细胞胞体顶端发出一条较粗的顶树突，伸向皮质表面。胞体还向周围发出一些水平走向的树突，称基树突。其轴突自胞体底部发出，与顶树突相对。

（3）外锥体细胞层（external pyramidal layer）　较厚，主要为中、小型锥体细胞。细胞的顶树突伸至分子层，轴突组成联络纤维和连合纤维。

（4）内颗粒层（internal granular layer）　细胞密集，多为颗粒细胞。从丘脑来的特异性传入的纤维，在此层水平分支形成密集的横行纤维丛，称 Baillarger 外线，与此层的神经细胞形成突触。

（5）内锥体细胞层（internal pyramidal layer）　主要由大、中型锥体细胞组成。在此层有一明显的横行纤维丛，由来自多方面的纤维构成，称 Baillarger 内线。此层锥体细胞的顶树突伸至分子层，轴突组成投射纤维。

（6）多形细胞层（polymorphic layer）　以梭形细胞为主，还有少量锥体细胞和上行轴突细胞。梭形细胞树突自胞体上下两端发出，分别上行到皮质表层、下行至皮质深层，轴突起自下端树突主干根部，进入白质组成投射纤维、联络纤维或连合纤维。

3. 大脑皮质神经元的联系

神经元的联系也称神经回路，指神经元通过突触联系形成的各种信息传导通路。

大脑皮质的 I、II、III 和 IV 层主要接受传入的神经冲动。从丘脑来的传入纤维进入第 IV 层，与颗粒细胞形成突触。起于大脑半球同侧或对侧的连合纤维到达第 II 层和第 III 层，与锥体细胞形成突触。大脑皮质的传出纤维分投射纤维和连合纤维两种：投射纤维主要起于第 V 层的锥体细胞和第 VI 层的大梭形细胞，下行至脑干及脊髓；连合纤维起于第 III、V 和 VI 层的锥体细胞和梭形细胞，分布于皮质的同侧及对侧脑区。大脑皮质的第 II、III、IV 层细胞主要与各层细胞相互联系，形成复杂的神经微环路（图 8-5）。

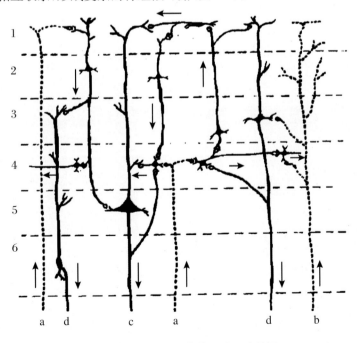

图 8-5　大脑皮质局部神经元回路简图

从功能上看,**垂直柱**(vertical column)是构成大脑皮质活动的基本功能单位,各层细胞及纤维垂直排列成无数柱形结构,与皮质表面垂直。

临床知识与实验进展

进入老年时期,大脑的重量逐渐下降;大脑皮质可出现不同程度的萎缩,皮质各层神经元减少,Ⅱ层和Ⅳ层尤为明显,并以颗粒细胞减少为主;神经元胞质内色素颗粒和脂褐素增多;神经元树突棘减少甚至消失,轴突终末分支减少等等。有科学家提出,老年人的大脑有两类神经元:衰退的神经元和长寿的神经元,而神经元的丢失能够导致长寿细胞补偿性增长。故老年人如果做些力所能及的工作,可能会促进长寿细胞的功能活动,从而利于健康长寿。

三、小脑皮质

小脑表面有许多平行的横沟,将小脑分隔为许多小叶,叶片表面为皮质,深部为髓质。

1. 小脑皮质

小脑皮质(cerebellar cortex)的神经元和分层皮质内的神经元包括星形细胞、篮状细胞、浦肯野细胞(Purkinje cell)、颗粒细胞以及高尔基细胞。小脑皮质从外到内明显地分为3层(图8-6、图8-7)。

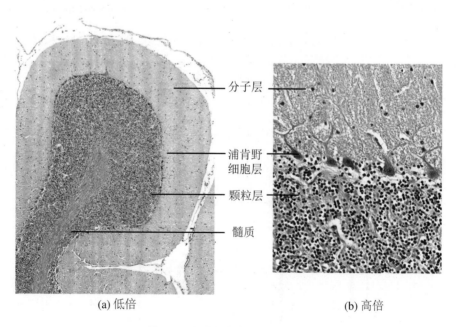

分子层

浦肯野
细胞层

颗粒层

髓质

(a) 低倍　　　　　　　　　　(b) 高倍

图8-6　小脑光镜像　(HE染色)

(1) **分子层**(molecular layer)　较厚,神经元较少,主要有两种:一种是小型多突的星形细胞,胞体分布于浅层,轴突较短,与浦肯野细胞形成突触;另一种是篮状细胞,胞体较大,分

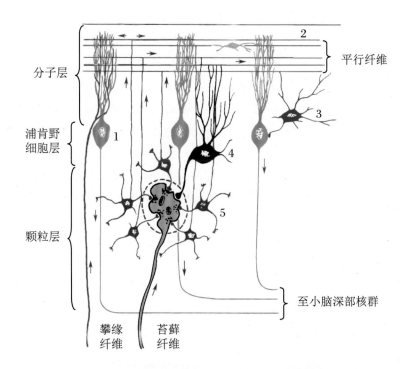

图 8-7 小脑皮质神经元与传入纤维的关系
1.浦肯野细胞 2.星形细胞 3.篮状细胞 4.高尔基细胞
5.颗粒细胞虚线范围代表一个小脑小球

布于深层,其轴突平行于小脑表面走行,末端呈篮状分支包绕浦肯野细胞的胞体并与之形成突触。

（2）浦肯野细胞层（Purkinje cell layer） 由一层浦肯野细胞胞体构成。浦肯野细胞是小脑皮质中最大的神经元,胞体呈梨形,由胞体顶端发出 1～2 条树突,伸向分子层,反复分支,形如扁薄的扇状,铺展在与小脑叶长轴垂直的平面上。轴突由胞体底部发出,经颗粒层进入髓质,终止于小脑深部核群。

（3）颗粒层（granular layer） 由密集的颗粒细胞和高尔基细胞组成。颗粒细胞胞体小,由胞体发出 3～5 个短树突,末端呈爪状,分布在颗粒层内与苔藓纤维形成突触。颗粒细胞的轴突上行入分子层呈"T"形分支,与小脑叶长轴平行,称**平行纤维**（parallel fiber）。平行纤维穿行于浦肯野细胞树突之间,并与树突棘形成突触。高尔基细胞的胞体较大,树突分支较多,伸入分子层与平行纤维形成突触,轴突在颗粒层内丛密分支,与颗粒细胞的树突形成突触。

2. 小脑皮质神经元的联系

在小脑皮质的 5 种神经元中,浦肯野细胞是唯一的传出神经元,它释放 γ-氨基丁酸抑制小脑深部核群的活动。其余 4 种中间神经元,颗粒细胞为兴奋性神经元,其他均是抑制性神经元,它们调节浦肯野细胞的活动。

小脑皮质有 3 种传入神经纤维:

（1）**攀缘纤维**（climbing fiber） 主要是来自延髓的下橄榄核,纤维较细,穿入小脑颗粒层后,分支攀附在浦肯野细胞的树突上与之形成突触,直接引起浦肯野细胞的强烈兴奋。

(2)苔藓纤维(mossy fiber) 起源于脊髓和脑干的核群,纤维较粗,进入小脑皮质后末端分支呈苔藓状;每个分支末端膨大可与多个颗粒细胞的树突、高尔基细胞的轴突或近端树突形成复杂的突触群,形似小球,故称**小脑小球**(cerebellar glomeralus)(图8-7);通过颗粒细胞的平行纤维,一条苔藓纤维不但可以引起多个浦肯野细胞的兴奋,也可以兴奋抑制性中间神经元(高尔基细胞、篮状细胞和星形细胞)。因为篮状细胞和星形细胞与浦肯野细胞之间有突触联系,它们兴奋后又可以反过来抑制浦肯野细胞。这样,由颗粒细胞平行纤维可直接兴奋局部的浦肯野细胞,但是通过兴奋抑制性神经元,可间接抑制其周边的浦肯野细胞。

(3)单胺能纤维(monoaminergic fiber) 来自脑干的蓝斑核和中缝核,纤维分布于小脑皮质各层,对浦肯野细胞起抑制作用。

四、脑脊膜

脑脊膜是包裹在脑和脊髓外面的结缔组织膜,由外向内分**硬膜**(dura mater)、**蛛网膜**(arachnoid)和**软膜**(pia mater)3层(图8-8)。

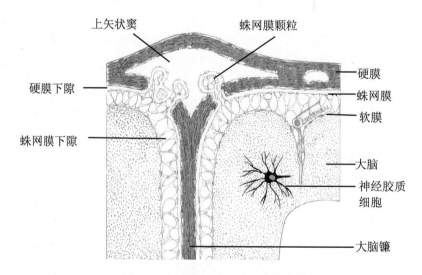

图8-8 大脑冠状切面示脑膜模式图

1. 硬膜

硬膜是由致密结缔组织组成,厚而坚韧,其内表面覆盖一层间皮。硬脑膜和硬脊膜在枕骨大孔处相延续。硬脊膜与椎骨之间为硬膜外腔(epidural space),临床上硬膜外麻醉时将局麻药注射到此处。

2. 蛛网膜

蛛网膜是由薄层疏松结缔组织构成的,它与硬膜之间的狭窄间隙称**硬膜下隙**(subdural space),内含少量无色透明液体。蛛网膜与软膜之间,有**蛛网膜下隙**(subarachnoid space),其中有由胶原纤维构成的小梁,腔内充满脑脊液。蛛网膜的内、外面以及小梁表面,均覆盖间皮,在颅部的蛛网膜上有许多绒毛状突起伸入静脉窦内,称**蛛网膜粒**(arachnoid granule），表面被覆有间皮样细胞，细胞的通透性强，有利于脑脊液回流到静脉血中。

3. 软膜

软膜为紧贴在脑和脊髓表面的薄层结缔组织，富含血管，可供应脑和脊髓的营养。

五、脑屏障

中枢神经系统的内环境保持相对稳定，才能够保证神经元的正常活动，而这依赖于血液、脑脊液和脑组织之间物质交换的调节。目前已知的 3 个屏障虽然位置和微细结构不同，但功能相互关联。

1. 血-脑屏障

血-脑屏障（blood-brain barrier，BBB）由脑毛细血管的内皮、基膜和神经胶质细胞的突起形成的胶质膜构成（图 8-9）。内皮细胞之间的紧密连接是血-脑屏障的主要结构基础。血-脑屏障具有高度选择性和通透性，防止血液中毒素和其他有害物质进入脑内，大部分营养物质和代谢产物可以顺利通过。在病理状态下，如脑炎、脑肿瘤，该屏障通透性会增加，丧失屏蔽作用，导致脑内环境紊乱。

2. 血-脑脊液屏障

血-脑脊液屏障主要由脉络丛上皮（室管膜细胞）和脉络丛毛细血管内皮共同构成。该屏障能选择性阻止血液中某些物质进入脑脊液而保持脑脊液成分的相对稳定。

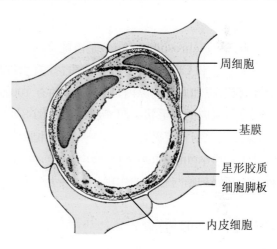

周细胞

基膜

星形胶质
细胞脚板

内皮细胞

图 8-9　血脑屏障模式图

3. 脑脊液-脑屏障

脑脊液-脑屏障主要由脑表面的软脑膜、胶质膜和脑室的室管膜构成。室管膜细胞一般没有紧密连接，但其通透性、分泌功能和物质转运活动有一定的选择性。有些不易通过血-脑屏障的药物可以进入脑脊液，经该屏障入脑。

六、脉络丛和脑脊液

1. 脉络丛

脉络丛（choroid plexus）是由富含血管的软膜与室管膜共同突向脑室的皱襞状结构（图 8-10）。室管膜由一层立方形或矮柱状室管膜细胞组成，又称脉络丛上皮，具有分泌功能。

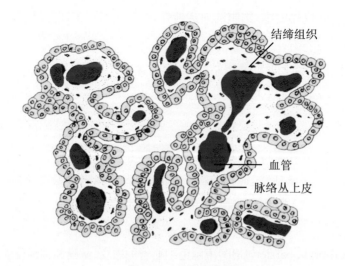

图 8-10　脉络丛仿真图

2. 脑脊液

　　脑脊液（cerebrospinal fluid）是由脉络丛上皮细胞分泌的无色透明的液体，含有较高浓度的 Na^+、K^+ 和 Cl^-，以及少量蛋白质，并有少许脱落细胞和淋巴细胞。在脑室、脊髓中央管、蛛网膜下隙和血管周隙内，成年男性约有 100 mL 脑脊液。脑脊液通过蛛网膜粒（蛛网膜突入颅静脉窦内的绒毛状突起）吸收入血（图 8-8）。脉络丛上皮不断分泌脑脊液，又不断回流入血液，形成脑脊液循环。脉络丛上皮和脉络丛毛细血管内皮共同构成血-脑脊液屏障（blood-cerebrospinal fluid barrier，BCB），使脑脊液保持稳定的成分而不同于血液。脑脊液有营养和保护脑与脊髓的作用。

临床知识与实验进展

　　肌萎缩侧索硬化症（amyotrophic lateral sclerosis，ALS）又被称为渐冻症，是一种运动神经元病。在镜下可见脊髓前角运动神经元、脑干运动神经核及大脑皮质运动区锥体细胞变性、数目减少。患者表现为肌肉萎缩无力，从手部逐渐累及所有肢体，逐渐丧失自理能力，直至不能进食和说话。如累及呼吸肌，就会窒息死亡。但在整个疾病过程中，患者始终意识清醒，智力如常。伟大的科学家斯蒂芬·威廉·霍金就患有该疾病。

（钟树志　陈晓宇）

第九章
眼 和 耳

　　黄斑变性、视网膜色素变性等视网膜病变是致盲的重要原因,目前尚无有效的治疗方法。据统计,我国目前有1 700万盲症患者,占世界盲症患者的18%。人工视觉装置可替代病变组织向视觉皮层传输信号,是最佳的复明治疗方案。国际上已有的人工视觉装置商用产品仅能提供较粗糙的视觉,既"看不清"也"看不广",尚未实现真正意义上的"脱盲"。浙江大学科研团队通过发展新一代视觉脑机接口和超高磁场功能磁共振脑成像技术,将原有的功能磁共振脑成像的空间分辨率由毫米级提升到微米级,实现了对视觉皮层功能结构的精准定位和精确调控,完成了具有丰富层次的视觉重建。该研究处于世界领先水平,在未来有望治愈盲症。在科研上,通过不懈努力和锐意进取,我们同样可以取得令人瞩目的成绩,造福人类。

第一节 眼

眼是视觉器官，由眼球以及眼睑、眼外肌和泪器等附属器组成。

眼球由眼球壁及其内容物构成（图9-1）。眼球内容物和眼附属器的结构参见解剖学相关内容，本章只阐述眼球壁的组织结构及主要功能。

眼球壁从外至内可分为纤维膜、血管膜和视网膜3层（图9-1）。

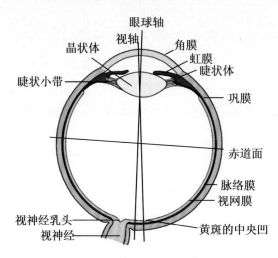

图 9-1　眼球水平切面模式图

一、纤维膜

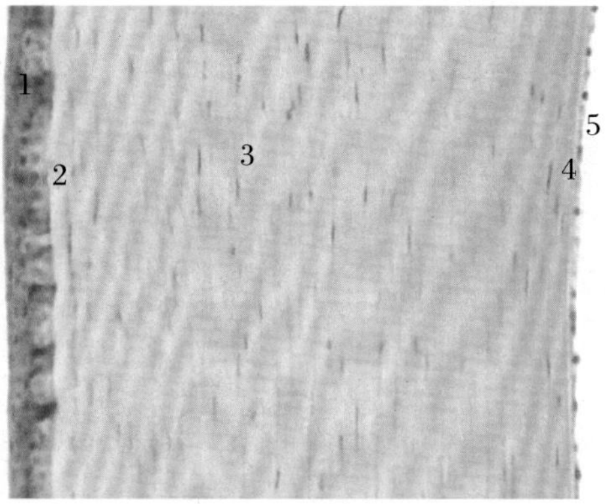

纤维膜的前1/6为角膜，后5/6为巩膜。

1. 角膜

角膜（cornea）呈透明的圆盘状，中央较薄，周缘较厚。从前至后共分5层（图9-2）。

（1）角膜上皮　为未角化的复层扁平上皮，有5～6层细胞，其更新依赖于基底层细胞的增殖。细胞间有丰富的游离神经末梢，因此，角膜感觉敏锐。

（2）前界层　为无细胞的均质膜，由胶原原纤维和基质组成。

（3）角膜基质　由许多与表面平行排列的胶原板层组成，每一板层胶原原纤维平行

图 9-2　角膜光镜像

1.角膜上皮　2.前界层　3.角膜基质
4.后界层　5.角膜内皮

排列,相邻板层的胶原原纤维互相垂直,板层之间的狭窄间隙中有扁平多突起的成纤维细胞。

(4) 后界层 亦为一透明的均质膜,较前界层薄,由胶原原纤维和基质组成,由角膜内皮分泌形成。

(5) 角膜内皮 为单层扁平上皮。角膜内不含血管,其营养由房水和角膜缘的血管供应。

2. 巩膜

巩膜(sclera)呈瓷白色,质地坚硬,是眼球壁的重要保护层。主要是由大量粗大的胶原纤维交织而成的致密结缔组织,巩膜与角膜交界的移行处,称**角膜缘**(corneal limbus),其内侧部有巩膜静脉窦和小梁网。房水经小梁网汇入巩膜静脉窦。在巩膜静脉窦内侧,巩膜略向前内侧凸起,形成**巩膜距**(scleral spur),是小梁网和睫状肌的附着部位。

二、血管膜

血管膜为富含血管和色素细胞的结缔组织,由前向后依次如下:

1. 虹膜

虹膜(iris)是位于晶状体与角膜之间的环状薄膜,中央为瞳孔。由前向后依次为:

(1) 前缘层 为一层不连续的成纤维细胞和色素细胞。

(2) 虹膜基质 较厚,为富含血管和色素细胞的疏松结缔组织,在靠近瞳孔的虹膜基质中有一束环绕瞳孔的平滑肌,称**瞳孔括约肌**(sphincter pupillae muscle),收缩使瞳孔缩小。

(3) 虹膜上皮 分前后两层,前层为肌上皮细胞,以瞳孔为中心呈放射状分布,称**瞳孔开大肌**(dilator pupillae muscle),收缩时使瞳孔开大;后层为较大的立方形色素细胞。

2. 睫状体

睫状体(ciliary body)位于虹膜与脉络膜之间,前段增厚并向内伸出放射状的睫状突,后段渐平坦。由睫状肌、基质与上皮组成。其中睫状体上皮包含两层细胞:深层为立方形的色素细胞,内有粗大的色素颗粒;表层为立方形或矮柱状的非色素细胞,可分泌房水。

睫状突与晶状体之间通过纤维状的睫状小带相连。睫状肌收缩时,睫状小带松弛;反之,则紧张,借此调节晶状体的位置和曲度。

3. 脉络膜

脉络膜(choroid)为血管膜的后 2/3 部分,填充在巩膜与视网膜之间,是富含血管和色素细胞的疏松结缔组织。

三、视网膜

视网膜(retina)包括盲部和视部,盲部衬于虹膜和睫状体内表面,即虹膜和睫状体上皮,无感光细胞。衬于脉络膜内面者,有感光作用,为视网膜视部。两者移行于锯齿缘。通常所说的视网膜即指视部。视网膜为特化的神经组织。由外向内依次为:

1. 色素上皮层

色素上皮层是视网膜的最外层,由富含色素的单层立方上皮细胞组成(图 9-3)。细胞间因有连接复合体而连接紧密。细胞顶部有较多突起伸入视细胞之间,但两者并无牢固的连接结构。胞质内含大量粗大的圆形或卵圆形黑素颗粒和吞噬体,黑素颗粒可防止强光对视细胞的损害,吞噬体内常见被吞入的视细胞膜盘,参与视细胞外节的更新。色素上皮细胞还能储存维生素 A,参与视紫红质的合成。

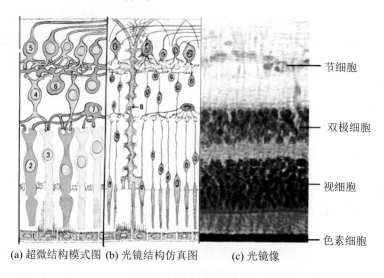

(a) 超微结构模式图 (b) 光镜结构仿真图 (c) 光镜像

节细胞

双极细胞

视细胞

色素细胞

图 9-3 视网膜结构图

1.色素上皮细胞 2.视锥细胞 3.视杆细胞 4.双极细胞 5.节细胞
6. 无长突细胞 7. 水平细胞 8. 放射状胶质细胞

2. 视细胞层

视细胞层是一层感觉神经元,称**视细胞**(visual cell)或**感光细胞**(photoreceptor cell)。细胞向内、外两侧分别伸出内突(轴突)和外突(树突)。外突中段有一缩窄而将其分为内节与外节,内节是合成蛋白质的部位;外节为感光部位,含有许多平行排列的膜盘,由外节基部一侧的胞膜内陷形成(图 9-4)。外节顶部衰老的膜盘不断脱落,并被色素上皮细胞吞噬。视细胞分为视杆细胞和视锥细胞,前者的外突呈杆状(视杆),后者的外突呈锥状(视锥)(图9-3、图9-4)。

(1) 视杆细胞(rod cell) 膜盘上的感光物质为视紫红质,维生素 A 是其合成的原料之一。视杆细胞感受弱光。因此,当人体维生素 A 不足时,视紫红质缺乏,导致弱光视力减退,即为夜盲症。

(2) 视锥细胞(cone cell) 膜盘上嵌有能感受强光和颜色的视色素。人和绝大多数哺乳动物有 3 种视锥细胞,分别含有红敏色素、蓝敏色素和绿敏色素。如缺少感红光(或绿光)的视锥细胞,则不能分辨红(或绿)色,称为红(或绿)色盲。

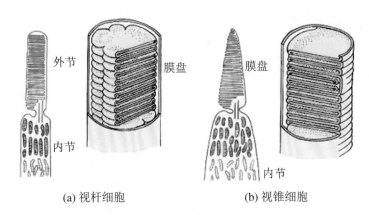

(a) 视杆细胞   (b) 视锥细胞

图 9-4　视杆与视维细胞超微结构模式图

3. 双极细胞层

双极细胞层由连接视细胞和节细胞的纵向联络神经元构成,其外侧的树突与视细胞内突形成突触,内侧的轴突与节细胞的树突形成突触(图 9-3)。

4. 节细胞层

节细胞(ganglion cell)是有较长突起的多极神经元,其胞体较大,轴突在眼球后极汇集,形成视神经穿出眼球。

视网膜中有一种特有的放射状胶质细胞,又称 Müller 细胞。该细胞细长,胞核位于双极细胞层,胞体向内、外两侧延伸,沿途向周围发出许多放射状突起,相互连接成网架,填充在各神经元之间。Müller 细胞与其他神经胶质细胞的功能类似。

视网膜后极中央部位有一浅黄色区域,称**黄斑**(macula lutea),其中央有一小凹,称中央凹(central fovea)(图 9-5)。该处双极细胞和节细胞均向外倾斜,光线可直接照射到视锥细胞,因而是视网膜最薄也是视觉最敏感的部位。

视神经穿出眼球的部位,称**视神经乳头**(papilla of optic nerve)(图 9-6),位于黄斑的鼻侧,视网膜中央动脉、静脉由此进出眼球。此处无感光细胞,为生理盲点。

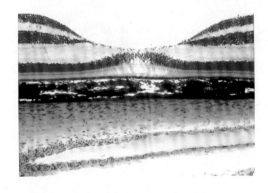

图 9-5　黄斑中央凹光镜

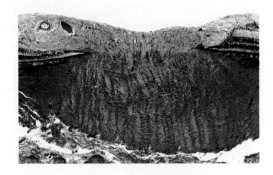

图 9-6　视神经乳头光镜

临床知识与实验进展

在视神经乳头处,视网膜的血管以此为中心向周围呈放射状分布,且位置较表浅,用眼底镜能够观察到视网膜表面的血管形态与分布。检查视网膜(眼底)对诊断和评估一些影响血管的疾病,如高血压、动脉硬化、糖尿病等有重要的临床意义。

视网膜的色素上皮与视细胞层之间无牢固的连接结构,易发生分离,称为视网膜脱离。视网膜脱离可继发于眼局部的严重炎症、眼部或全身循环障碍、脉络膜或眶部肿瘤等,也与近视、外伤、无晶状体、遗传等因素有关。其临床表现为脱离对侧视野中自觉出现云雾状阴影、视力急剧下降、眼压降低,重者患侧眼视力可完全丧失。

第二节　耳

耳由外耳、中耳和内耳组成,前两者传导声波,后者感受位觉和听觉。内耳为套叠的两组管道,因其走向弯曲,结构复杂,故称迷路。外部的为骨迷路,套在骨迷路内的为膜迷路(图9-7)。

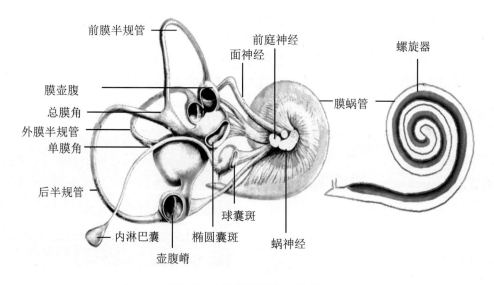

图9-7　内耳膜迷路结构模式图

一、骨迷路

骨迷路从后至前分为半规管、前庭和耳蜗。半规管有3个，相互间呈垂直关系。每个半规管与前庭相连处各形成一个膨大的壶腹。耳蜗外形如蜗牛壳，人的骨蜗管围绕蜗轴盘旋两周半。

二、膜迷路

膜迷路悬系于骨迷路内，形态与骨迷路相似，相对应分为膜半规管、膜前庭（椭圆囊和球囊）和膜蜗管，管腔相互连通（图9-7），充满内淋巴。膜迷路与骨迷路之间的间隙充满外淋巴，内、外淋巴互不相通。膜迷路的黏膜一般由单层扁平上皮与固有层的结缔组织构成，但壶腹、椭圆囊、球囊和膜蜗管某些部位的黏膜增厚呈嵴状或斑块状突起，分别称**壶腹嵴**（crista ampullaris）、**椭圆囊斑**（macula utriculi）、**球囊斑**（macula sacculi）和**螺旋器**（spiral organ），它们为位觉和听觉的感受器。

1. 壶腹嵴

壶腹嵴为单层高柱状上皮，由支持细胞和毛细胞构成（图9-8）。

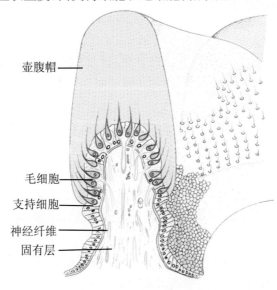

壶腹帽

毛细胞
支持细胞

神经纤维
固有层

图9-8 壶腹嵴结构模式图

（1）支持细胞 呈高柱状，游离面有微绒毛，胞质顶部有分泌颗粒。

（2）毛细胞（hair cell） 呈烧瓶状，位于嵴顶部的支持细胞之间，游离面有许多静纤毛，静纤毛一侧有一根较长的动纤毛，纤毛伸入圆锥形的壶腹帽内。壶腹帽由支持细胞分泌形成，主要为糖蛋白。

壶腹嵴能感受头部或身体的旋转变速运动。前庭神经中的传入纤维末梢分布于毛细胞的基部，当头部或身体旋转开始和结束时，都会引起半规管内淋巴的流动，使壶腹帽倾斜，刺激毛细胞兴奋,兴奋通过前庭神经传入中枢。

　　2. 椭圆囊斑和球囊斑

　　两者合称位觉斑,其形态较壶腹嵴平坦,上皮的结构与壶腹嵴相似,但毛细胞的纤毛较短,斑顶覆盖的胶质膜称位砂膜,膜表面的位砂为碳酸钙结晶(图9-9)。

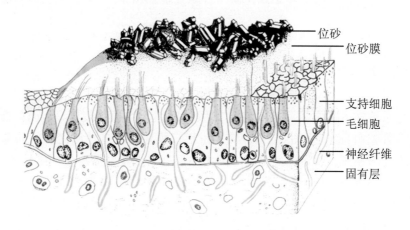

位砂
位砂膜
支持细胞
毛细胞
神经纤维
固有层

图9-9　椭圆囊斑和球囊斑结构模式图

　　位觉斑感受身体直线变速运动的状态和静止时的位置。当位砂膜与毛细胞发生相对位移时,会使纤毛弯曲,毛细胞兴奋。

　　3. 膜蜗管及螺旋器

　　(1) 膜蜗管　为嵌套于骨蜗管内的膜性管道,将骨蜗管分隔为上方的前庭阶和下方的鼓室阶。两者在蜗顶处经蜗孔相通。膜蜗管在横切面上呈三角形,由上壁、外壁和下侧壁构成(图9-10)。

　　上壁为菲薄的前庭膜。外侧壁黏膜表面的上皮称**血管纹**(stria vascularis),上皮深部增厚的骨膜称**螺旋韧带**(spiral ligament)。下壁由**骨螺旋板**(osseous spiral lamina)和基底膜构成。骨螺旋板是蜗轴的骨组织向外侧延伸出的螺旋形薄板。基底膜为薄层结缔组织膜,内侧与骨螺旋板相连,外侧与螺旋韧带相连。骨螺旋板起始处的骨膜增厚,突入膜蜗管形成螺旋缘,螺旋缘向膜蜗管中伸出一末端游离的薄板状**胶质性盖膜**(tectorial membrane)。基底膜的上皮增厚形成螺旋器。

　　(2) 螺旋器　也称**Corti器**(organ of Corti),是听觉感受器,为膜蜗管基底膜上呈螺旋状走行的膨隆结构,由支持细胞和毛细胞组成(图9-10)。

　　① **支持细胞**　主要有柱细胞和指细胞。柱细胞排列为内、外两列,分别称内柱细胞和外柱细胞。细胞的基部较宽,中部细长,彼此分离围成一个三角形的内隧道,细胞顶部彼此连接。指细胞也分内指细胞和外指细胞,内指细胞有一列,外指细胞有3~5列,分别位于内柱细胞、外柱细胞的内侧和外侧。指细胞呈杯状,顶部凹陷内托着一个毛细胞。

　　② **毛细胞**　分内毛细胞、外毛细胞,分别坐落在内指细胞、外指细胞的胞体上。内毛细胞排成一列,外毛细胞排成3~4列。毛细胞顶部有许多静纤毛,插入顶端的胶质性盖膜中,其底部与来自耳蜗神经节的双极神经元的树突末端形成突触。

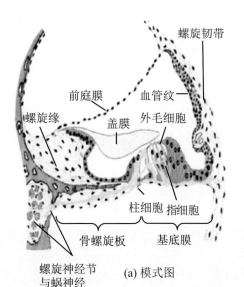
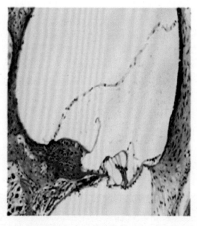

螺旋韧带

前庭膜
血管纹

螺旋缘
盖膜
外毛细胞

柱细胞 指细胞

骨螺旋板 基底膜

螺旋神经节
与蜗神经

(a) 模式图

(b) 光镜像

图 9-10 螺旋器

临床知识与实验进展

声波由外耳道传入,使鼓膜振动,经听骨链传至前庭窗,引起前庭阶外淋巴振动,再经前庭膜使膜蜗管的内淋巴振动,导致基底膜振动。前庭阶外淋巴的振动也经蜗孔传至鼓室阶,引起基底膜和螺旋器共振,使得毛细胞的静纤毛因与盖膜之间产生相对位移而弯曲,毛细胞兴奋,释放神经递质,信息经基底膜的耳蜗神经纤维传至中枢,产生听觉。

耳聋按病变部位分为传音性耳聋、感音神经性耳聋和混合型耳聋 3 类。传音性耳聋是由外耳与中耳发生病变,影响声波传导所致。感音神经性耳聋是由螺旋器的毛细胞、听神经或各级听觉中枢发生病变,对声音感受与神经冲动传导等发生障碍引起。混合性聋则以上两者兼而有之。

(钟树志 刘慧雯)

第十章
循 环 系 统

阅读与思考

　　心脏中没有干细胞,这是心肌坏死后无法修复的原因。2001 年,哈佛医学院 Piero Anversa 教授科研团队宣称,从骨髓里提取的 C-Kit 细胞在注射至心脏后可再生心肌。2014 年,霍华德休斯研究院的 Jeffery Molkentin 教授认为 Piero 教授的实验结果无法重复,并且多个独立研究团队的实验也否定了 Piero 教授的研究结论。随后,哈佛医学院发起调查,进一步证实,成年哺乳动物的心脏内没有内源性再生型心肌干细胞,机体遭受损伤后,非心肌细胞均不能产生正常的心肌细胞,Piero 教授的心肌再生研究成果涉嫌学术造假,并撤稿了其在心肌干细胞研究方面的全部论文。Piero 教授在心肌干细胞方面的学术不端行为,不但导致了数亿美元的直接经济损失,而且在国际上,对这一领域的学术研究也造成了极大混乱。实事求是、科研诚信是一个科研工作者应该恪守的基本学术道德规范。

循环系统（circulatory system）是连续而封闭的管道系统，包括心血管系统和淋巴管系统。心血管系统由心脏、动脉、毛细血管和静脉组成，血液在心血管系统中定向地循环流动，不断实现物质运输和交换。淋巴管系统由毛细淋巴管、淋巴管和淋巴导管组成，是一个辅助的循环管道，主要功能是回收部分组织液形成淋巴，并将其导入静脉。循环系统中的一些细胞还具有内分泌功能。

循环系统的器官除毛细血管和毛细淋巴管外，管壁结构一般分为3层。部分器官管壁内还分布有营养血管和神经（图10-1）。

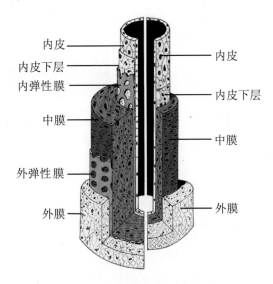

内皮
内皮下层
内弹性膜
中膜
外弹性膜
外膜

内皮
内皮下层
中膜
外膜

图 10-1　血管壁结构模式图

第一节　毛细血管

毛细血管连接于动脉与静脉之间。管径小，多为 7～9 μm，多形成分支并互相吻合成网。人体毛细血管分布最为广泛，总面积巨大，据估计，一个正常成人的毛细血管总长度可达 $(6\sim10)\times10^4$ km，面积超过 6 000 m^2。毛细血管是血液与周围组织进行物质交换的主要部位。不同组织器官内毛细血管网的疏密程度差别很大，代谢旺盛的组织和器官，如骨骼肌、心肌、肺和肾等，毛细血管网很密集；代谢较低的组织和器官，如骨、肌腱和韧带等，毛细血管网则较稀疏。

一、毛细血管的结构

毛细血管管壁薄，主要由内皮细胞和基膜组成，两者之间常有散在的周细胞（图10-2）。依据管径粗细不同，管壁由 1～4 个内皮细胞围成。基膜薄，只有基板。**周细胞**（pericyte）呈扁平状,有突起(图10-3),内含肌动蛋白丝和肌球蛋白等,有收缩功能。周细胞还有分化潜能,毛细血管受损时,可增殖分化为内皮细胞和成纤维细胞,参与创伤修复过程中的组织再生。

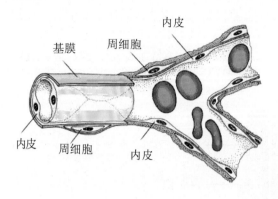

图 10-2　毛细血管立体模式图

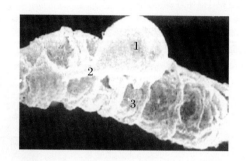

图 10-3　毛细血管周细胞扫描电镜图
1.周细胞胞体　2.周细胞突起　3.毛细血管

二、毛细血管的分类

在电镜下,根据内皮细胞的结构特征,将其分为3类。

1. 连续毛细血管

连续毛细血管(continuous capillary)内皮细胞相互连续,细胞间由紧密连接封闭,基膜完整(图10-4)。内皮胞质中含有许多吞饮小泡,是血管内外物质运输的一种方式。连续毛细血管最常见于结缔组织、肌组织、肺和中枢神经系统等处,参与构成屏障。

2. 有孔毛细血管

有孔毛细血管(fenestrated capillary)内皮不含核的部分胞质极薄,有许多贯穿内皮的窗孔,孔径 60～80 nm,多有厚度仅 4～6 nm 的隔膜封闭,细胞间有紧密连接,基膜完整(图10-4)。内皮窗孔有利于毛细血管内外中、小分子物质的交换。有孔毛细血管主要分布于胃肠黏膜、某些内分泌腺和肾血管球等处。

3. 血窦

血窦(sinusoid)又称**窦状毛细血管**(sinusoid capillary),管腔较大(直径可达 30～40 μm),形状不规则。内皮不连续,相邻细胞间常有较大的间隙,也有许多贯穿内皮的窗孔,但往往无隔膜封闭,基膜不完整或缺如(图10-4)。这些结构主要有利于大分子物质,甚至血细胞出入血管。主要分布在肝、脾、骨髓和一些内分泌腺中。

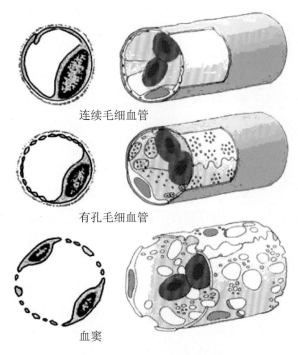

连续毛细血管

有孔毛细血管

血窦

图 10-4 毛细血管分类模式图

第二节 动 脉

动脉是将心脏泵出的血液输送到毛细血管的管道,分为大动脉、中动脉、小动脉和微动脉,管壁由内至外依次分为内膜、中膜、外膜 3 层(图 10-1),随着管腔的逐渐缩小,管壁的组织成分和厚度会发生变化,以中膜最明显。

一、大动脉

大动脉包括主动脉、肺动脉、无名动脉、颈总动脉、锁骨下动脉和髂总动脉等,管壁很厚,有大量的弹性膜和弹性纤维,平滑肌纤维较少,故又称**弹性动脉**(elastic artery)(图 10-5)。弹性动脉实际上起到一个辅助泵的作用,使心脏节律性搏动间断性泵出的血液在血管中保持连续流动状态。

1. 内膜

内膜(tunica intima)位于腔面,为管壁的最内层,较薄,由内皮和内皮下层组成。

(1) 内皮(endothelium) 为单层扁平上皮,游离面光滑,可减少血流阻力。在电镜下,胞质中有长杆状的 **W-P 小体**(Weibel-Palade body),由单位膜包裹,是内皮细胞特有的细胞

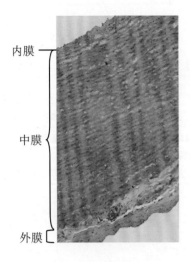

内膜

中膜

外膜

图 10-5　大动脉光镜(低倍)
(HE 染色)

器。W-P 小体内含许多直径约 15 nm 的平行细管,能合成和储存 von Willebrand 因子(vWF)。vWF 可同时与胶原纤维和血小板结合,参与凝血。

(2) 内皮下层(subendothelial layer)　为薄层结缔组织,内含少量胶原纤维、弹性纤维及纵形平滑肌。

2. 中膜

中膜(tunica media)最厚,成人厚约 500 μm,主要由 40～70 层弹性膜构成,各层弹性膜之间由弹性纤维相连。在血管横切面上,由于血管收缩,弹性膜呈波浪状(图 10-5)。弹性膜之间还有少量环形平滑肌和胶原纤维。血管的平滑肌可合成和分泌胶原纤维、弹性纤维和基质。

3. 外膜

外膜(tunica adventitia)较薄,由结缔组织构成,分布有小的营养血管和神经束,供应动脉管壁外侧部分的营养。

临床知识与实验进展

在病理状态下,动脉中膜的平滑肌可移入内膜增生,并产生结缔组织,使内膜增厚,这是动脉硬化发生的重要病理过程。动脉硬化是随着人年龄增长而出现的血管疾病,可使动脉管壁增厚、变硬,失去弹性,管腔狭小。致病因素包括高脂血症、高血压、吸烟和遗传因素等。

二、中动脉

除大动脉外,凡在解剖学中有命名的动脉多属中动脉。中动脉中膜的平滑肌纤维相当丰富,故又名**肌性动脉**(muscular artery)(图 10-6)。中膜平滑肌纤维的收缩和舒张可调节管径的大小,从而分配身体各部和各器官的血流量。在所有血管中,中动脉管壁的 3 层结构分界最为明显。

1. 内膜

内膜由内皮和内皮下层组成,内皮下层薄或缺如。内皮下层与中膜之间有 1～2 层**内弹性膜**(internal elastic membrane),内弹性膜由弹性蛋白组成,膜上有许多小孔,切片上因血管收缩而呈波纹状,可视为内膜与中膜的分界。

2. 中膜

中膜较厚,由 10～40 层环形排列的平滑肌组成,肌纤维间有少量弹性纤维和胶原纤维,均由平滑肌产生。

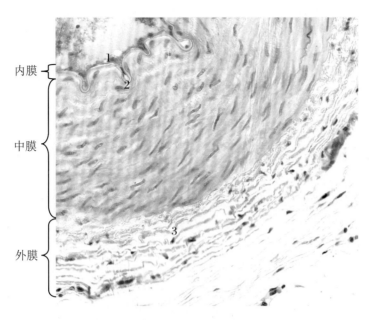

图 10-6 中动脉光镜(高倍)(HE 染色)
1.内皮 2.内弹性膜 3.外弹性膜

3. 外膜

外膜厚度与中膜相近,由疏松结缔组织构成,含营养性小血管和较多的神经纤维。在外膜与中膜的交界处有较明显的**外弹性膜**(external elastic membrane),常不连续,结构类似内弹性膜,可视为外膜与中膜的分界。

三、小动脉

小动脉(small artery)管径为 0.3~1.0 mm,结构类似中动脉,但各层均变薄,仅较大的小动脉内膜可见明显的内弹性膜。中膜有 3~9 层环形平滑肌纤维,故也属肌性动脉。外膜厚度与中膜相近,一般无外弹性膜(图 10-7)。

四、微动脉

管径在 0.3 mm 以下的动脉,称**微动脉**(arteriole)。微动脉各层均薄,无内外弹性膜,中膜仅含 1~2 层平滑肌纤维(图 10-7)。

小动脉和微动脉又称外周阻力血管,其平滑肌纤维的收缩和舒张,能显著调节局部组织的血流量和血压。血管外周阻力的改变对人体血压中的收缩压和舒张压都有影响,但对舒张压的影响更为明显,舒张压的高低可反映外周阻力的大小。

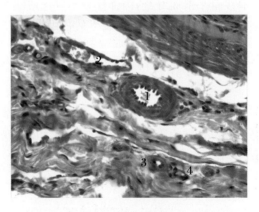

图 10-7 小动脉与小静脉光镜(高倍)
1.小动脉 2.小静脉 3.微动脉 4.微静脉

第三节 静　脉

静脉收集毛细血管的血液并运回心脏,由细至粗逐级汇合,管壁也逐渐增厚。根据管径大小分为微静脉、小静脉、中静脉和大静脉。静脉常与动脉相伴行,与动脉相比,静脉的管径较粗,管腔较大,管壁较薄,弹性较小,故切片标本中的静脉管壁常呈塌陷状,管腔变扁或呈不规则形。静脉管壁大致也可分为内膜、中膜和外膜3层,之间的界限不如动脉明显。

一、微静脉

微静脉(venule)管腔不规则,管径为50~200 μm。中膜平滑肌纤维散在分布,外膜薄(图10-7)。微静脉的起始端称**毛细血管后微静脉**(postcapillary venule),管径较毛细血管略粗(10~50 μm),管壁结构类似毛细血管,内皮细胞间隙较大,故通透性较大,有利于物质交换。淋巴组织和淋巴器官内的毛细血管后微静脉还具有特殊的结构和功能。

二、小静脉

小静脉管径一般在200~1 000 μm,内、外膜均很薄,中膜有一至数层较完整的平滑肌纤维,外膜逐渐变厚(图10-7)。

三、中静脉

除大静脉外,凡有解剖学命名的静脉都属中静脉,管径为1~9 mm。内膜薄,内皮下层含有少量平滑肌纤维,内弹性膜不发达或缺如。中膜较相伴行的动脉薄许多,含数层排列疏松的环形平滑肌纤维。外膜一般比中膜厚,无外弹性膜,可见纵行平滑肌纤维束。

四、大静脉

大静脉管径大于10 mm,包括肺静脉、奇静脉、颈外静脉、无名静脉、腔静脉、髂静脉、门静脉等。管壁内膜较薄,无内弹性膜。中膜很不发达,为数层疏松的环形平滑肌。外膜则很厚,结缔组织内可见大量纵行平滑肌纤维束(图10-8)。

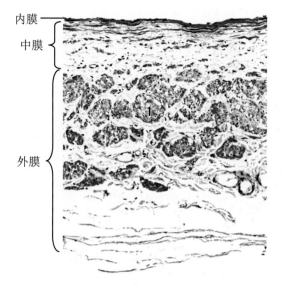

图 10-8 大静脉光镜（高倍）
1.纵形平滑肌

五、静脉瓣

管径 2 mm 以上的静脉常有静脉瓣，为成对的半月形薄片，由内膜凸入管腔而成，根部与内膜相连。瓣膜表面覆以内皮，中间为含弹性纤维的结缔组织。静脉瓣的游离缘朝向血流方向，可防止血液逆流。

第四节 微 循 环

微循环（microcirculation）是指微动脉到微静脉之间的血液循环，是血液循环的基本功能单位。通过微循环，可以按组织的需要调节局部血流量，以适应组织器官的代谢水平，满足物质交换的需要。微循环一般都由以下几部分组成（图 10-9）。

一、微动脉

管壁平滑肌纤维可受体内神经体液因素的调节而产生舒缩活动，控制微循环血流量，因此称其为微循环的"总闸门"。

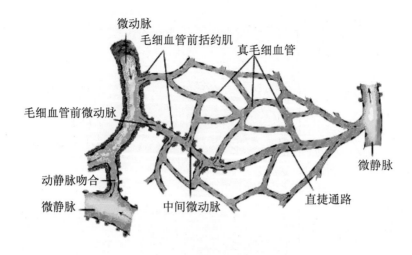

图 10-9　微循环血管模式图

二、毛细血管前微动脉和中间微动脉

微动脉的分支称**毛细血管前微动脉**（precapillary arteriole），后者继而分支为**中间微动脉**（metaarteriole），其管壁平滑肌纤维稀疏分散，平滑肌纤维收缩调节毛细血管的血流量。

三、真毛细血管

真毛细血管是指中间微动脉分支形成相互吻合的毛细血管网，即通常所说的毛细血管。真毛细血管行程迂回曲折，血流甚慢，是物质交换的主要部位。在真毛细血管的起点，有少许环形平滑肌纤维组成的毛细血管前括约肌（precapillary sphincter），是调节微循环的"分闸门"。

四、直捷通路

直捷通路（thoroughfare channel）是中间微动脉的延伸部分，结构与毛细血管相同，管径略粗。一般情况下，微循环的血流大部分由微动脉经中间微动脉和直捷通路快速进入微静脉，只有小部分血液流经真毛细血管。当组织功能活跃时，毛细血管前括约肌开放，大部分血液流经真毛细血管网，进行充分的物质交换。

五、动静脉吻合

动静脉吻合（arteriovenous anastomosis）是指由微动脉发出的侧支直接与微静脉相通的血管，管壁较厚，有发达的纵行平滑肌纤维和丰富的血管运动神经末梢。动静脉吻合一般为关闭状态，血液由微动脉流入毛细血管。在应急情况下，动静脉吻合开放，微动脉血液经此直接流入微静脉，从而缩短循环途径，加快血液向心脏的回流速度。

六、微静脉

上文已详述。

第五节 心 脏

心脏是中空的肌性器官,其节律性的收缩和舒张是驱动血液循环流动的动力。心壁很厚,主要由心肌构成,心壁内的某些细胞还具有内分泌功能。

一、心壁的结构

心壁的分层类似血管壁,可分为心内膜、心肌膜和心外膜3层(图10-10)。

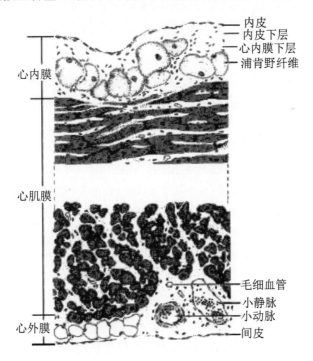

内皮
内皮下层
心内膜下层
浦肯野纤维

心内膜
心肌膜

毛细血管
小静脉
小动脉
间皮

心外膜

图 10-10 心壁结构模式图

1. 心内膜

心内膜(endocardium)分为内皮和内皮下层。内皮与大血管的内皮相连续。内皮下层除结缔组织外,还含少许平滑肌纤维,可分为内层和外层:内层是薄层细密结缔组织,含少量平滑肌纤维;外层靠近心肌膜,又称**心内膜下层**(subendocardial layer),为疏松结缔组织,含小血管和神经。心室的心内膜下层有**浦肯野纤维**(Purkinje fiber),是心脏传导系统的分支(图 10-11)。

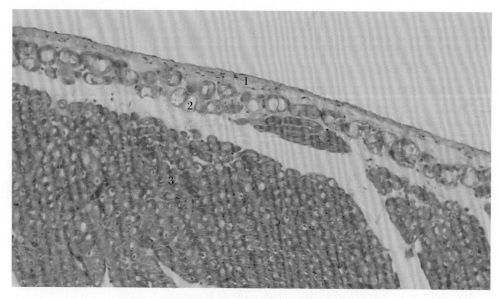

图 10-11　心内膜与心肌膜光镜图(低倍)　(HE 染色)
1.心内膜　2.浦肯野纤维　3.心肌膜(部分)

2. 心肌膜

心肌膜(myocardium)较厚,主要由心肌纤维构成。心室的心肌膜较心房厚,左心室最厚。心肌纤维多集合成束,呈螺旋状排列,大致可分为内纵、中环和外斜 3 层,肌束间有丰富的毛细血管。在心房肌和心室肌之间有由致密结缔组织组成的纤维环,是心肌纤维的附着处,构成心脏的支架,称为**心骨骼**(cardiac skeleton)。

心室和心房的肌纤维结构和功能基本相同。在电镜下,可见部分心房肌纤维含电子密度高的分泌颗粒,称为**心房特殊颗粒**(specific atrial granule),有膜包裹,内含肽类物质,即**心房钠尿肽**(atrial natriuretic peptide),具有强大的利尿、排钠、扩张血管和降低血压的作用。此外,心肌纤维还具有合成血管紧张素的能力,对促进心肌纤维生长及增强心肌收缩力等有重要作用。

3. 心外膜

心外膜(epicardium)即心包的脏层,表面有间皮,为浆膜,结缔组织中含有血管、神经和脂肪细胞(图 10-12)。心包的脏层和壁层之间为心包腔,内有少量液体,可减少心脏搏动时的摩擦。患心包炎时,心包液成分发生改变,两层可发生粘连,使心脏舒缩受限。

4. 心瓣膜

心瓣膜(cardiac value)位于心脏的房室孔和动脉口处,是心内膜突向心腔形成的薄片状结构,包括动脉瓣、二尖瓣和三尖瓣。心瓣膜表面覆以内皮,内部为致密结缔组织,含平滑肌纤维和弹性纤维。心瓣膜可单向开放,阻止心室和心房收缩时血液逆流。

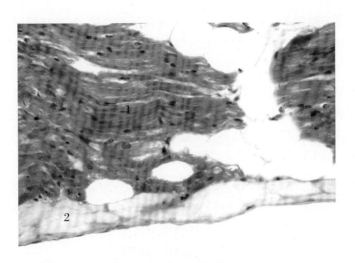

图 10-12 心肌膜与心外膜光镜图(低倍) （HE 染色）

1.心肌膜(部分) 2.心外膜

二、心脏传导系统

心脏传导系统是由特殊的心肌纤维组成,包括窦房结、房室结、房室束及分支(图 10-13)。其中除窦房结位于右心房心外膜深部外,其余均分布于心内膜下层。这些特殊的心肌纤维含少量或不含肌原纤维,基本无收缩功能,常聚集成结或束,其功能为产生冲动和传导冲动,亦受相应神经纤维的支配。组成心脏传导系统的细胞有以下 3 种。

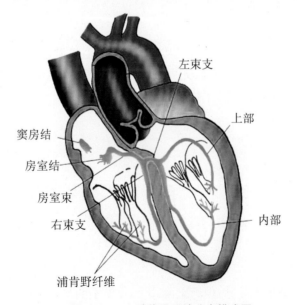

图 10-13 心脏传导系统分布模式图

1. 起搏细胞

起搏细胞(pacemaker cell)又称 P 细胞,位于窦房结和房室结的中央。细胞较小,着色浅,核大而圆,多位于细胞中央,核仁1~2个。胞质呈空泡状,含细胞器较少,有少量肌原纤维和吞饮小泡,含糖原较多。P细胞是心脏产生节律性收缩的起搏点。

2. 移行细胞

移行细胞(transitional cell)又称**T细胞**,主要位于窦房结和房室结的周边及房室束,因其形态结构介于P细胞和一般心肌纤维之间,故称移行细胞。细胞呈细长形,比心肌纤维细而短,胞质内含肌原纤维较P细胞略多。T细胞起传导冲动的作用。

3. 浦肯野纤维

浦肯野纤维(Purkinje fiber)又称**束细胞**(bundle cell),组成房室束及其分支。这种细胞比心肌纤维短而粗,胞质中富含线粒体和糖原,肌原纤维较少且呈松散的细丝状(图10-11),位于细胞周边。细胞间由较发达的闰盘相连。房室束分支末端的细胞与心室肌纤维相连。浦肯野纤维能快速将冲动传到心室各处,引发心室同步舒缩。

第六节 淋巴管系统

人体除中枢神经系统、软骨、骨髓、胸腺和牙等处没有淋巴管分布外,其余的组织和器官大多有淋巴管。

一、毛细淋巴管

毛细淋巴管以盲端起始于组织内,互相吻合成网,再汇入淋巴管。管腔大而不规则,管壁薄,仅由内皮和极薄的结缔组织构成,无周细胞。在电镜下,毛细淋巴管内皮细胞间有较大的间隙,无基膜,故通透性大,大分子物质易进入。

二、淋巴管

淋巴管的结构与静脉相似,但管径较大,管壁薄,由内皮、少量平滑肌纤维和结缔组织构成,瓣膜较多。

三、淋巴导管

淋巴导管的结构类似于大静脉,但管壁薄,3层分界不明显,中膜平滑肌纤维较发达,外膜中有纵形平滑肌纤维束和营养血管。

(钟树志 余 鸿)

第十一章
皮　　肤

阅读与思考

　　表皮中的游离神经末梢能感知冷、热、触、痛,但对此类感觉的产生机制,此前并未阐明。美国生理学家 David Julius 团队为此创建了一个能对疼痛、热和触感做出反应的包含数百万个 DNA 片段的基因库。根据辣椒素可以激活痛感神经的研究基础,该团队经过不懈努力,对这些 DNA 片段进行了筛选,终于找到了能够与辣椒素反应的 DNA 片段,并证实了这个 DNA 片段可以通过编码出一种离子通道蛋白质受体:TRPV1。TRPV1 的发现是一个极其重大的突破,在此基础上,其他科研团队先后又发现了 TRPA1、TRPA3 和 Piezo 受体。这些研究成果揭示了痛觉产生的机制,有望进一步用于癌症的诊断和治疗。基于这一重大发现, David 和 Ardem 两位科学家在 2021 年被授予诺贝尔生理学或医学奖。科研探索是一项极其艰苦的工作,任何成功都需要汗水的浇灌。

　　皮肤(skin)是人体面积最大的器官之一，由**表皮**和**真皮**组成，借皮下组织与深部的组织相连(图 11-1)。皮肤内有毛、指(趾)甲、皮脂腺和汗腺，它们是由表皮衍生的皮肤附属器。皮肤直接与外界环境接触，对人体有重要的保护作用。皮肤内有丰富的感觉神经末梢，能感受外界的多种刺激。此外，皮肤还参与调节体温和免疫应答等作用。

第一节　皮肤的结构

一、表皮

　　表皮(epidermis)是皮肤的浅层，由角化的复层扁平上皮构成。人体各部位的表皮厚薄不等，手掌和足底最厚。表皮由两类细胞组成：一类是**角质形成细胞**(keratiocyte)，占表皮细胞的绝大多数；另一类细胞为**非角质形成细胞**，数量少，分散存在于角质形成细胞之间。

1. 表皮的分层和角化

　　手掌和足底部表皮的结构较典型，从基底到表面可以分为 5 层(图 11-1～图 11-3)。

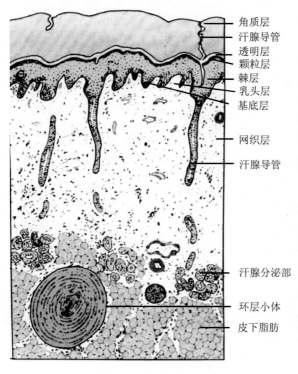

图 11-1　手掌皮模式图

角质层
汗腺导管
透明层
颗粒层
棘层
乳头层
基底层
网织层
汗腺导管
汗腺分泌部
环层小体
皮下脂肪

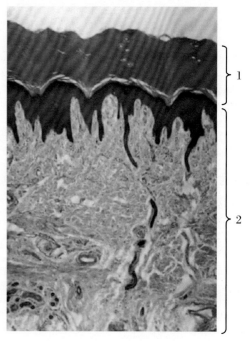

图 11-2　皮肤光镜图
1. 表皮　2. 真皮

（1）**基底层**（stratum basale） 附着于基膜上，由一层矮柱状的**基底细胞**（basal cell）（图 11-4）组成。胞质内含丰富的游离核糖体，故在 HE 染色的标本上呈嗜碱性，细胞内还含有分散和成束的**角蛋白丝**（keratin filament），直径 10 nm，属中间丝，因具有很强的张力，又称**张力丝**（tonofilament）。细胞的侧面有桥粒相连，基底面有半桥粒与基膜相连。基底细胞具有很活跃的分裂能力，是表皮的干细胞。新生的细胞不断增生向表皮推移，分化成表皮其余的几层细胞，故此层又称**生发层**。

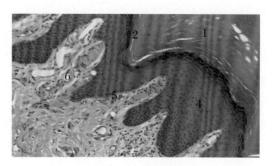

图 11-3 皮肤光镜图

1. 角质层 2. 透明层 3. 颗粒层 4. 棘层
5. 基底层 6. 毛细血管 7. 真皮乳头

（2）**棘层**（stratum spinosum） 棘层一般由 4～10 层细胞组成，细胞较大，呈多边形。细胞核较大，圆形位于中央（图 11-1、图 11-3、图 11-4），细胞表面向四周伸出许多细短的棘状突起，与相邻细胞的突起镶嵌，故名**棘细胞**。在电镜下可见相邻细胞的突起由桥粒相连。细胞质呈弱嗜碱性，游离核糖体较多，具有旺盛的合成蛋白质的功能。胞质内合成的许多角蛋白丝，常成束分布，并附着于桥粒上，形成光镜下所见的**张力原纤维**（tonofidril）。胞质合成的外皮蛋白（involucrin）沉积在细胞膜内侧，使细胞膜增厚。胞质中可见有多个含脂质的膜被颗粒，在电镜下呈明暗相间的板层状，故称**板层颗粒**（lamellar granule）。板层颗粒主要分布于细胞周边，并以胞吐方式将脂质排放到细胞间隙，形成膜状物，起屏障保护作用。

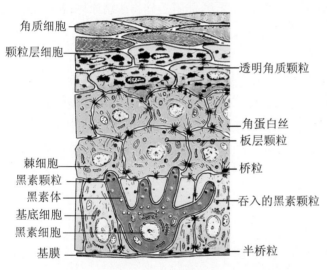

图中标注（自上而下、左侧）：角质细胞、颗粒层细胞、棘细胞、黑素颗粒、黑素体、基底细胞、黑素细胞、基膜

图中标注（右侧）：透明角质颗粒、角蛋白丝、板层颗粒、桥粒、吞入的黑素颗粒、半桥粒

图 11-4 角质形成细胞和黑素细胞超微结构模式图

（3）**颗粒层**（stratum granulosum） 颗粒层由 3～5 层的梭形细胞组成（图 11-3、图11-4），位于棘层上方，细胞核和细胞器渐趋退化。细胞的主要特点是胞质内含有许多**透明角质颗粒**（keratohyalin granule），在 HE 染色的切片上显强嗜碱性，形状不规则，大小不等。在电镜下，颗粒无膜包被，呈致密均质状。在颗粒层细胞内，角蛋白丝与透明角质颗粒的物质发生化学反应，在电镜下可见角蛋白丝伸入颗粒中。颗粒层细胞内板层颗粒增多，并向细胞边缘移动，将所含的糖脂等内容物释放到细胞间隙内，在细胞外形成多层膜状结构，封闭细胞间隙，防止水分的渗透以及细菌的侵入。

（4）**透明层**（stratum lucidum） 透明层位于颗粒层上方，由 2～3 层扁平细胞组成，在 HE 染色的切片上，细胞呈均质透明状，细胞界限不清，被伊红染成红色，细胞核和细胞器已消失

（图 11-3、图 11-4）。细胞的超微结构与角质层细胞相似。

（5）角质层（stratum corneum）角质层为表皮的表层。由多层扁平的**角质细胞**（horny cell）组成。这些细胞干硬，是完全角化的死亡细胞，无细胞核和细胞器（图 11-3、图 11-4）。细胞膜显著增厚，细胞内充满粗大的角蛋白（keratin）丝束及均质状物质，后者主要为透明角质颗粒所含的富有组氨酸的蛋白质。角蛋白丝和均质状物质的复合物称角蛋白。细胞膜因内面有一层外皮蛋白而坚固。细胞间隙充满由糖脂构成的膜状物。在 HE 染色切片上，细胞呈均质状，轮廓不清，易被伊红着色。靠近表面细胞间的桥粒消失，细胞彼此连接松散，逐渐成片脱落，形成皮屑。

表皮除了手掌、足底等处较厚外，身体大部分的表皮较薄，棘层细胞数较少，颗粒层不明显，透明层消失，角质层也较薄。

表皮由基底层到角质层的结构变化，反映了角质形成细胞增殖、分化、迁移和脱落的过程，同时也是细胞逐渐生成角蛋白和角化过程。表皮角质形成细胞不断脱落和更新，其更新周期为 3～4 周，表皮角质形成细胞定期脱落和增殖，使表皮各层得以保持正常的结构和厚度。表皮是皮肤的重要保护层；角质层细胞干硬，细胞质内充满角蛋白，细胞膜增厚，因而角质层的保护作用尤其明显；棘层到角质层的细胞间隙内充满脂类，构成阻止物质出入的屏障。因此表皮对多种物理和化学性刺激有很强的耐受力，能阻挡异物或病原体侵入，并能防止组织液丧失。

2. 非角质形成细胞

（1）黑素细胞（melanocyte）　黑素细胞是生成黑色素的细胞，它们大多分散在表皮基底细胞之间，有许多突起伸入基底细胞和棘细胞之间（图 11-4、图 11-5）。在 HE 染色的切片上不易与基底细胞区分。在电镜下，可见胞质内有许多有界膜包被的椭圆形小体，称**黑素体**（melanosome）。黑素体由高尔基复合体形成，外有包膜，内有酪氨酸酶，能将酪氨酸转化为黑色素（melanin）。黑素体充满黑色素后成为**黑（色）素颗粒**（melanin granule）。黑素颗粒

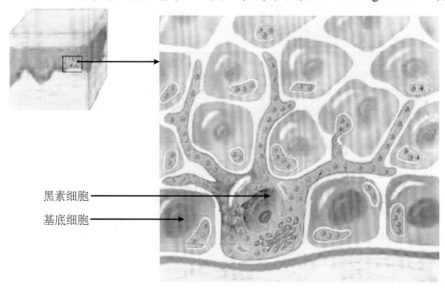

黑素细胞

基底细胞

图 11-5　黑素细胞模式图

移入突起末端,然后突起末端脱落,被邻近的基底细胞及棘细胞吞入,因而这两种细胞内常含许多黑素颗粒,而黑素细胞本身却含黑素颗粒少。黑色素为棕黑色物质,是决定皮肤颜色的一个重要因素,决定了不同种族和个体不同部位皮肤颜色的差异。人种间的黑色素细胞无明显差别,肤色深浅主要取决于黑素细胞合成黑素颗粒的能力及分布。黑色素能吸收和散射紫外线,可保护表皮深层的幼稚细胞不受辐射损伤。

(2) 朗格汉斯细胞(Langerhans cell) 朗格汉斯细胞分散在表皮的棘细胞之间,它们是多突起的细胞(图 11-6),在 HE 染色的切片上不易与基底细胞区分,用 ATP 酶组织化学染色可显示细胞体向周围伸出的几个较粗突起,粗突起又分出几个细突起,突起穿插在棘细胞之间。在电镜下可见细胞内有特征性的**伯贝克颗粒**(Birbeck granule),有膜包裹,颗粒呈杆状或球拍形(图 11-7),内有纵向的致密板。这种细胞的性质与免疫系统的树突状细胞很相似,能识别、结合和处理侵入皮肤的抗原,并把抗原呈递给 T 细胞,是皮肤免疫功能的重要细胞。朗格汉斯细胞是一种抗原呈递细胞,在对抗侵入皮肤的病毒和监视表皮癌变细胞以及在排斥移植的异体组织中起着重要作用。

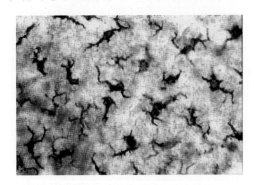

图 11-6 朗格汉斯细胞光镜图

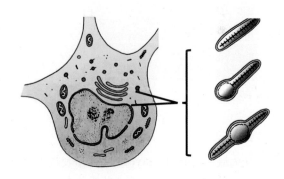

图 11-7 朗格汉斯细胞及伯贝克颗粒超微结构模式图

(3) 梅克尔细胞(Merkel cell) 梅克尔细胞是一种具有短指状突起的细胞(图 11-8),数目很少,大多存在于毛囊附近的表皮基底细胞之间,或表皮与真皮连接处,在 HE 染色标本上不易辨认。电镜显示梅克尔细胞呈圆形或卵圆形,细胞顶部伸出几个较粗的突起到角质形成细胞之间,与相邻的角质形成细胞借桥粒相连接,这些桥粒比角质形成细胞间的桥粒小且少;细胞的胞核常有深凹陷或分叶状,核仁不明显;胞质内有许多高电子密度的分泌颗粒。这种细胞的功能还未被完全了解,常见有些细胞的基

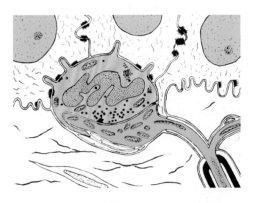

图 11-8 梅克尔细胞超微结构模式图

底面与盘状的感觉神经末梢相接触,形成典型的化学性突触,故认为这种细胞是感觉细胞,能感受机械性刺激。也有一些不与神经末梢接触的梅克尔细胞,故呈明显的异质性。由于细胞表达突触素和多种神经多肽等物质,调节角质形成细胞增殖,影响朗格汉斯细胞的抗原呈递功能,故认为梅克尔细胞是一种神经内分泌细胞。

二、真皮

真皮（dermis）是位于表皮下方（图 11-1、图 11-9、图 11-10）的致密结缔组织。真皮深部与皮下组织接连，但两者之间没有清晰的界限。身体各部位真皮的厚薄不等，一般厚度为 1～2 mm。真皮又分为乳头层和网织层两层。

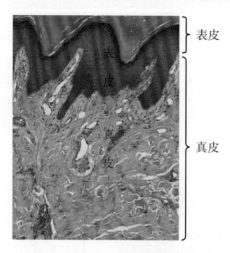

图 11-9　皮肤光镜图

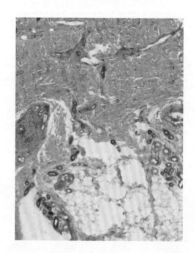

图 11-10　真皮光镜图　致密结缔组织

1. 乳头层

乳头层（papillary layer）为紧邻表皮的薄层较细密的结缔组织。此层的结缔组织向表皮底部突出，形成许多嵴状或乳头状的凸起，称**真皮乳头**（dermal papilla），其使表皮与真皮的连接面扩大，有利于两者牢固连接，便于表皮从真皮的组织液中获得营养。乳头层毛细血管丰富，有许多游离神经末梢，在手指等触觉灵敏的部位常有触觉小体。

2. 网织层

网织层（reticular layer）在乳头层下方，较厚，与乳头层无清晰的分界。网织层由致密结缔组织组成，粗大的胶原纤维束交织成密网，并有许多弹性纤维，使皮肤有较大的韧性和弹性。此层内有较多血管、淋巴管和神经，毛囊、皮脂腺和汗腺也多存在于此层，并常见环层小体。

真皮是皮肤内发生免疫反应的主要部位，真皮内的朗格汉斯细胞、巨噬细胞、肥大细胞、T 细胞和成纤维细胞参与免疫反应。这些细胞分布在真皮浅层的毛细血管周围。细胞间相互作用，并通过合成的细胞因子相互调节，对免疫细胞的活化、游走、增殖、分化和免疫应答的诱导及炎症损伤、创伤等修复均具有重要作用。

第二节　皮　下　组　织

皮下组织(hypodermis)位于真皮下方,由疏松结缔组织和脂肪组织构成,皮下组织的胶原纤维与真皮相连续,使皮肤具有一定的可动性。皮下组织的厚薄随个体、年龄、性别和部位而异。一般以腹部、臀部最厚,可达 3 cm 以上;眼睑等部位最薄。皮下组织又是连接皮肤和肌肉之间的结构,此处有较多的脂肪细胞,这对于维持体温和缓冲外界压力都具有一定的作用。皮下组织内还含有较大的血管、淋巴管、神经和汗腺的分泌部等。

第三节　皮肤的附属器

一、毛

除手掌和足底等部位外,人体大部分皮肤都有毛分布。**毛**(hair)的粗细和长短不一,头发、胡须和腋毛等较粗长,其余部位的毛较细短。毛可分**毛干**、**毛根**和**毛球** 3 部分。毛干(hair shaft)是露出皮肤以外的部分,埋在皮肤内的称毛根(hair root)。毛干和毛根由排列规则的角化细胞组成,胞质内充满角蛋白并含有数量不等的黑素颗粒。毛根外包有毛囊,毛囊分内外两层,其内层为复层上皮,并与表皮相连续,称为上皮性根鞘;外层为结缔组织鞘,由致密结缔组织构成。毛根和毛囊基部形成膨大的毛球(hair bulb)(图 11-11、图 11-12),毛球是毛和毛囊的生长点。毛球的上皮细胞称为毛母质细胞(hair matrix cell),是干细胞,有活跃的分裂增殖能力,其不断分裂增生,并向上移动,逐渐分化为毛根和上皮根鞘的细胞。毛球底部凹陷,结缔组织突入其中,称为**毛乳头**(hair papilla),内含丰富的血管和神经,可供应毛的营养,对毛发的生长起诱导作用。毛的色素由分布在毛母质细胞的黑素细胞生成,然后将色素输入新生的毛根上皮细胞中。毛发和毛囊斜行在皮肤内,它们与皮肤表面呈钝角的一侧有一束平滑肌连接毛囊和真皮乳头层,称为**立毛肌**(arrector pili muscle)(图 11-11~图 11-13)。立毛肌受交感神经支配,遇冷或感情冲动时收缩使毛发竖立,并可帮助皮脂腺排出分泌物。毛有一定的生长周期,身体各部位毛的生长周期长短不等。生长期的毛囊长,毛球和毛乳头也大,此时毛母质细胞分裂活跃,使毛生长。由生长期转为退化期,即为换毛的开始。此时毛囊变短,毛球和毛乳头萎缩变小,毛母质细胞停止分裂并发生角化,毛与毛囊和毛球连接不牢,毛易脱落。在下一个周期开始时,毛囊底端形成新的毛球和毛乳头,开始生长新毛。新毛长入原有的毛囊内,将旧毛推出,新毛伸到皮肤外面。

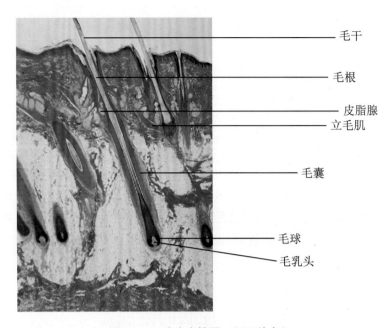

图 11-11　头皮光镜图　（HE 染色）

右侧标注（自上而下）：毛干、毛根、皮脂腺、立毛肌、毛囊、毛球、毛乳头

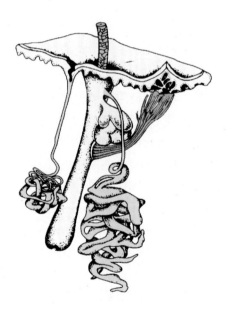

图 11-12　皮肤附属器模式图

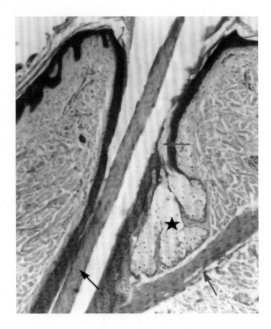

图 11-13　皮脂腺光镜图

↓毛根；★ 皮脂腺；↓立毛肌；↓皮脂腺导管

二、皮脂腺

皮脂腺（sebaceous gland）大多位于毛囊和立毛肌之间，为泡状腺，分泌部由一个或几个囊状的腺泡构成（图 11-13）。腺泡周边是一层较小的幼稚细胞，有丰富的细胞器，并有很强

的分裂能力。新生的腺细胞逐渐变大，并向腺泡中心移动，胞质中形成越来越多的小脂滴。腺泡中心的细胞更大，呈多边形，胞质内充满脂滴，细胞核固缩，细胞器消失。最后腺细胞解体，连同脂滴一起排出，即为**皮脂**(sebum)，经粗而短的导管排入毛囊上部或直接排到皮肤表面(图 11-13)。皮脂具有润滑皮肤和杀菌作用。皮脂腺的发育与分泌受性激素的调节，青春期分泌活跃，过度分泌容易导致排出不畅，引起炎症，形成痤疮。老年时皮脂腺分泌减少，皮肤和毛发干燥，失去光泽，易开裂。

三、汗腺

汗腺(sweat gland)又称**外泌汗腺**(eccrine sweat gland)，即通常所谓的小汗腺，遍布于全身皮肤内，手掌、足底和腋窝处最多，汗腺为单曲管状腺，由分泌部和导管部两部分构成(图 11-12、图 11-14)。分泌部位于真皮深部和皮下组织内，为一段盘曲成团较粗的管道，管腔较小由 1～2 层淡染的锥形和立方形细胞组成，细胞核呈圆形，位于细胞近基底部，外方有肌上皮细胞(myoepithelial cell)，它们收缩时有助于分泌物排出。导管由两层较小的立方形细胞围成，细胞胞质呈弱嗜碱性，导管由真皮进入表皮后，呈螺旋走行，开口于皮肤表面的汗孔。腺细胞分泌的汗液中除大量水分外，还有钠、钾、氯、乳酸盐和尿素等。汗腺分泌是机体散热的主要方式，有调节体温、湿润皮肤和排泄废物等作用。

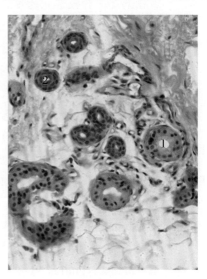

图 11-14　汗腺光镜图　(HE 染色)
1.分泌部　2.导管部层

此外，在腋窝、乳晕、阴部等处还有大汗腺，又称**顶泌汗腺**(apocrine sweat gland)。其分泌部管径粗、管腔大，盘曲成团，腺细胞呈立方形或矮柱状，胞核呈圆形，腺细胞与基膜之间也有肌上皮细胞，导管开口于毛囊上端。大汗腺的分泌物为黏稠的乳状液，含蛋白质、糖类和脂类等，被细菌分解后产生特殊气味，分泌过盛而致气味过浓时，则形成狐臭。大汗腺的分泌受性激素影响，于青春期分泌较旺盛。

四、指(趾)甲

指(趾)甲(nail)为指(趾)端背面的硬角板。由以下几部分组成：**甲体**(nail boby)是甲的外露部分，为坚硬透明的长方形角质板(图 11-15、图 11-16)，由多层连接牢固的角质细胞构成。支持甲体的皮肤为**甲床**(nail bed)，由非角质化的复层扁平上皮和真皮组成。甲体的近侧埋于皮内的部分称**甲根**(nail root)，甲根周围为复层扁平上皮，其基层细胞分裂活跃，称**甲母质**(nail matrix)，是甲的生长区。甲母质细胞分裂增生，不断向指(趾)的远端移动，角化后构成甲体的细胞。甲体周缘的皮肤为**甲襞**。

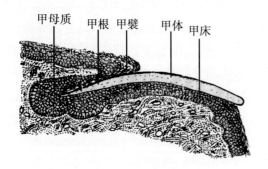

图 11-15　指甲模式图一

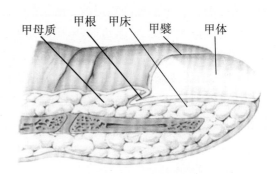

图 11-16　指甲模式图二

临床知识与实验进展

白化病是一种较常见的皮肤及其附属器官黑色素缺乏所引起的疾病,由于先天性缺乏酪氨酸酶,或酪氨酸酶功能减退,黑色素合成发生障碍所导致的遗传性白斑病。大多数白化病患者体力及智力发育较差。白化病属于家族遗传性疾病,为常染色体隐性遗传,常发生于近亲结婚的人群中。

依据临床表型特征分为三大类别:

(1) 眼白化病　患者仅眼色素减少或缺乏,具有不同程度的视力低下,畏光等症状,国外群体发病率约为 1/60 000。

(2) 眼、皮肤白化病　患者皮肤和毛发均有明显色素缺乏,国外报道发病率为 1/20 000~1/10 000。眼、皮肤白化病又可以根据致病基因的不同分为 4 型(OCA1~OCA4)。

(3) 白化病相关综合征　患者除具有一定程度的眼、皮肤白化病表现外,还有其他特定异常,如同时具有免疫功能低下的 Chediak-Higashi 综合征和具有出血素质的 Hermansky-Pudlak 综合征,这类疾病较为罕见。

(李玉磊　刘晓庆)

第十二章
免疫系统

阅读与思考

艾滋病是一种危害性极大的传染病,每年的 12 月 1 日是世界艾滋病日,旨在宣传、普及和预防艾滋病知识。

艾滋病由人类免疫缺陷病毒(human immunodeficiency virus,HIV)引起。HIV 能特异性破坏辅助性 T 细胞,导致患者免疫系统瘫痪,它的主要传播途径有 3 种:性接触传播、血液传播和母婴传播,而一般的生活接触、蚊虫叮咬、咳嗽、打喷嚏等并不会传播 HIV。

1990 年我国发现首例艾滋病病人,截至 2022 年底,全国报告存活的 HIV 感染者有 122.3 万。近年来,我国新发感染者中性传播占 90% 以上,其次为注射吸毒传播。

虽然目前人类还没有找到可以完全治愈艾滋病的方法,但是我们可以采取一些预防措施:① 洁身自爱,规范性行为;② 拒绝毒品,合理、安全使用血液制品;③ 加强筛查,避免母婴传播。

免疫系统(immune system)是机体长期适应外界环境进化而成的保护自身的防御系统,由**淋巴器官、淋巴组织、免疫细胞**和**免疫活性分子**构成。淋巴器官包括胸腺、骨髓、淋巴结、脾和扁桃体等。淋巴组织是构成外周淋巴器官的主要成分,也广泛分布于呼吸道和消化管壁的黏膜层内。免疫细胞主要指淋巴细胞,是该系统的核心成分,也包括巨噬细胞、抗原呈递细胞、浆细胞、肥大细胞及血液中的白细胞等。免疫活性分子指主要由免疫细胞产生的免疫球蛋白、补体和多种细胞因子等。

免疫系统的主要功能有:① **免疫防御**:识别和清除侵入机体的抗原,如病原微生物、异体细胞和异体大分子物质,从而对机体起保护作用;② **免疫监视**:识别和清除体内表面抗原发生变异的细胞,如肿瘤细胞和被病毒感染的细胞;③ **免疫自稳**:识别和清除体内衰老、死亡的细胞和免疫复合物,维持机体内环境的稳定。

免疫系统的本质特征是识别"自我"和"非我",其分子基础是:① 主要组织相容性复合分子(major histocompatibility complex molecules),简称 MHC 分子,机体内所有细胞表面均有表达,但具有种属特异性和个体特异性,即不同的个体(单卵孪生者除外)的 MHC 分子具有一定的差别,而同一个体的 MHC 分子均相同,因此 MHC 分子成为自身细胞的标志。MHC 分子又分为 MHC-Ⅰ类分子、MHC-Ⅱ类分子及 MHC-Ⅲ类分子。MHC-Ⅰ类分子分布于机体所有有核细胞表面,主要参与内源性抗原呈递。MHC-Ⅱ类分子的分布较局限,多表达于专职抗原呈递细胞表面,主要参与外源性抗原呈递。MHC-Ⅲ类分子包括补体、细胞因子和热休克蛋白,与炎症反应有关。② 特异性抗原受体:位于 T 细胞和 B 细胞表面,其种类可超过百万种,但每个细胞表面只有一种抗原受体,因而每个淋巴细胞只能参与针对一种抗原的免疫应答。

第一节　主要的免疫细胞

一、淋巴细胞

根据淋巴细胞的来源、形态特点和免疫功能等方面的不同,一般可分为 T 细胞、B 细胞和 NK 细胞 3 类。

1. T 细胞

T 细胞数量多,约占血液淋巴细胞总数的 75%,它在胸腺内分裂、分化、发育形成,在抗原的作用下成为致敏淋巴细胞,当再次遇到相同的抗原时,该细胞与之结合并直接杀伤抗原,或释放多种细胞因子损毁结合的抗原。T 细胞参与的免疫称**细胞免疫**(cellular immunity)。

T 细胞分为 3 个亚群:① **细胞毒性 T 细胞**(cytotoxic T cell,简称 Tc 细胞):细胞毒性 T 细胞是细胞免疫的主要成分,能特异性杀伤病毒感染细胞、肿瘤细胞和异体细胞。② **辅助性 T 细胞**(helper T cell,简称 Th 细胞):能识别抗原并分泌多种细胞因子,辅助 T 细胞、B 细胞和巨噬细胞等产生免疫应答。艾滋病病毒能特异性的破坏 Th 细胞,导致患者免疫系统瘫痪。③ **调节性 T 细胞**(regulatory T cell,简称 Tr 细胞):数量少,可通过分泌抑制性细胞因子减弱或抑制免疫应答。

2. B 细胞

B 细胞占血液淋巴细胞总数的 10%～15%,它在骨髓内分裂分化,在抗原刺激下转化为**浆细胞**,分泌抗体进入体液,与相应抗原结合而消除抗原。B 细胞介导的免疫称为**体液免疫**(humoral immunity)。

3. NK 细胞

NK 细胞为大颗粒淋巴细胞,约占血液淋巴细胞总数的 10%,它在骨髓内分裂、分化、发育而成,无需抗原呈递细胞的中介,可不借助抗体而直接杀伤病毒感染细胞和肿瘤细胞,参与非特异性免疫。

淋巴细胞再循环(lymphocyte recirculation):外周淋巴器官和淋巴组织内的淋巴细胞可经淋巴管进入血液,通过血循环周游全身,又通过弥散淋巴组织内的毛细血管后微静脉(见下文详述),再回到外周淋巴器官和淋巴组织内,如此周而复始,使淋巴细胞得以迁移和交换,这种现象称为淋巴细胞再循环。淋巴细胞再循环有利于识别抗原,促进免疫细胞间的协作,使分散于全身的免疫细胞成为一个相互关联的统一体。

二、巨噬细胞及单核吞噬细胞系统

巨噬细胞是由血液单核细胞穿出血管后分化形成的,广泛分布于机体。以前曾把巨噬细胞、网状细胞和血窦内皮细胞统称为网状内皮系统。现已证明:网状细胞和血窦内皮细胞无明显的吞噬能力,其来源也不同于巨噬细胞。因此,**van Furth**(1972)建议将网状细胞和内皮细胞去除,把单核细胞和由其分化而来的具有吞噬功能的细胞统称为**单核吞噬细胞系统**(mononuclear phagocyte system)。该系统包括血液中的**单核细胞**,结缔组织、肝、肺及淋巴组织内的**巨噬细胞**,骨组织内的**破骨细胞**,神经组织内的**小胶质细胞**等,它们均由骨髓的幼单核细胞发育而来,进入血液即为单核细胞。单核细胞游走出血管并进入身体各处,分化为以上各种细胞,这些细胞均具有强大的吞噬能力,也是主要的抗原呈递细胞。

三、抗原呈递细胞

抗原呈递细胞(antigen presenting cell,APC)能摄取、加工和处理抗原,形成抗原肽-MHC 分子复合物,并将抗原呈递给 T 细胞,引起各种特异性免疫应答。专司抗原呈递功能的专职性 APC 细胞主要有**树突状细胞**(dendritic cell,DC)、**巨噬细胞**和 **B 细胞**。

树突状细胞因胞体具有树枝状的突起而得名,其来源于骨髓造血干细胞,数量很少,但分布很广,包括表皮的**朗格汉斯细胞**,心、肝、肺、肾、消化管的**间质 DC**,**胸腺 DC**,淋巴内的**面纱细胞**,外周淋巴组织中的**交错突细胞**和**血液 DC** 等,它们分别处于不同的发育成熟期,隶属不同亚型。DC 是体内功能最强的抗原呈递细胞,能强烈刺激初始 T 细胞增殖。

第二节　淋巴组织

以网状组织为支架,网孔内充满大量淋巴细胞及其他免疫细胞的组织称**淋巴组织**（lymphoid tissue）。它们常以以下两种形式存在。

1.弥散淋巴组织

弥散淋巴组织（diffuse lymphoid tissue）无明显的边界,淋巴细胞以 T 细胞为主。其中常有**毛细血管后微静脉**,其内皮细胞为杆状,横切面近似立方形,又称**高内皮微静脉**（high endothelial venule,HEV）,HEV 表面有特异性 T 细胞和 B 细胞黏附分子,有利于血液中的淋巴细胞重新进入淋巴组织,是淋巴细胞从血液进入淋巴组织的重要通道（图 12-1）。抗原刺激可使弥散淋巴组织扩大,并出现淋巴小结。

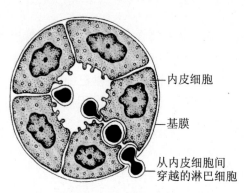

内皮细胞

基膜

从内皮细胞间穿越的淋巴细胞

图 12-1　淋巴细胞穿过毛细血管后微静脉模式图

2.淋巴小结

淋巴小结（lymphoid nodule）又称**淋巴滤泡**（lymphoid follicle）,是直径为 1～2 mm 的球形小体,界限较明显,其内 95% 的细胞为 B 细胞。淋巴小结可分为**初级淋巴小结**和**次级淋巴小结**。初级淋巴小结受到抗原刺激后增大,出现**生发中心**（germinal center）,形成次级淋巴小结。生发中心染色较浅,细胞分裂较多,可分为**暗区**（dark zone）和**明区**（light zone）两部分。暗区较小,位于生发中心的深部,由较大而幼稚的 B 细胞和 Th 细胞组成,胞质呈强嗜碱性,故染色较深;明区位于浅部,主要含中等大小的 B 细胞和部分 Th 细胞,还有一些巨噬细胞及**滤泡树突状细胞**（follicular dendritic cell,FDC）。滤泡树突状细胞表面有丰富的抗体受体,能结合抗原-抗体复合物,并保留较长时间,在激活和调节 B 细胞的分化中起重要作用（图 12-2）。在生发中心的周边有一层密集的小型 B 细胞,以明区顶部最厚,它们形成一个新月形帽状结构,称**小结帽**（cap）（图 12-2）,它朝向抗原流入处。淋巴小结在无抗原刺激时减少或消失。无菌条件下饲养的动物,其淋巴组织发育很差,并且无淋巴小结。淋巴小结增大、增多

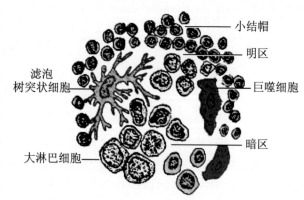

小结帽

明区

巨噬细胞

暗区

滤泡树突状细胞

大淋巴细胞

图 12-2　淋巴小结的细胞组成及相互关系示意图

是体液免疫应答的重要标志。

第三节 淋 巴 器 官

淋巴器官是以淋巴组织为主要成分构成的器官,根据结构和功能的不同分为两类。

(1) **中枢淋巴器官**(central lymphoid organ) 包括**胸腺**和**骨髓**,它们发生得早。淋巴性造血干细胞在其中分裂分化不需要抗原的刺激,而在激素和局部微环境的诱导下,经历不同的分化发育途径,在胸腺形成**初始 T 细胞**,在骨髓形成**初始 B 细胞**。人在出生前数周,这两类细胞即源源不断地输送到外周淋巴器官和淋巴组织。因此,中枢淋巴器官是培育初始淋巴细胞的场所。

(2) **外周淋巴器官**(peripheral lymphoid organ) 包括**淋巴结**、**脾**、**扁桃体**等,它们发生得比较晚,在机体出生数月后才逐渐发育完善。其网状组织的网孔内主要是从中枢淋巴器官迁来的初始淋巴细胞。它们在抗原的刺激下主要分裂分化为两类细胞:① **效应细胞**(effector cell):有很强的清除抗原的能力,但寿命较短,大约 1 周;② **记忆细胞**(memory cell):是转入静息期的小淋巴细胞,寿命长,可达数年,甚至伴随人的终身,当它们再次接触该抗原时,便迅速增殖转化成大量效应细胞,使机体长期保持对该抗原的免疫应答能力。外周淋巴器官是免疫应答的主要场所,免疫应答时其体积可以增大,结构也发生变化,免疫应答过后又逐渐复原。

一、胸腺

1. 组织结构

胸腺(thymus)表面有薄层结缔组织**被膜**,被膜伸入实质形成小叶间隔,将实质分成若干不完全分隔的**胸腺小叶**(thymic lobule)。每个小叶周围染色深,为**皮质**;中央染色浅,为**髓质**,相邻小叶借深部髓质相连(图 12-3)。胸腺实质由**胸腺细胞**和**胸腺基质细胞**(thymic

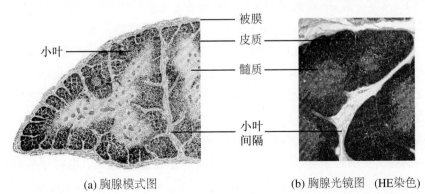

(a) 胸腺模式图　　　　　　　(b) 胸腺光镜图 (HE染色)

图 12-3　胸腺

stromal cell)组成。胸腺基质细胞主要是**胸腺上皮细胞**,此外还有少量的胸腺树突状细胞、巨噬细胞、嗜酸性粒细胞、肥大细胞和成纤维细胞等,这些细胞共同构成胸腺细胞分化发育的微环境。胸腺实质以胸腺上皮细胞为支架,其他细胞位于其间隙内(图 12-4)。

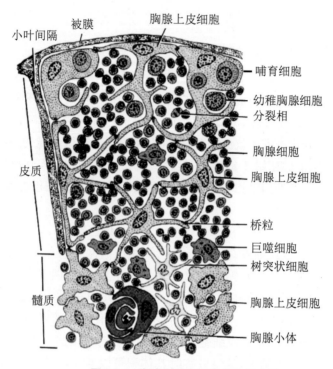

图 12-4 胸腺实质内细胞分布模式图

(1) 皮质(cortex)　胸腺细胞多而密集,胸腺上皮细胞相对较少,故染色深。

胸腺上皮细胞(thymic epithelial cell)又称上皮性网状细胞。皮质的上皮细胞分布于被膜下和胸腺细胞之间,多呈星形,有突起,相邻上皮细胞的突起间以桥粒连接成网。某些被膜下上皮细胞胞质丰富,包绕胸腺细胞,称哺育细胞(nurse cell)。胸腺上皮细胞主要分泌**胸腺素**(thymosin)和**胸腺生成素**(thymopoietin),为胸腺细胞发育所必需。

胸腺细胞(thymocyte)即胸腺内处于不同分化发育阶段的 T 细胞,占皮质细胞总数的85%~90%。来自骨髓的淋巴性造血干细胞迁移至被膜下,在胸腺上皮细胞及它们所分泌激素的诱导下,反复分裂,形成大量的普通胸腺细胞。它们中的95%为对机体的自身抗原应答的 T 细胞,因不能识别异体抗原而发生凋亡,被巨噬细胞吞噬而消失。如果这些细胞未凋亡,保留在体内,则可对机体的自身抗原发生免疫应答而引发自身免疫性疾病(如系统性红斑狼疮等)。其余的5%为对异体抗原应答的胸腺细胞,它们对自身抗原无应答能力,进一步分化形成 T 细胞的各个亚群,这些细胞从皮髓质交界处进入髓质,发育为成熟的胸腺细胞,即初始 T 细胞。

(2) 髓质(medulla)　胸腺上皮细胞多、胸腺细胞较少且分布稀疏,故染色较浅。

髓质的胸腺上皮细胞多呈多边形,胞体较大,细胞间以桥粒相连,也能分泌胸腺激素,部分胸腺上皮细胞构成**胸腺小体**(thymic corpuscle)(图 12-4、图 12-5)。胸腺小体是胸腺髓质的特征性结构,直径为30~150 μm,散在分布,由扁平的胸腺上皮细胞呈同心圆状排列而成,小体外层细胞较大,细胞较幼稚,可分裂。近小体中心的细胞核渐退化,胞质内含较多角蛋白。小体中央的细胞已完全角化,呈强嗜酸性。胸腺小体的功能尚未完全阐明,人类胸腺小体可分泌胸腺基质淋巴细胞生成素(thymic stromal lymphopoietin,TSLP),其主要作用是刺激胸腺树突状细胞的成熟,后者能够诱导胸腺内调节性 T 细胞的增殖和分化。髓质胸腺细胞成熟后,具有参与免疫应答的能力。

2. 胸腺的血液供应及血-胸腺屏障

小动脉穿越胸腺被膜,沿小叶间隔至皮质与髓质交界处形成微动脉,然后发出分支进入皮质和髓质。在皮质内均为毛细血管,它们在皮髓质交界处汇合为毛细血管后微静脉,再汇集成小静脉经小叶间隔及被膜出胸腺。毛细血管后微静脉是成熟的初始 T 细胞进入血流的重要通道。髓质的毛细血管常为有孔型,汇入微静脉后经小叶间隔及被膜出胸腺。

皮质内毛细血管及其周围的结构具有一定的屏障作用,称为**血-胸腺屏障**(blood-thymus barrier)。主要由下列结构组成:① 连续毛细血管的内皮;② 内皮基膜;③ 含巨噬细胞的血管周隙;④ 胸腺上皮细胞基膜;⑤ 连续的胸腺上皮细胞突起(图 12-6)。血液内一般抗原物质(包括药物)不易透过此屏障。因此,它对维持胸腺内环境稳定、保证胸腺细胞的正常发育具有重要作用。但现在认为:血-胸腺屏障只是一定程度地存在,血内的自身抗原分子可经被膜的血管渗出,进入靠近被膜的胸腺皮质内,这可能与自身免疫耐受的建立有关。

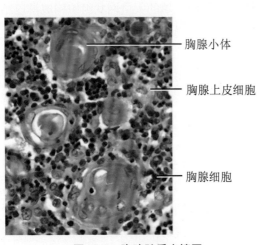

图 12-5 胸腺髓质光镜图

胸腺小体
胸腺上皮细胞
胸腺细胞

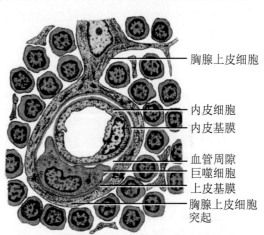

图 12-6 血-胸腺屏障结构模式图

胸腺上皮细胞
内皮细胞
内皮基膜
血管周隙
巨噬细胞
上皮基膜
胸腺上皮细胞突起

3. 年龄变化

新生儿的胸腺相对较大,重 10~15 g,青春期时最重达 30~40 g,性成熟后逐渐退化,重量减轻,皮质变薄,胸腺细胞减少。被膜和小叶间隔内纤维和脂肪组织增多,胸腺的功能也随之降低。老年时期胸腺大部分被脂肪组织代替,仅存少量皮质和髓质。另外,当机体受到严重的感染、大剂量 X 线照射、接受大剂量固醇类药物或巨大精神创伤因素的影响时,胸腺的体积可急剧缩小,但有害因素去除后,胸腺的结构可逐渐恢复。

4. 胸腺的功能

(1) 分泌激素 胸腺上皮细胞能产生多种肽类激素,如胸腺素、胸腺生成素和胸腺体液因子等,这些激素可诱导胸腺细胞分化。此外,胸腺上皮细胞还能分泌胸腺趋化素,吸引造血干细胞进入胸腺内。

(2) 培育 T 细胞　在上述各种激素以及胸腺内微环境的诱导下,淋巴性造血干细胞进入胸腺并分化发育形成初始 T 细胞,经皮髓质交界处的毛细血管后微静脉进入血液,并分布到外周淋巴器官或淋巴组织的胸腺依赖区定居。如切除新生小鼠的胸腺,则小鼠的 T 细胞不能发育分化,其细胞免疫功能低下,不能排斥异体移植物,其外周淋巴器官的胸腺依赖区也不发育。

二、淋巴结

淋巴结(lymph node)呈豆形,大小不等,位于淋巴回流的通路上,常成群分布于颈、腋窝、肺门、肠系膜和腹股沟等机体防御的重要部位。

1. 组织结构

淋巴结表面有薄层致密结缔组织构成的**被膜**,被膜上有数条**输入淋巴管**(afferent lymphatic vessel)穿过。淋巴结的一侧凹陷,为**门部**,此处有进出淋巴结的血管、神经和 1～2 条**输出淋巴管**(efferent lymphatic vessel)。被膜和门部的结缔组织伸入淋巴结实质,形成**小梁**(trabecula)。小梁的分支相互连接构成淋巴结的粗支架,其间充填的大量网状组织构成淋巴结的细支架。淋巴结实质分为周围的**皮质**和中央的**髓质**,两者间无明显的界限(图 12-7)。

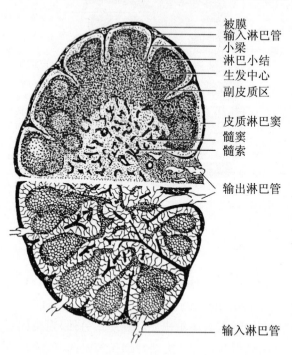

被膜
输入淋巴管
小梁
淋巴小结
生发中心
副皮质区

皮质淋巴窦
髓窦
髓索

输出淋巴管

输入淋巴管

图 12-7　淋巴结
上半为仿真图,下半为模式图

(1) 皮质　由浅层皮质、副皮质区及皮质淋巴窦构成(图 12-8)。

浅层皮质(superfacial cortex)包括淋巴小结及小结间的弥散淋巴组织,为 B 细胞区。

副皮质区(paracortex zone)位于皮质深层,为较大片的**弥散淋巴组织**,其淋巴细胞主要为 T 细胞。新生动物切除胸腺后,此区即不发育,故又称**胸腺依赖区**(thymus dependent area)。此外,该区还有较多的交错突细胞、巨噬细胞和少量 B 细胞等。副皮质区有丰富的**毛细血管后微静脉**,是淋巴细胞再循环的重要部位。

皮质淋巴窦(cortical sinus)是位于被膜下方和小梁周围的淋巴窦,分别称**被膜下窦**和**小梁周窦**,两者相通连。窦壁以扁平内皮细胞衬里,内皮外有薄层基质、少量网状纤维及一层扁平的网状细胞。窦腔内有星状内皮细胞构成的支架,支架上附有较多的巨噬细胞(图12-9)。窦腔迂回曲折,使淋巴在窦内缓慢流动,有利于巨噬细胞清除抗原。

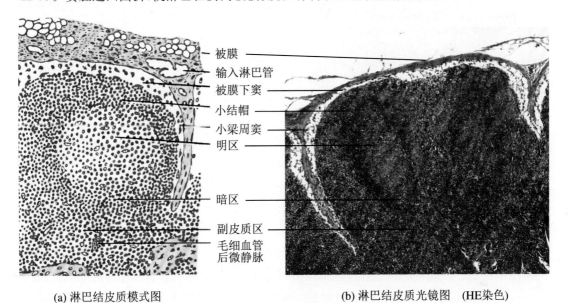

被膜
输入淋巴管
被膜下窦
小结帽
小梁周窦
明区
暗区
副皮质区
毛细血管后微静脉

(a) 淋巴结皮质模式图　　　　　(b) 淋巴结皮质光镜图　(HE染色)

图 12-8　淋巴结皮质

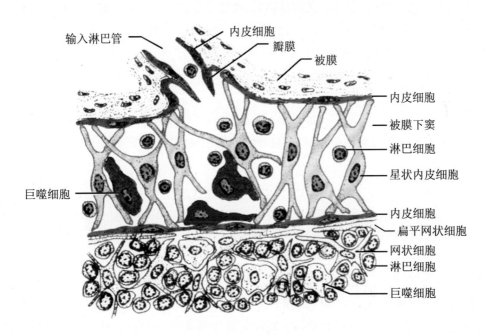

输入淋巴管
内皮细胞
瓣膜
被膜
内皮细胞
被膜下窦
淋巴细胞
星状内皮细胞
巨噬细胞
内皮细胞
扁平网状细胞
网状细胞
淋巴细胞
巨噬细胞

图 12-9　被膜下窦模式图

　(2) **髓质**　由髓索和髓窦组成(图12-10)。**髓索**(medullary cord)是由淋巴组织构成的索状结构,彼此连接成网,主要含浆细胞、B细胞和巨噬细胞。其中浆细胞主要由皮质淋巴小结产生的幼浆细胞在此转变而成。**髓窦**(medullary sinus)位于髓索与髓索之间、髓索与小梁之间,其结构与皮质淋巴窦相似并可与其相通,腔较宽大,腔内巨噬细胞更多,有较强的滤过功能。

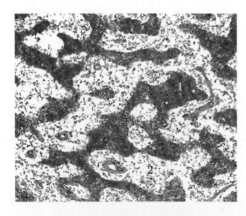

图 12-10　淋巴结髓质光镜图
1.髓索　2.髓窦　3.小梁

2. 淋巴结内的淋巴通路

淋巴经**输入淋巴管**流入**被膜下窦**和**小梁周窦**，少部分渗入皮质的淋巴组织，然后渗入髓窦，部分经小梁周窦直接流入**髓窦**，再汇入**输出淋巴管**，出淋巴结。淋巴流经一个淋巴结需数小时至十几个小时，淋巴中含抗原越多则流速越慢。

3. 淋巴结的功能

(1) 滤过淋巴　淋巴结广泛分布于淋巴回流的通道上，构成一个强大的过滤器。细菌等抗原物质易侵入皮肤和黏膜而进入毛细淋巴管，随淋巴回流进入淋巴结。当淋巴在淋巴窦内缓慢流动时，其内的抗原物质可被巨噬细胞清除，从而起滤过淋巴的作用。正常淋巴结对细菌的清除率可达 99.5%，而对病毒和恶性肿瘤细胞的清除率较差。因此，肿瘤细胞得以在淋巴结内生长，并由此再转移至机体的其他部位。

(2) 免疫应答　进入淋巴结的抗原被巨噬细胞及交错突细胞等捕获处理，并呈递给相应的 T 细胞或 B 细胞，使之发生转化，形成大量效应细胞进行细胞免疫应答或体液免疫应答。引起**细胞免疫**应答时，**副皮质区**明显扩大，**效应 T 细胞**增多；引起**体液免疫**应答时，**淋巴小结**增多增大，**髓索**中浆细胞增多，输出淋巴管内的**抗体**含量明显上升。淋巴结内细胞免疫应答和体液免疫应答常同时发生。

三、脾

脾(spleen)是胚胎时期的造血器官，自骨髓开始造血后，脾演变成人体最大的淋巴器官。

1. 组织结构

脾的被膜较厚，为致密结缔组织，其中富含**弹性纤维**及**平滑肌纤维**，外表面覆盖**间皮**。被膜的结缔组织伸入实质形成**小梁**，构成脾的粗支架，网状组织构成细支架。脾实质由**白髓**和**红髓**组成(图 12-11)。

(1) 白髓(white pulp)　因在脾的新鲜切面上呈散在分布的灰白色小点，故称白髓。它由动脉周围淋巴鞘、淋巴小结和边缘区构成(图 12-12)。

动脉周围淋巴鞘(periarterial lymphatic sheath)由包绕在**中央动脉**周围的厚层**弥散淋巴组织**组成，呈长筒状，是胸腺依赖区，主要由大量 T 细胞和少量巨噬细胞与交错突细胞等构成，相当于淋巴结的副皮质区，但无毛细血管后微静脉。中央动脉旁有一条伴行的小淋巴管，它是鞘内 T 细胞经淋巴迁出脾的重要通道。

淋巴小结又称**脾小体**(splenic nodule)，位于动脉周围淋巴鞘的一侧，结构与淋巴结内的淋巴小结相同，主要由 B 细胞构成。小结帽朝向红髓。健康人体内的淋巴小结较少，当抗原侵入时，淋巴小结数量将剧增。

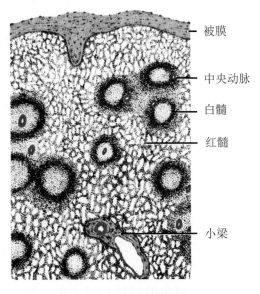

图 12-11　脾切面仿真图

被膜
中央动脉
白髓
红髓

小梁

图 12-12　脾白髓光镜图

动脉周围淋巴鞘
中央动脉

淋巴小结

边缘区

边缘区（marginal zone）是位于白髓与红髓交界的狭窄区域，宽约 100 μm。该区含有 T 细胞、B 细胞及较多巨噬细胞。中央动脉的侧支末端在此区膨大，形成小的血窦，称**边缘窦**（marginal sinus），是血液内抗原及淋巴细胞进入白髓的通道。白髓内的淋巴细胞也可进入边缘窦，参与再循环。

（2）**红髓**（red pulp）　因在脾的新鲜切面上呈暗红色，故称红髓。分布于被膜下、小梁周围及边缘区外侧的广大区域，由脾索和脾血窦组成（图 12-13）。

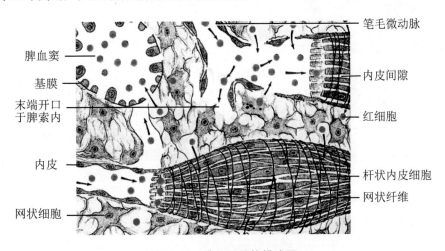

脾血窦
基膜
末端开口于脾索内

内皮

网状细胞

笔毛微动脉

内皮间隙

红细胞

杆状内皮细胞
网状纤维

图 12-13　脾红髓结构模式图

脾索（splenic cord）由索条状淋巴组织构成，彼此连接成网，而网孔即为脾血窦。脾索除含较多的 B 细胞、浆细胞、巨噬细胞和树突状细胞外，还富含血细胞。

脾血窦（splenic sinus）形态不规则，也互连成网，窦腔直径为 12～40 μm，窦壁内皮细胞为长杆状，与血窦长轴平行，内皮细胞间的间隙较宽，其外有不完整的基膜及环形网状纤维，使血窦成为多孔隙的栅栏状结构，缝隙宽 0.2～0.5 μm，有利于血细胞通过。窦壁外侧有较多巨噬细胞,其突起可伸入到内皮细胞间。

2. 脾的血液循环通路

脾动脉自脾门入脾,分支成**小梁动脉**在小梁内走行,然后离开小梁穿入白髓,称**中央动脉**。中央动脉沿途发出一些小分支形成毛细血管供应白髓,其末端在边缘区膨大形成**边缘窦**;而主干在穿出白髓进入脾索时,分支形成一些直行的微动脉,形似笔毛,故称**笔毛微动脉**(penicillar arteriole)。其末端血管除少数直接注入脾血窦外,多数扩大成喇叭状,开口于脾索,使血细胞进入脾索内,再经过多孔隙的血窦壁进入脾血窦。脾血窦则依次汇集成**髓微静脉**、**小梁静脉**和**脾静脉**出脾(图 12-14)。

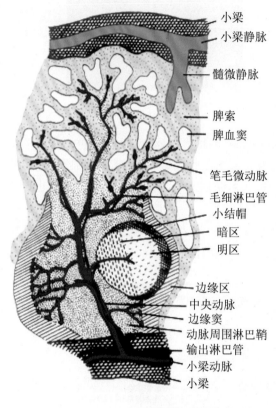

图 12-14　脾血流通路模式图

图中标注:
小梁
小梁静脉
髓微静脉
脾索
脾血窦
笔毛微动脉
毛细淋巴管
小结帽
暗区
明区
边缘区
中央动脉
边缘窦
动脉周围淋巴鞘
输出淋巴管
小梁动脉
小梁

3. 脾的功能

(1)**滤血**　脾位于血液循环的通路上,其中的脾索和边缘区是滤过血液的主要部位,此处含有大量的巨噬细胞,可清除血中的抗原和衰老的血细胞。当脾肿大或功能亢进时,红细胞被破坏过多,可导致贫血。脾切除后,血内的异形衰老红细胞会大量增多。

(2)**免疫应答**　脾是各类免疫细胞居住的场所,侵入血液的抗原物质如细菌、病毒或寄生虫(疟原虫、血吸虫卵)等可引起脾内发生免疫应答,以清除有害物质,故脾是对血源性抗原物质产生免疫应答的部位。体液免疫应答时,脾淋巴小结增多、增大,脾索内浆细胞增多;细胞免疫应答时,动脉周围淋巴鞘显著增厚。

(3)**造血**　胚胎时期脾能产生各种血细胞,成年后脾内仍有少量造血干细胞,当机体严重缺血或处在某些病理状态下,脾可以恢复造血功能。

(4)**储血**　正常人脾的储血量不大(30~40 mL),主要储于血窦内。当机体需血时,被膜及小梁内平滑肌纤维收缩,将所储的血排入血循环。

四、扁桃体

扁桃体(tonsil)包括**咽扁桃体**、**舌扁桃体**和**腭扁桃体**,它们与咽黏膜内多处分散的淋巴组织共同组成咽淋巴环,主要参与机体的局部免疫应答。

腭扁桃体最大,呈扁卵圆形,表面被覆复层扁平上皮。上皮向固有层内凹陷,形成 10~

30 个**隐窝**。上皮下及隐窝周围的固有层内有密集的淋巴小结和弥散淋巴组织。隐窝深部的上皮内有大量淋巴细胞浸润,称上皮浸润部。在上皮细胞间有许多充满淋巴细胞的隧道样细胞间通道,它们相互连通并开口于隐窝上皮表面的小凹陷。扁桃体是最常接触抗原的部位,故淋巴小结生发中心明显。腭扁桃体内淋巴组织与深部组织间,有一层致密结缔组织构成的被膜,可防止扁桃体感染时炎症的扩散(图 12-15)。

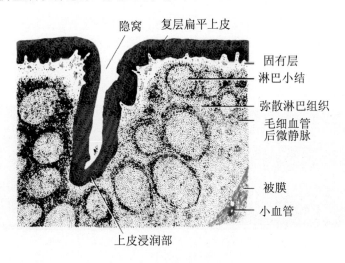

图 12-15 腭扁桃体

咽扁桃体和舌扁桃体较小,结构似腭扁桃体。咽扁桃体无隐窝,舌扁桃体也仅有一个浅隐窝,较少引起炎症。成人的咽扁桃体和舌扁桃体多萎缩退化。

临床知识与实验进展

树突状细胞与肿瘤疫苗

在 20 世纪 70 年代,Ralph Steinman 和 Zanvil Cohn 从小鼠脾脏中分离鉴定出一类造血干细胞,它们拥有强大的抗原呈递和 T 细胞刺激能力,在形态上拥有大量的树枝状突起和伪足,故命名为树突状细胞(DC)。目前,DC 被公认为是最好的专职抗原递呈细胞,是启动、调控和维持免疫应答的中心环节。

对抗内源性肿瘤的有效机制是细胞免疫和体液免疫,主要通过 CD4[+] T 细胞、CD8[+] T 细胞或 NK 细胞完成肿瘤的免疫治疗。而 DC 在活化 T 细胞和 NK 细胞过程中发挥着重要作用。因此利用 DC 的这一生理功能,开发 DC 肿瘤疫苗,诱导肿瘤特异性 T 细胞应答消除肿瘤,并产生记忆性免疫,防止肿瘤再次发生。

目前,DC 肿瘤疫苗已在治疗肾癌、前列腺癌、多发性骨髓瘤、直肠癌、卵巢癌、乳腺癌等癌症的临床研究中取得可喜的进展。一些 DC 疫苗(例如 sipuleucel-T)已通过美国食品药物管理局(FDA)的批准进入临床应用。

(伍雪芳)

第十三章
内分泌系统

中国曾是世界上碘缺乏危害非常严重的国家之一,历史数据显示,1970 年以前,有 3.7 亿人分布在缺碘地区,导致 3 500 万人患地方性甲状腺肿,25 万人患呆小症。1995 年,我国开始实施全民食盐加碘政策,仅用了 5 年时间,全国基本消除碘缺乏病。但随着全民食盐加碘政策的实施,临床上甲状腺结节、甲亢等一些甲状腺疾病发病率呈现增高的趋势。这一现象引起了国内一些内分泌及地方病专家的重视,他们经数年调查研究,证实其原因与碘摄入过量有关。因此,他们多次建议修改全民食盐加碘法规。专家们求真务实的作风极大地促进了我国食盐加碘政策的完善。随后,国家提出了"因地制宜、分类指导、科学补碘"的新方针。

内分泌系统(endocrine system)是机体的重要调节系统,它与神经系统共同调节机体的生长、发育和各种代谢活动。内分泌系统由**内分泌腺**和分布于其他器官内的**内分泌细胞**组成。

内分泌腺的结构有以下特点:① 腺细胞常排列成索状、网状、团状或围成滤泡;② 无导管,故又称**无管腺**;③ 有丰富的有孔或窦状毛细血管。

分布于其他器官中的内分泌细胞有的聚集成群,如胰腺中的胰岛细胞、卵巢黄体细胞、睾丸间质细胞等;有的分散存在,如消化道、呼吸道、肾等器官内散在分布的内分泌细胞。

内分泌细胞的分泌物称**激素**(hormone)。大多数激素通过血液循环作用于远隔的特定细胞,少部分激素可直接作用于邻近的细胞,称**旁分泌**(paracrine)。每种激素作用的特定细胞或特定器官,称为这种激素的**靶细胞**(target cell)或**靶器官**(target organ)。靶细胞具有特异性受体,激素与其相应受体结合,产生特定的生理效应。内分泌系统就是通过分泌激素调节靶细胞和靶器官的活动,来维持机体功能上的协调和内环境的稳定。

激素按其化学性质可分为**含氮激素**和**类固醇激素**两类。含氮激素包括氨基酸衍生物、胺类、肽类和蛋白质类激素,大多数内分泌细胞分泌该类激素。**含氮激素分泌细胞**的超微结构特点是:胞质内含丰富的粗面内质网和发达的高尔基复合体,并有膜包被的分泌颗粒。**类固醇激素分泌细胞**仅包括肾上腺皮质和性腺的内分泌细胞,其超微结构特点是:胞质内含丰富的滑面内质网和管状嵴线粒体,两者均有合成类固醇激素的酶。胞质中常有较多脂滴,为激素合成的原料,激素合成后不形成分泌颗粒,而是由细胞膜以扩散方式释放。

本章仅叙及甲状腺、甲状旁腺、肾上腺、垂体和松果体等内分泌腺,并简单介绍弥散的神经内分泌系统。分布于其他器官内的内分泌细胞分别在相关章节内叙述。

第一节 甲 状 腺

甲状腺(thyroid gland)位于喉与气管腹侧,分左右两叶,中间以峡部相连。甲状腺表面包有薄层结缔组织被膜。腺实质由大量甲状腺**滤泡**和**滤泡旁细胞**组成,滤泡间有少量疏松结缔组织,含有丰富的有孔毛细血管。

一、甲状腺滤泡

甲状腺滤泡(thyroid follicle)大小不等,直径为 0.02～0.9 mm,呈圆形或不规则形。滤泡壁由单层的**滤泡上皮细胞**(follicular epithelial cell)围成。滤泡腔内充满透明的**胶质**(colloid),呈嗜酸性,为**碘化的甲状腺球蛋白**,是滤泡上皮细胞的分泌物(图 13-1)。

滤泡上皮细胞通常为立方形,但可因功能状态不同而变化。分泌功能旺盛时,呈低柱状,滤泡腔内胶质减少;反之,细胞呈扁平形,腔内胶质增多。在电镜下,滤泡上皮细胞胞质内有较发达的粗面内质网和高尔基复合体,线粒体、溶酶体也较多,顶部胞质内有体积小、电

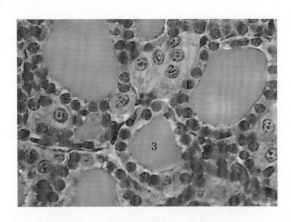

图13-1　甲状腺光镜图　（HE染色）

1.滤泡上皮细胞　2.滤泡旁细胞　3.胶质

子密度中等的分泌颗粒，还有体积较大、电子密度低的胶质小泡。

滤泡上皮细胞合成和分泌**甲状腺素**（thyroxine）。甲状腺素的形成经过**合成**、**碘化**、**贮存**、**重吸收**、**分解**和**释放**等过程。滤泡上皮细胞从血中摄取氨基酸，在粗面内质网合成甲状腺球蛋白的前体，继而在高尔基复合体加糖并浓缩形成分泌颗粒，以胞吐方式排入滤泡腔内。同时，细胞又从血中摄取碘离子，由过氧化物酶将其氧化为具有活性的氧化碘，也进入滤泡腔，与甲状腺球蛋白结合，形成碘化的甲状腺球蛋白贮存于腔内。在腺垂体分泌的促甲状腺激素（见后述）的作用下，滤泡上皮细胞以胞吞方式将碘化甲状腺球蛋白重新摄入胞质，形成胶质小泡，并与溶酶体融合，由蛋白水解酶将其分解，形成大量的四碘甲状腺原氨酸（T_4）和少量的三碘甲状腺原氨酸（T_3），即甲状腺素，经细胞基底部释放入血液（图13-2）。

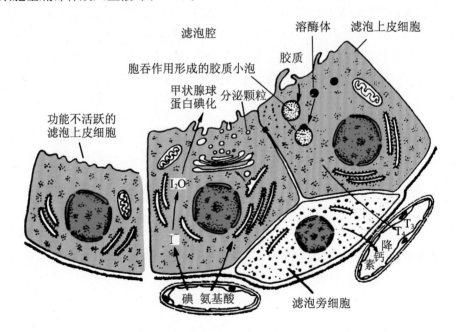

图13-2　甲状腺滤泡超微结构及激素合成与分泌模式图

甲状腺素的主要作用是促进机体新陈代谢，提高神经兴奋性，促进生长发育，尤其对婴幼儿的骨骼和中枢神经系统的发育影响较大。小儿甲状腺机能低下，不仅身材矮小，而且脑发育障碍，导致**呆小症**。成人甲状腺机能低下则引起**黏液性水肿**。甲状腺素分泌过多，则出现**甲状腺功能亢进症**。

二、滤泡旁细胞

滤泡旁细胞(parafollicular cell)数量少,位于甲状腺滤泡之间和滤泡上皮细胞之间,细胞顶端不达到滤泡腔(图 13-2)。细胞较大,多为卵圆形,HE 染色胞质着色较淡(图 13-1),故又称**亮细胞**。用镀银法染色可见其胞质内有黑色的嗜银颗粒(图 13-3)。滤泡旁细胞分泌**降钙素**(calcitonin),能促进成骨细胞的活性,使钙盐沉着于类骨质,并抑制胃肠道和肾小管吸收 Ca^{2+},从而使血钙浓度降低。

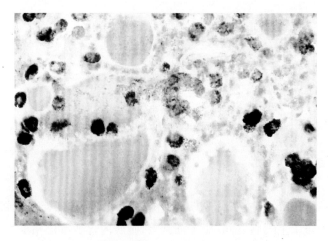

图 13-3 甲状腺光镜图 (镀银染色示滤泡旁细胞)

第二节 甲状旁腺

甲状旁腺(parathyroid gland)呈扁椭圆形,位于甲状腺两叶的背面,分上、下两对。其表面包有薄层结缔组织被膜,腺细胞排成索团状,其间有丰富的有孔毛细血管、散在的脂肪细胞及少量结缔组织。腺细胞分**主细胞**和**嗜酸性细胞**两种(图 13-4)。

一、主细胞

主细胞(chief cell)是甲状旁腺的主要细胞,细胞较小,呈多边形,HE 染色胞质着色浅。核呈圆形,位于细胞中央。主细胞分泌**甲状旁腺激素**(parathyroid hormone),主要作用于骨细胞和破骨细胞,溶解骨盐使钙入血,并能促进肠及肾小管吸收钙,从而使血钙升高。它与降钙素相互拮抗,以维持血钙的稳定。

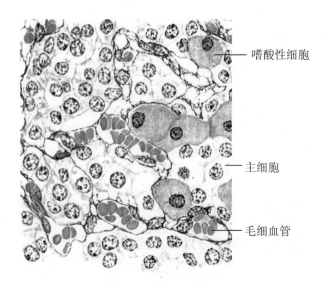

图 13-4　甲状旁腺模式图

右侧标注（从上到下）：嗜酸性细胞、主细胞、毛细血管

二、嗜酸性细胞

嗜酸性细胞(oxyphil cell)在人体从 7 岁左右开始出现,随年龄增长而增多。细胞呈多边形,单个或成群分布于主细胞之间,比主细胞大,胞质内含密集的嗜酸性颗粒,故呈强嗜酸性。用电镜检查,颗粒为线粒体。该细胞的功能不明。

第三节　肾　上　腺

肾上腺(adrenal gland)位于肾脏的上方,右侧呈三角形,左侧呈半月形。肾上腺外包有结缔组织被膜,少量结缔组织伴随血管和神经伸入实质内。肾上腺实质由周围的皮质和中央的**髓质**构成。

一、皮质

皮质构成肾上腺的大部分,由皮质细胞、血窦和少量结缔组织组成。根据皮质细胞的形态和排列方式,可将皮质由外向内分为 3 个带,即**球状带**、**束状带**和**网状带**,分别约占皮质的 15%、78% 和 7%,三者之间无明显界限(图 13-5、图 13-6)。

1. 球状带

球状带(zona glomerulosa)位于被膜下方,较薄,细胞排列成球团状。球状带细胞较小,呈锥形,核小、着色深,胞质较少,含少量脂滴,分泌**盐皮质激素**,主要是**醛固酮**,能促进肾远

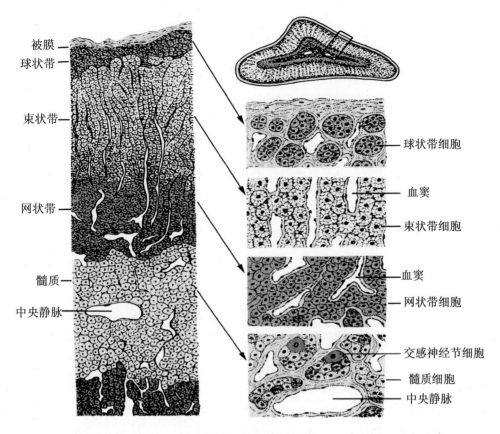

被膜
球状带
束状带
网状带
髓质
中央静脉

球状带细胞
血窦
束状带细胞
血窦
网状带细胞
交感神经节细胞
髓质细胞
中央静脉

图 13-5 肾上腺仿真图

曲小管和集合管重吸收 Na^+ 及排出 K^+（详见第十七章），以维持血容量于正常水平。

2. 束状带

束状带（zona fasciculata）位于球状带深部,最厚,细胞排列成单行或双行细胞索。束状带细胞较大,呈多边形,核较大、着色浅,胞质内富含脂滴,在 HE 染色标本上因脂滴被溶解,故胞质呈泡沫状而染色浅。束状带细胞分泌**糖皮质激素**,主要为**皮质醇**,可促使蛋白质和脂肪分解并转变成糖,此外还能抑制免疫应答及抗炎症等作用。

3. 网状带

网状带（zona reticularis）靠近髓质,细胞索相互吻合成网。网状带细胞较小,核小、着色深,胞质呈嗜酸性,内含较多脂褐素和少量脂滴。网状带细胞主要分泌**雄激素**,也分泌少量雌激素和糖皮质激素。

肾上腺皮质细胞分泌的激素均属类固醇,都具有类固醇激素分泌细胞的超微结构特点,尤其是束状带细胞更为典型。

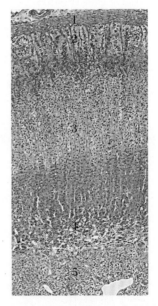

图 13-6 肾上腺光镜图 （HE 染色）
1.被膜 2.球状带 3.束状带
4.网状带 5.髓质

二、髓质

髓质位于肾上腺中央,其周围与网状带相接。腺细胞排列成索状或团状,其间为血窦和少量结缔组织,髓质中央有**中央静脉**(图 13-5)。髓质主要由**髓质细胞**组成,还有少量胞体较大、散在分布的**交感神经节细胞**。髓质细胞呈多边形,胞质呈嗜碱性,如用含铬盐的固定液固定标本,胞质内可见黄褐色的嗜铬颗粒,故又称为**嗜铬细胞**(chromaffin cell)。根据颗粒所含物质的差别,髓质细胞可分为**肾上腺素细胞**和**去甲肾上腺素细胞**。前者数量较多,约占80%,分泌**肾上腺素**;后者分泌**去甲肾上腺素**。肾上腺素的主要作用是使心率加快、心收缩力增强;去甲肾上腺素主要使血管平滑肌收缩,血压升高。嗜铬细胞的分泌活动受交感神经节前纤维支配,当人们感到恐惧、忧虑和精神紧张时,其激素分泌量增加。

第四节　垂　体

垂体(pituitary gland)为椭圆形,位于颅骨蝶鞍垂体窝内,重约 0.5 g,表面包有结缔组织被膜。垂体分**腺垂体**和**神经垂体**两部分。腺垂体分远侧部、中间部和结节部。神经垂体分漏斗和神经部,漏斗又可分为正中隆起和漏斗柄(图 13-7)。远侧部又称**垂体前叶**,神经部和中间部合称**垂体后叶**。

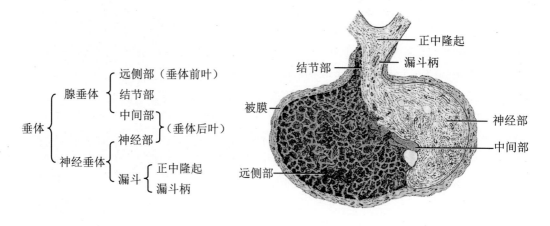

图 13-7　垂体(矢状切面)模式图

一、腺垂体

1. 远侧部

远侧部(pars distalis)是垂体的主要部分,约占垂体体积的 75%。腺细胞排列成团索状,少数围成小滤泡,其间有丰富的血窦和少量结缔组织。在 HE 染色切片中,依据腺细胞着色的差异,可将其分为**嗜酸性细胞**、**嗜碱性细胞**和**嫌色细胞** 3 种(图 13-8),其中前两种细胞又可统称为**嗜色细胞**。

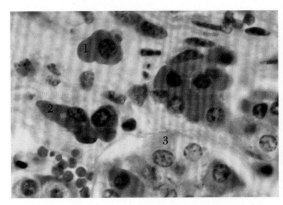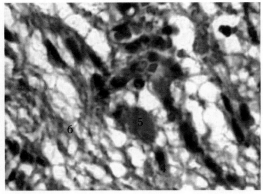

图 13-8　垂体远侧部和神经部光镜图　(HE 染色)
1.嗜酸性细胞　2.嗜碱性细胞　3.嫌色细胞　4.垂体细胞　5.赫令体　6.神经纤维

(1) **嗜酸性细胞**(eosinophils)　嗜酸性细胞约占远侧部细胞总数的 40%。细胞呈圆形或椭圆形,胞质呈嗜酸性。根据分泌激素的不同,可将嗜酸性细胞分为生长激素细胞和催乳激素细胞两种。

生长激素细胞(somatotroph)数量较多,可分泌**生长激素**(growth hormone,GH)。该激素能促进肌肉、内脏等的生长及多种代谢过程,尤其是刺激骺软骨生长而使骨增长。若生长激素分泌过多,在幼年则引起**巨人症**,在成人则引发**肢端肥大症**;若幼年时分泌不足可引起**侏儒症**。

催乳激素细胞(mammotroph)在男、女性垂体内均有,但女性较多,尤其是在分娩前期和哺乳期,细胞增多、增大,功能旺盛。该细胞分泌**催乳激素**(prolactin,PRL),能促进乳腺发育和乳汁分泌。

(2) **嗜碱性细胞**(basophil)　占远侧部细胞总数的 10%。细胞呈椭圆形或多边形,胞质呈嗜碱性。嗜碱性细胞根据分泌激素的不同又分为促甲状腺激素细胞、促肾上腺皮质激素细胞和促性腺激素细胞 3 种。

促甲状腺激素细胞(thyrotroph)分泌**促甲状腺激素**(thyroid stimulating hormone,TSH),能促进甲状腺素的合成和释放。

促肾上腺皮质激素细胞(corticotroph)分泌**促肾上腺皮质激素**(adrenocorticotropic hormone,ACTH),该激素主要促进肾上腺皮质束状带细胞分泌糖皮质激素。

促性腺激素细胞(gonadotroph)分泌**卵泡刺激素**(follicle stimulating hormone,FSH)和**黄体生成素**(luteinizing hormone,LH)。女性的卵泡刺激素促进卵泡发育,男性的卵泡刺激素刺激生精小管的支持细胞合成雄激素结合蛋白,以促进精子的发生;女性的黄体生成素促进排卵和黄体形成,男性的黄体生成素促进睾丸间质细胞分泌雄激素,故又称间质细胞刺激素(interstitial cell stimulating hormone,ICSH)(详见第十八章、十九章)。

(3) **嫌色细胞**(chromophobe cell)　嫌色细胞约占远侧部细胞总数的 50%。细胞胞体小,胞质少,对一般染料缺乏亲和力,故着色浅,细胞轮廓不清。目前认为,嫌色细胞可能是处于形成嗜色细胞的初期阶段,也有可能是嗜色细胞脱颗粒后的状态。

2. 中间部

中间部(pars intermedia)为远侧部与神经部之间的一纵行狭窄区域。人垂体中间部退化,仅占垂体体积的2%左右。中间部由嗜碱性细胞、嫌色细胞和一些大小不等的滤泡组成。滤泡由单层立方或柱状上皮细胞围成,腔内有胶质,其功能不明。某些动物中间部的嗜碱性细胞能分泌**黑素细胞刺激素**(melanocyte stimulating hormone,MSH),可促进皮肤内黑素细胞合成黑色素,并促使黑素颗粒向突起内扩散,使皮肤颜色变深。

3. 结节部

结节部(pars tuberalis)包围在神经垂体漏斗的周围,在漏斗的前方较厚,后方较薄或缺如。此部含有丰富的纵行毛细血管。腺细胞沿血管呈条索状排列,主要为嫌色细胞,也有少量嗜色细胞。

4. 腺垂体的血液循环

腺垂体的血液主要由大脑基底动脉环发出的垂体上动脉供应。垂体上动脉由结节部上端进入漏斗,在此处分支并吻合形成有孔毛细血管网,称**第一级毛细血管网**。该毛细血管网下行到结节部下端汇集形成数条**垂体门微静脉**,并下行入远侧部,再次分支并吻合,形成**第二级毛细血管网**。垂体门微静脉及其两端的毛细血管网共同构成**垂体门脉系统**(hypophyseal portal system)。远侧部的毛细血管最后汇集成小静脉,注入垂体周围的静脉窦(图13-9)。

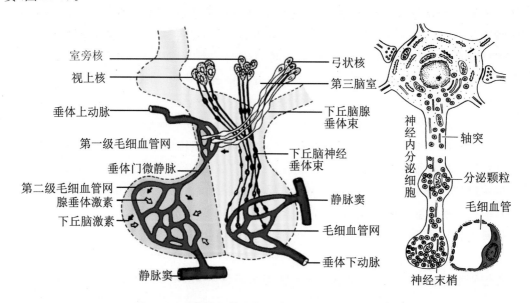

图13-9　垂体的血管分布及其与下丘脑的关系示意图

5. 下丘脑与腺垂体的关系

下丘脑的**弓状核**等神经核团的神经元具有内分泌功能,称为**神经内分泌细胞**(neuroendocrine cell)。这些细胞的轴突伸至神经垂体漏斗,构成**下丘脑腺垂体束**,细胞合成的多种激素在轴突末端释放,进入漏斗处的第一级毛细血管网,再经垂体门微静脉到远侧部的第二级毛细血管网,分别调节远侧部腺细胞的分泌活动。这些激素有促进腺细胞分泌的,称为**释放激素**(releasing hormone,RH),如生长激素释放激素(GRH)、促甲状腺激素释放激素(TRH)、促肾上腺皮质激素释放激素(CRH)、促性腺激素释放激素(GnRH)等;有抑制腺细胞分泌的,称为**释放抑制激素**(release inhibiting hormone,RIH),如生长激素释放抑制激素(又称生长抑素,SOM)、催乳激素释放抑制激素(PIH)等。因此,下丘脑通过其产生的激素经垂体门脉系统到达远侧部,从而调节腺垂体内腺细胞的分泌活动,使下丘脑和腺垂体形成一个功能整体。

二、神经垂体及其与下丘脑的关系

神经垂体主要由**神经胶质细胞**和**无髓神经纤维**组成,含有较丰富的有孔毛细血管。神经部的神经胶质细胞又称**垂体细胞**(pituicyte)(图13-8),其形状和大小不一,有的胞质内含有较多脂滴和脂褐素。垂体细胞具有支持和营养神经纤维的作用。无髓神经纤维来自下丘脑**视上核**和**室旁核**内神经内分泌细胞的轴突,它们经神经垂体的漏斗到达神经部,构成**下丘脑神经垂体束**(图13-9)。这些神经内分泌细胞合成**抗利尿激素**(antidiuretic hormone,ADH)和**缩宫素**(oxytocin,OT)。抗利尿激素主要促进肾远曲小管和集合管重吸收水,使尿液浓缩;若超过生理剂量,可导致小动脉平滑肌收缩,使血压升高,故又称**血管升压素**(vasopressin,VP)。缩宫素可引起妊娠子宫平滑肌收缩,有利于孕妇分娩,并能促进乳腺分泌。这些激素的分泌颗粒在神经内分泌细胞胞体内合成,沿轴突运送到垂体的神经部释放入毛细血管。在轴突沿途和终末,分泌颗粒常聚集成团,使轴突呈串珠状膨大,于光镜下呈现为大小不等的弱嗜酸性团块,称**赫令体**(Herring body)(图13-8),它是下丘脑激素(ADH和OT)在神经垂体内的临时贮存形式。由上可见,神经垂体通过下丘脑神经垂体束与下丘脑相连,具有贮存和释放下丘脑激素的作用。因此,下丘脑与神经垂体是一个结构与功能的整体。

第五节 松 果 体

松果体(pineal body)呈扁圆锥形,以细柄连于第三脑室顶。松果体表面包有结缔组织被膜(即软脑膜),腺实质主要由**松果体细胞**(pinealocyte)组成,此外还有**神经胶质细胞**和**无髓神经纤维**。松果体细胞与神经内分泌细胞类似,在HE染色切片中,胞体呈圆形或不规则形,核大而圆,胞质少、弱嗜碱性。在镀银染色切片中,可见细胞具有突起,短而细的突起终止在邻近细胞之间,长而粗的突起多终止在血管周围(图13-10)。在电镜下,松果体细胞具有含氮激素分泌细胞的超微结构特点。松果体细胞可合成和分泌**褪黑素**(melatonin),该激素参与调节机体的昼夜生物节律、睡眠、情绪、性成熟等生理活动。褪黑素的合成与光照密切相关,光照抑制褪黑素的分泌。成人松果体中常见**脑砂**,它是松果体细胞分泌物经钙化而成的同心圆结构,其意义不明,但当进行成人头部 X 线或 CT 检查时,因其可在底片上显影,故可作为肿瘤或其他占位性病变脑部定位的依据。

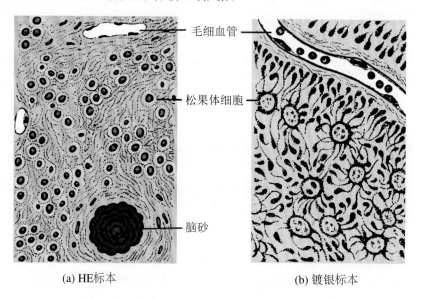

毛细血管

松果体细胞

脑砂

(a) HE标本　　　　　　　　(b) 镀银标本

图 13-10　松果体模式图

第六节　弥散神经内分泌系统

　　除上述内分泌腺外,机体内有许多散在分布的内分泌细胞,这些细胞都能合成和分泌胺,并且它们是通过摄取胺前体(氨基酸)经脱羧后产生胺的,故把这些细胞称为**摄取胺前体脱羧细胞**(amine precursor uptake and decarboxylation cell,APUD 细胞)。随着研究的深入,后来发现许多 APUD 细胞不仅产生胺,而且还产生肽,有的细胞则只产生肽;并且发现神经系统内的许多神经元也合成和分泌与 APUD 细胞分泌物相同的胺和(或)肽类物质,它们在生理、生化和形态等方面关系密切。因而,有学者提出,将这些具有分泌功能的神经元和 APUD 细胞一起统称为**弥散神经内分泌系统**(diffuse neuroendocrine system,DNES)。目前,已经明确属于这一系统的细胞有 50 余种。DNES 把神经系统和内分泌系统两大调节系统统一起来,构成一个整体,共同完成调控机体生理活动的功能。

临床知识与实验进展

碘与人体疾病

碘是人体必需的一种微量元素,碘缺乏和碘过量均可对健康造成损害。成人碘缺乏时,会患甲状腺肿(俗称大脖子病)、甲状腺功能减退、智能和体能低下等病症。儿童和青春期碘缺乏会影响其骨骼、肌肉、神经和生殖系统的生长发育。孕产妇碘缺乏会影响胎儿的脑发育,严重者还会引起流产、胎儿畸形和死亡。婴幼儿碘缺乏易患"克汀病"(也叫呆小症)。

长期碘摄入量过高或一次性摄入过高剂量的碘也会对甲状腺功能造成不良影响。过量碘危害最常见的公共卫生问题为高碘甲状腺肿,此外还有甲状腺功能亢进、甲状腺功能低下、自身免疫性甲状腺疾病等。另外,国内外均有研究发现高碘摄入也可引起脑发育落后、学习记忆功能减退和智力损伤。

(伍雪芳)

第十四章
消 化 管

阅读与思考

　　20世纪80年代之前,人们对胃炎、胃溃疡等胃部疾病的发病机制并不清楚,澳大利亚医生沃伦(Robin Warren)和马歇尔(Barry Mashall)提出胃炎和胃溃疡是由细菌引起的。传统的观点认为,在胃液这种强酸性环境里,根本不适宜细菌生长,因此他们的观点并不被认同。为了验证自己的假说,马歇尔在经过30多次失败后,终于成功地培养出了幽门螺杆菌,并决定自己充当实验志愿者,以身试菌。实验开始后,他先吃了几片抑制胃酸分泌的西咪替丁,然后喝下了含有数以亿计新鲜幽门螺杆菌的培养液,5天后,他患上了胃炎,并发现自己的胃里充满了幽门螺杆菌。马歇尔用自己的身体做试验,第一次成功地证实了幽门螺杆菌能诱发胃炎。马歇尔大胆质疑和勇于献身的科学精神是所有科研工作者的楷模。1994年,世界卫生组织将幽门螺杆菌列为胃癌的一类致癌因子。2005年,马歇尔和沃伦因其在幽门螺杆菌与胃病方面的重大发现被授予诺贝尔生理学或医学奖。

消化系统(digestive system)由消化管和消化腺组成,具有消化食物、吸收营养物质和排出食物残渣及部分代谢产物的作用。消化管(digestive tract)是一条连续性管道,包括口腔、咽、食管、胃、小肠、大肠和肛门(图14-1)。此外,消化管上皮及所黏附的黏液是重要的物理性屏障,在固有层和黏膜下层的结缔组织含有弥散的免疫细胞,甚至可见淋巴组织,对病原微生物等有害物质具有重要的免疫防御作用。消化管黏膜内还含有丰富的内分泌细胞,对消化液的分泌起到调节作用。

第一节 消化管壁的一般结构

消化管(digestive tube)的管壁结构既具有某些共同的分层规律:除口腔与咽外,消化管壁自内向外分为黏膜、黏膜下层、肌层和外膜(图14-2),又各具有与其功能相适应的特点。

一、黏膜

黏膜(mucosa)是消化管完成消化、吸收功能的最重要结构,也是消化管各段中结构差异最大、功能最重要的部分,由上皮、固有层和黏膜肌层组成。

1. 上皮

消化管的两端(口腔、咽、食管及肛门)为复层扁平上皮,对咀嚼、运输和排泄食物残渣等产生的机械摩擦有保护作用。中段(胃、肠)为单层柱状上皮,以消化吸收功能为主。上皮与管壁内的腺体相连续,在上皮细胞的间隙,可有散在分布的淋巴细胞。

2. 固有层

固有层(lamina propria)为疏松结缔组织,纤维较细密,内含丰富的血管、淋巴管、神经、淋巴组织、腺体和少量散在分布的平滑肌纤维。

3. 黏膜肌层

黏膜肌层(muscularis mucosa)为薄层平滑肌,其收缩可促进黏膜活动,利于营养物质的吸收,血液、淋巴的流动和固有层腺体分泌物的排出。

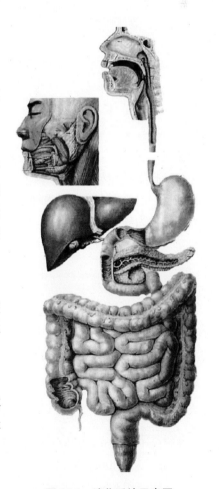

图 14-1 消化系统示意图

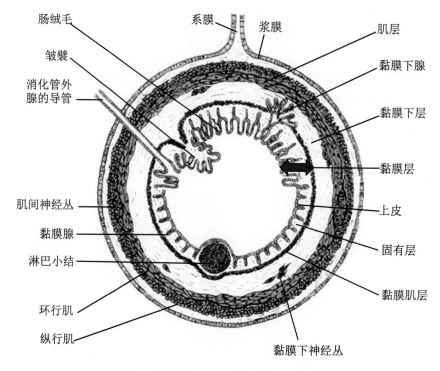

图 14-2 消化管壁一般结构模式图

二、黏膜下层

黏膜下层(submucosa)为连接黏膜和肌层的较致密的结缔组织,内含小动脉、小静脉、淋巴管和黏膜下神经丛,后者可调节黏膜肌层的平滑肌的收缩和腺体分泌。在食管及十二指肠的黏膜下层分别有食管腺和十二指肠腺。黏膜与部分黏膜下层共同向管腔内突出形成的皱褶突起称为**皱襞**(plica)。

三、肌层

肌层(muscularis)一般分内环行、外纵行两层排列,胃肌层较厚,一般由 3 层平滑肌构成。消化管的两端为骨骼肌,中段为平滑肌。其间有肌间神经丛,结构与黏膜下神经丛相似,可调节肌层的运动。肌层的收缩和舒张有利于消化管内食物与消化液的充分混合。

四、外膜

外膜(adventitia)为消化管最外层。仅由疏松结缔组织构成的,称为**纤维膜**(fibrosa),其与周围组织无明确界限,起着与周围器官联系固定的作用,主要分布于食管和大肠末段。由疏松结缔组织和间皮共同组成的,称为**浆膜**(serosa),其表面光滑,见于腹膜内位的胃、大部分小肠与大肠,利于消化管的蠕动。

第二节 口 腔 与 咽

口腔为消化管的起始部位,具有磨碎食物、进行初步消化和感受味觉等功能。

一、口腔黏膜

口腔黏膜(mucous membrane)由上皮和固有层组成,无黏膜肌层。固有层深部和黏膜下层结缔组织中有散在的黏液性和浆液性的小唾液腺,如唇腺、舌腺等。其分泌物涂布于黏膜表面,保持黏膜的湿润,也有一定的消化作用。

二、舌

舌(tongue)具有感受味觉、搅拌食物和辅助发音等功能。舌由表面的黏膜和深部的舌肌组成。黏膜由复层扁平上皮与固有层组成。舌背部黏膜形成许多乳头状隆起,称为舌乳头(lingual papillae),根据形态结构和分布,主要分为3种(图14-3、图14-4)。

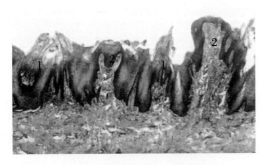

图 14-3 舌乳头光镜图
1.丝状乳头 2.菌状乳头

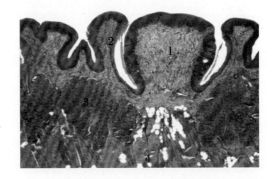

图 14-4 舌轮廓乳头光镜图
1.轮廓乳头 2.菌状乳头 3.浆液性腺 4.骨骼肌

1. 丝状乳头

丝状乳头(filiform papillae)数量最多,遍布于舌背,上舌尖较多。乳头呈小圆锥形,浅层上皮细胞角化脱落,混合食物残留物和唾液形成舌表面的舌苔。

2. 菌状乳头

菌状乳头(fungiform papillae)数量较少,散在分布于丝状乳头之间,舌尖和舌缘较多。乳头呈蘑菇状,表面为未角化的复层扁平上皮,内有少量**味蕾**(taste bud)。

3. 轮廓乳头

轮廓乳头（circumvallate papillae）位于舌界沟前方,有 7～12 个,形体较大,其顶端平坦,乳头周围的黏膜凹陷形成深沟环绕,沟两侧上皮内含较多味蕾。导管开口于沟底。味腺位于固有层内,属浆液性腺,分泌稀薄的液体,可不断冲洗味蕾表面的食物残渣,利于感受新鲜味觉的刺激。

4. 味蕾

味蕾主要分布于菌状乳头和轮廓乳头的上皮内(图 14-5),软腭、会厌及咽部等上皮内也有少量散在分布,成人约有 3 000 个。味蕾呈卵圆形,是上皮分化形成的特殊结构,顶端有很

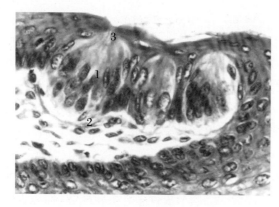

图 14-5 味蕾
1.味细胞　2.基细胞　3.味孔

小的味孔。每个味蕾由味细胞、支持细胞和基细胞 3 种细胞构成。味细胞为感觉性上皮细胞,呈梭形,着色较浅,在电镜下顶部有微绒毛伸入味孔,胞质含突触小泡样颗粒,基底面有味觉神经末梢包绕形成突触。支持细胞也呈梭形,着色稍深,可分泌无定形物质涂于味孔表面,微绒毛浸于其中。基细胞是未分化细胞,可分化为其他味蕾细胞。味蕾是味觉感受器,舌不同部位的味蕾对甜、咸、酸、苦等味觉的敏锐性各不相同。

三、牙

牙(tooth)分 3 部分,暴露在口腔内的为**牙冠**,埋在牙槽骨内的为**牙根**,两者交界部为**牙颈**。牙中央有**牙髓腔**(内含牙髓),开口于牙根底部的为**牙根孔**。牙的组织结构是由 3 种坚硬钙化的组织——**牙本质**、**釉质**、**牙骨质**和牙髓软组织构成。而包在牙根外周的牙周膜、牙槽骨骨膜及牙龈则统称牙周组织(图 14-6)。

1. 牙釉质

牙釉质(enamel)包在牙冠部的牙本质表面,主要成分为羟基磷灰石结晶,是人体最坚硬的结构。釉质由釉柱和极少量的釉柱间质构成。釉柱呈棱柱状,从与牙本质交界处向牙冠表面呈放射状紧密排列,贯穿釉质全层。间质是釉柱之间钙化的粘连物质。

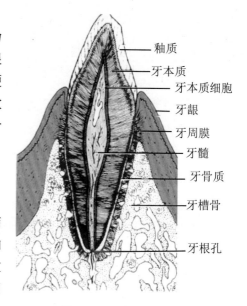

釉质
牙本质
牙本质细胞
牙龈
牙周膜
牙髓
牙骨质
牙槽骨
牙根孔

图 14-6 牙齿结构模式图

2. 牙本质

牙本质(dentine)包绕着牙髓腔,构成牙的主
体。硬度比牙釉质低而比牙骨质高。牙本质由**牙本质小管**(dentinal tudule)与间质构成。
牙本质小管从牙髓腔面向周围放射状排列,贯穿整个牙本质,越向周边越细,且有分支吻合。
牙本质的内表面有一层**成牙质细胞**(odontoblast),胞体位于牙本质的牙髓腔面,突起伸入牙
本质小管,称为**牙本质纤维**(dentinal fiber)。牙本质小管之间为间质,由胶原原纤维与钙化
的基质组成。牙本质对冷、痛、触觉刺激较敏感,成牙质细胞周围有感觉神经末梢包绕,其突
起可能有感受作用,并将信息传给牙髓内的神经末梢。

3. 牙骨质

牙骨质(cementum)包在牙根部的牙本质外面,结构与骨组织相似,由细胞与钙化的细
胞外基质构成,不形成骨单位。

4. 牙髓

牙髓(dental pulp)位于牙髓腔,由疏松结缔组织构成,内含自牙根孔进入的血管、淋巴
管和神经纤维,故牙髓感受敏锐,在发炎时易引起剧烈疼痛。

5. 牙周膜

牙周膜(peridental membrane)牙周膜为分布于牙根与牙槽骨之间的致密结缔组织,内
含较粗的胶原纤维束,起牢固连接的作用。老年人的牙周膜常常萎缩,引起牙松动或脱落。

6. 牙龈

牙龈(gingiva)牙龈是包绕牙颈部的口腔黏膜,由复层扁平上皮及固有层组成。具有保
护牙齿、牙槽骨和牙周膜的作用。随着人年龄的增长,牙龈常萎缩致牙颈外露。

四、咽

咽是消化管和呼吸道的交叉部位,分为口咽、鼻咽和喉咽,其结构如下:

1. 黏膜

黏膜由上皮和固有层组成,无黏膜肌层。口咽处为未角化的复层扁平上皮,鼻咽与喉咽
主要为假复层纤毛柱状上皮,内含杯状细胞。固有层的结缔组织内有黏液腺或混合腺,并含
丰富的淋巴组织,在鼻咽后壁处集中形成咽扁桃体,深部有一层弹性纤维。

2. 肌层

肌层为内纵行及外斜行或环行的骨骼肌,其间可有黏液腺。

3. 外膜

外膜又称纤维膜。

第三节 食 管

食管是将食物从口腔运输到胃的管道，腔面有纵行皱襞，食物通过时皱襞消失。食管壁的结构也由黏膜、黏膜下层、肌层和外膜4层组成（图14-7、图14-8）。

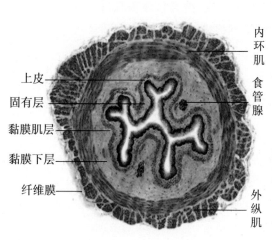

图 14-7 食管模式图

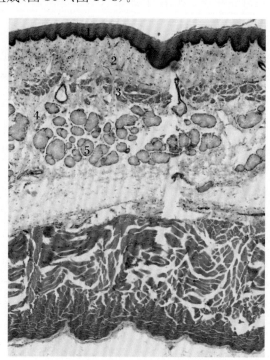

图 14-8 食管光镜图 （HE 染色）

1.上皮 2.固有层 3.黏膜肌层
4.黏膜下层 5.食管腺腺泡

一、黏膜

1. 上皮

上皮为未角化的复层扁平上皮（图14-7、图14-8），可耐受粗糙食物的摩擦，起到保护作用。食管下端的复层扁平上皮在胃贲门处突然转变为单层柱状上皮，是食管癌的易发部位。

2. 固有层

固有层为结缔组织，内有食管腺导管通过。

3. 黏膜肌层

黏膜肌层为一层纵行平滑肌束。

二、黏膜下层

黏膜下层为疏松结缔组织,内含食管腺(esophageal gland)为黏液性腺,其分泌物经导管排入食管腔,起润滑作用。食管腺周围常有较密集的淋巴细胞及浆细胞,甚至淋巴小结。

三、肌层

肌层由内环行、外纵行两层肌纤维构成。食管上 1/3 段为骨骼肌,食管下 1/3 段为平滑肌,食管中 1/3 段则两者兼有。

四、外膜

外膜为纤维膜,与周围组织分界不清。

第四节　胃

胃(stomach)是囊状器官,可贮存食物,初步消化蛋白质,并吸收部分水、无机盐和醇类。

一、黏膜

黏膜面有若干纵行皱襞,充盈时皱襞几乎消失。黏膜表面有许多浅沟,将黏膜分成许多胃小区(gastric area)。黏膜表面上皮下陷形成胃小凹(gastric pit)。每个胃小凹底部是3~5条胃腺的共同开口(图 14-9、图 14-10)。

1. 上皮

上皮为单层柱状,主要由表面黏液细胞组成,其间夹杂少量内分泌细胞。表面黏液细胞的核呈椭圆形,位于基部。顶部胞质充满黏原颗粒,在 HE 染色切片中被溶解消失而着色浅淡,相邻细胞间有紧密连接。表面黏液细胞可分泌不溶性碱性黏液,覆盖在上皮表面,与其紧密连接共同构成胃黏膜屏障。表面黏液细胞不断脱落,由胃小凹底部的干细胞增殖补充,2~6 天更新一次。正常胃上皮中不含有杯状细胞,如果出现了这种细胞,病理学称此现象为胃的肠上皮化生,可为胃癌的前期表现。

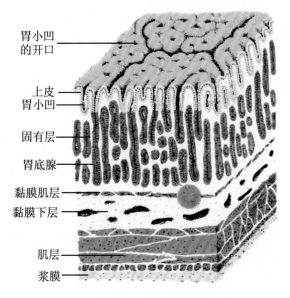

图 14-9　胃底与胃体立体结构模式图

胃小凹的开口
上皮
胃小凹
固有层
胃底腺
黏膜肌层
黏膜下层
肌层
浆膜

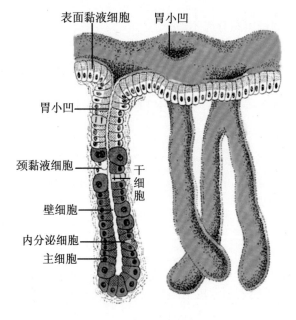

图 14-10　胃底腺结构模式图

表面黏液细胞　胃小凹
胃小凹
颈黏液细胞
干细胞
壁细胞
内分泌细胞
主细胞

2. 固有层

结缔组织内除较多的成纤维细胞、淋巴细胞及一些浆细胞、肥大细胞、嗜酸性粒细胞外，还有大量紧密排列的胃腺，结缔组织相对较少，腺腔和腺与腺之间的结缔组织有时不易区分。根据所在部位和结构可分为胃底腺、贲门腺和幽门腺。

（1）胃底腺(fundic gland)　又称**泌酸腺**(oxyntic gland)，分布于胃底和胃体部，为分支管状腺，是胃黏膜中数量最多、功能最重要的腺体。由主细胞、壁细胞、颈黏液细胞、干细胞和内分泌细胞组成(图 14-11)。

① **主细胞**（chief cell）又称**胃酶细胞**（zymogenic cell），数量最多，越接近贲门部的胃底腺主细胞越多，多分布于腺的下半部。细胞呈柱状，核圆形，位于基部。基部胞质呈强嗜碱性，顶部胞质内充满粗大**酶原颗粒**，但在普通固定染色的标本上，颗粒多溶失，使该部位成泡沫状。在电镜下，主细胞具有典型的蛋白质分泌细胞的超微结构特点，核周有大量粗面内质网和发达的高尔基复合体，顶部有膜包颗粒。主细胞分泌胃蛋白酶原（pepsinogen），经盐酸激活后可转变成有活性的胃蛋白酶，初步分解蛋白质。

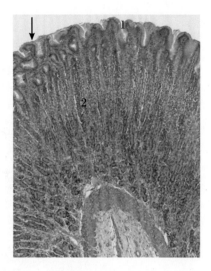

图 14-11　胃黏膜光镜图（低倍）　（HE 染色）

↓ 表面黏液细胞　1. 胃小凹　2. 胃底腺

② **壁细胞**（parietal cell）又称**泌酸细胞**（oxyntic cell），多分布于腺的上半部（图 14-10、图 14-12），越接近幽门部的胃底腺壁细胞越多。细胞体积大，呈圆锥形或三角形，核圆居中，偶见双核，胞质呈强嗜酸性。在电镜下，壁细胞游离面的胞膜向胞质内陷，形成迂曲分支的小管，称细胞内分泌小管（intracellular secretory canaliculus），其管壁的质膜向管腔内突出形成许多微绒毛，增加了表面积。分泌小管周围有许多表面光滑的管、泡，称微管泡（tubulovesicule），其膜结构与分泌小管相同。胞质内还有极丰富的线粒体（为离子转运提供能量），少量粗面内质网、高尔基复合体、微丝、微管等。

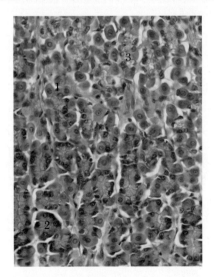

图 14-12　胃黏膜光镜图　（HE 染色）

1. 壁细胞　2. 主细胞　3. 颈黏液细胞

壁细胞的细胞内分泌小管和微管泡的结构可随细胞功能状态的不同而改变（图 14-13）。在分泌期，分泌小管微绒毛增多、增长，微管泡数量减少；在静止期，分泌小管微绒毛短而稀疏，微管泡却十分发达。故这两种结构可互相转化，微管泡实际上是分泌小管膜的储备形式。

壁细胞的主要功能是合成和分泌盐酸。分泌小管膜中含有大量质子泵（及 H^+、K^+-ATP 酶）和 Cl^- 通道，能分别把壁细胞内形成的 H^+ 和从血液中摄取的 Cl^- 输入小管，两者结合成盐酸后进入腺腔，壁细胞内丰富的线粒体为这一耗能过程提供 ATP。盐酸能激活胃蛋白酶原变为胃蛋白酶，并为其活性提供所需的酸性环境，对食物蛋白质进行初步分解。盐酸还有杀菌作用。人的壁细胞还可以分泌一种糖蛋白——内因子（intrinsic factor），它在胃腔内与食物中的维生素 B_{12} 结合成复合物，使维生素 B_{12} 在肠道内不被酶分解，并能促进回肠对维生素 B_{12} 的吸收，供红细胞生成所需。如内因子缺乏，维生素 B_{12} 吸收障碍，可出现恶性贫血。

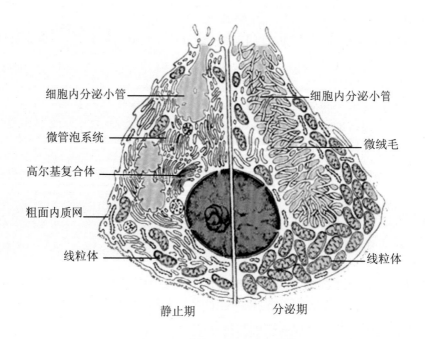

细胞内分泌小管　　　　　　细胞内分泌小管

微管泡系统　　　　　　　　微绒毛

高尔基复合体

粗面内质网

线粒体　　　　　　　　　　线粒体

静止期　　　　　分泌期

图 14-13　壁细胞超微结构模式图

③ **颈黏液细胞**(mucous neck cell)　位于胃底腺顶部(图 14-10),数量少。胞体呈楔形夹在其他细胞之间,核扁平,位于基底,顶部胞质充满黏原颗粒,其分泌物为可溶性酸性黏液。

④ **干细胞**(stem cell)　存在于从胃底腺顶部至胃小凹(图 14-10)深部一带,在普通制备的标本中不易辨认,可分化为表面黏液细胞和其他胃底腺细胞。

⑤ **内分泌细胞**　主要为 ECL 细胞和 D 细胞。ECL 细胞分泌的组胺主要作用于邻近的壁细胞,强烈促进其泌酸功能。D 细胞分泌的生长抑素既可直接抑制壁细胞的功能,又可通过抑制 ECL 细胞而间接地作用于壁细胞,降低壁细胞的泌酸能力。

(2) **贲门腺**(cardiac gland)　位于近贲门部宽 1～3 cm 的区域,贲门腺为黏液性腺,可分泌黏液和溶菌酶。

(3) **幽门腺**(pyloric gland)　分布于幽门部宽 4～5 cm 的区域,幽门腺为黏液性腺,可有少量壁细胞。幽门腺中还有很多 G 细胞,产生胃泌素(gastrin),可刺激壁细胞分泌盐酸,还能促进胃肠黏膜细胞增殖,使黏膜增厚。

以上 3 种腺体的分泌物混合,统称胃液。成人每日分泌量为 1.5～2.5 L,pH 为 0.9～1.5,除含有盐酸、胃蛋白酶、黏蛋白外,还有大量水、NaCl、KCl 等。

3. 黏膜肌层

黏膜肌层由内环行、外纵行两层平滑肌组成。

黏液-碳酸氢盐屏障　胃上皮表面覆盖的黏液层厚 0.25～0.5 mm,主要由不溶性的黏液凝胶组成,内含大量的 HCO_3^-,可防止胃酸和蛋白酶对黏膜自身消化及阻止离子通透。如该屏障的机制遭到破坏,胃壁可被胃酸和蛋白酶消化而形成胃溃疡。

二、黏膜下层

黏膜下层为较致密的结缔组织,内含粗大的血管、淋巴管和神经。胃溃疡侵犯至此层时,可使血管破裂,出现大出血症状。

三、肌层和外膜

肌层较厚,可分为内斜行、中环行和外纵行 3 层平滑肌。环行肌在贲门和幽门部增厚,分别形成贲门括约肌和幽门括约肌。外膜为浆膜。

第五节　小　肠

小肠(small intestine)是消化吸收的主要部位,分为十二指肠、空肠和回肠 3 段。

一、黏膜

小肠腔面的**皱襞**可分为环形、半环形或螺旋状走行,在十二指肠末段和空肠头段最发达,向下逐渐减少、变矮,至回肠中段以下基本消失。黏膜表面有许多细小的**肠绒毛**(图14-14～图 14-18),是由上皮和固有层向肠腔突起而成,形状不一,以十二指肠和空肠头段最发达。绒毛于十二指肠呈宽大的叶状,于空肠如长指状,于回肠则为短的锥形。环行皱襞和肠绒毛使小肠内表面积扩大20～30 倍。绒毛根部的上皮和下方固有层中的肠腺上皮相连续,小肠腺(small intestinal gland)又称利伯屈恩隐窝(crypts of Lieberkuhn),呈单管状,直接开口于肠腔。

1. 上皮

上皮为单层柱状,绒毛部上皮由吸收细胞、杯状细胞和少量内分泌细胞组成。小肠腺上皮除上述 3 种细胞外,还有帕内特细胞(Paneth cell)和干

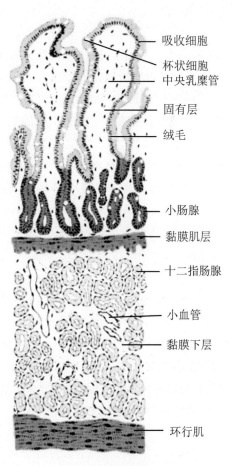

吸收细胞
杯状细胞
中央乳糜管
固有层
绒毛

小肠腺
黏膜肌层
十二指肠腺

小血管
黏膜下层

环行肌

图 14-14　十二指肠模式图

细胞。

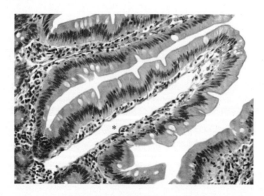

图 14-15　小肠绒毛光镜图

（1）吸收细胞（absorptive cell）　呈高柱状，数量最多，核椭圆形，位于基部。细胞游离面光镜下有明显的纹状缘（图 14-15），在电镜下，纹状缘由大量密集而规则排列的微绒毛构成。每个吸收细胞有 2 000～3 000 根微绒毛，可使细胞游离面面积扩大约 20 倍。微绒毛表面有一层吸收细胞产生的糖蛋白形成的细胞衣，其中含有双糖酶、肽酶、胰蛋白酶、胰淀粉酶等，可消化糖类和蛋白质，以利于营养物质的吸收，故细胞衣是消化吸收的重要部位。胞质内有丰富的滑面内质网和高尔基复合体，可将细胞吸收的脂类物质结合形成乳糜颗粒，然后在细胞侧面释入细胞间隙，经基膜进入中央乳糜管。相邻细胞侧面顶部有完善的紧密连接，可阻止肠腔内物质由细胞间隙进入组织，保证选择性吸收的进行。除消化吸收作用外，吸收细胞也参与分泌性免疫球蛋白 A（sIgA）的释放过程。十二指肠和空肠上段的吸收细胞还向肠腔分泌肠激酶（enterokinase），可以激活胰腺分泌的胰蛋白酶原，使之转变为具有活性的胰蛋白酶。

（2）杯状细胞（goblet cell）　散在分布于吸收细胞间，其数量从十二指肠至回肠末端逐渐增多。其分泌的黏液可润滑和保护上皮。

（3）帕内特细胞（Paneth cell）　帕内特细胞是小肠腺的特征性细胞，分布于小肠腺底部，常三五成群。细胞呈锥形，核卵圆位于基部，顶部胞质含有粗大嗜酸性颗粒。在电镜下，细胞基部有较多粗面内质网，核上方高尔基复合体较大，分泌颗粒内含有防御素（defensin，又称隐窝素（cryptdin））和溶菌酶，可杀灭肠道微生物，使得小肠内环境不适宜细菌生存，因此帕内特细胞是一种具有免疫功能的细胞。

（4）内分泌细胞　种类很多（表 14-1），其中 I 细胞产生胆囊收缩素-促胰酶素（cholecystokinin-pancreozymin，CCK-PZ），兼有促进胰腺腺泡分泌胰酶和促进胆囊收缩、胆汁排出的作用。S 细胞产生促胰液素（secretin），可刺激胰导管上皮细胞分泌水和碳酸氢盐，导致胰液分泌量剧增。

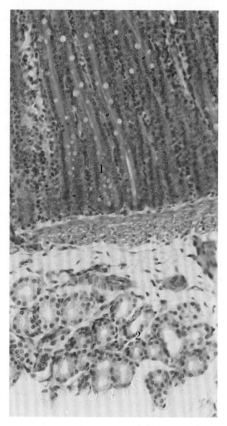

图 14-16　十二指肠光镜图　（HE 染色）
1.小肠腺　2.十二指肠腺

表 14-1 主要的胃肠内分泌细胞

细胞名称	分布部位		分泌物	主要作用
	胃	肠		
D	大部	小肠、结肠	生长抑制	抑制其他内分泌细胞和壁细胞
EC	大部	小肠、结肠	5-羟色胺 P物质	促进胃肠运动 促进胃肠运动、胃液分泌
ECL	胃底腺		组胺	促进胃酸分泌
G	幽门腺	十二指肠	胃泌素	促进胃酸分泌、黏膜细胞增殖
I		十二指肠、空肠	缩胆囊素-促胰酶素	促进胰液分泌、胆囊收缩
K		十二指肠、空肠	抑胃肽	促进胰岛素分泌
Mo		十二指肠、空肠	胃动素	参与控制胃肠的收缩节律
N		回肠	神经降压素	抑制胃酸分泌和胃运动
PP	大部	小肠、结肠	胰多肽	抑制胰液分泌、松弛胆囊
S		十二指肠、空肠	促胰液素	促进胰岛管分泌水和 HCO_3^-

(5) 干细胞 位于小肠腺下半部,胞体较小,呈柱状。细胞不断增殖、分化、向上迁移,补充在绒毛顶端脱落的吸收细胞和杯状细胞。干细胞也可分化为帕内特细胞和内分泌细胞。绒毛上皮的更新周期为 3～6 天。

2. 固有层

固有层为疏松结缔组织,含有丰富的淋巴细胞、浆细胞、巨噬细胞、嗜酸性粒细胞和肥大细胞等。绒毛中轴的结缔组织内,有 1～2 条纵行毛细淋巴管,称**中央乳糜管**(central lacteal)(图 14-15),其以盲端起始于绒毛顶部,向下穿过黏膜肌进入黏膜下层形成淋巴管丛,其管壁仅为一层内皮,内皮细胞间隙宽,无基膜,通透性大,乳糜微粒易进入其内转运。中央乳糜管周围有丰富的有孔毛细血管网,可将肠上皮吸收的葡萄糖、氨基酸等吸收入血。绒毛内还有散在平滑肌纤维,其收缩促进绒毛运动。固有层内还含有大量淋巴组织,在十二指肠多为弥散淋巴组织,空肠多为**孤立淋巴小结**,在回肠多为**集合淋巴小结**,可穿过黏膜肌层抵达黏膜下层。

3. 黏膜肌层

黏膜肌层由内环行和外纵行两层平滑肌组成。

二、黏膜下层

黏膜下层为较致密结缔组织,含较多血管、淋巴管和神经。十二指肠的黏膜下层内有十二指肠腺(duodenal gland)(图 14-14、图 14-16),为复管泡状,其导管穿过黏膜肌开口于小肠腺底部。十二指肠腺为黏液腺,可分泌黏稠的碱性黏液,pH 为 8.2~9.3,保护十二指肠黏膜免受胃酸侵蚀。

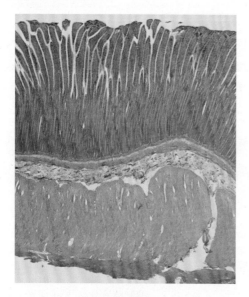 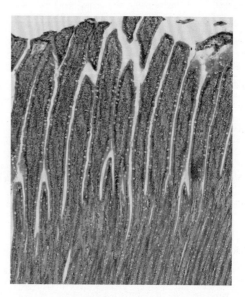

图 14-17　空肠光镜图　(HE 染色)　　　图 14-18　空肠绒毛光镜图　(HE 染色)

　　小肠上皮及腺体的分泌物统称小肠液,成人每日分泌量为 1~3 L,pH 约为 7.6,除含上述分泌物外,还含有大量水、NaCl 和 KCl 等。

三、肌层和外膜

　　肌层由内环行和外纵行两层平滑肌组成。外膜除部分十二指肠后壁为纤维膜外,余均为浆膜。

第六节　大　　肠

　　大肠由盲肠、阑尾、结肠、直肠和肛管组成,主要功能是吸收水分、维生素和电解质,将食物残渣形成粪便排出。

一、盲肠、结肠与直肠

盲肠、结肠与直肠的组织学结构基本相同。

1. 黏膜

黏膜表面光滑,无绒毛,在结肠带之间的横沟处有半月形皱襞,在直肠下段有三个横行的皱襞（直肠横襞）。上皮为单层柱状，由吸收细胞和杯状细胞组成，杯状细胞数量多，分泌黏液（图14-19、图14-20），有润滑作用，利于粪便排出。固有层内有大量的大肠腺，呈单管状，较粗、直，含吸收细胞、大量杯状细胞、少量干细胞和内分泌细胞，无帕内特细胞。固有层内还可见孤立淋巴小结。黏膜肌层有内环行、外纵行两层平滑肌。

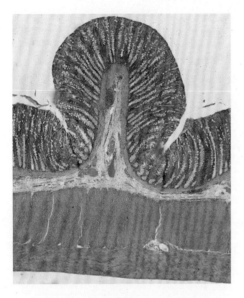

图 14-19 大肠光镜图 （HE 染色）

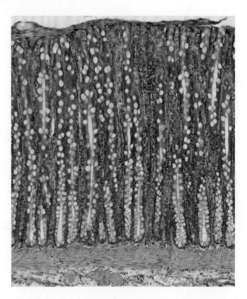

图 14-20 大肠黏膜光镜图 （HE 染色）

2. 黏膜下层

疏松结缔组织内有较大的血管、淋巴管、神经及成群脂肪细胞。

3. 肌层

肌层由内环行和外纵行两层平滑肌组成。外纵行肌局部增厚形成3条**结肠带**。

4. 外膜

在盲肠、横结肠、乙状结肠为浆膜；在升结肠与降结肠的前壁为浆膜，后壁为纤维膜；在直肠上1/3段的大部，中1/3的前部为浆膜，余为纤维膜。外膜结缔组织中常有由脂肪细胞聚集构成的脂肪垂。

二、阑尾

阑尾的管腔小而不规则，大肠腺短而少，无绒毛。固有层内有极丰富的淋巴组织，大量淋巴小结可连续成层，并突入黏膜下层，致使黏膜肌层不完整。肌层很薄，外覆浆膜（图14-21）。阑尾是免疫器官，青年时期淋巴组织发达，至老年逐渐退化。

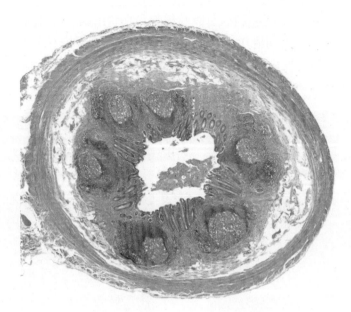

图 14-21　阑尾光镜图　（HE 染色）

第七节　消化管的淋巴组织

消化管与体外环境直接相通,各种细菌、病毒、寄生虫(卵)等病原微生物易于进入。它们大多被胃酸、消化酶以及帕内特细胞分泌的防御素和溶菌酶所破坏,其余或以原形排出体外,或受到消化管淋巴组织的免疫抵御。消化管淋巴组织主要包括黏膜淋巴小结(尤以咽、回肠和阑尾处发达),固有层中弥散分布的淋巴细胞、浆细胞、巨噬细胞和树突状细胞等。消化管淋巴组织能接受消化管内病原微生物的抗原刺激,主要通过产生和向消化管腔分泌免疫球蛋白作为应答。

第八节　胃肠的内分泌细胞

在胃、小肠和大肠的上皮及腺体中散布着 40 余种内分泌细胞,尤以胃幽门部和十二指肠上段为多(表 14-1)。由于胃肠道黏膜面积巨大,这些细胞的总量超过所有内分泌腺腺细胞的总和。因此,从某种意义上,胃肠是体内最大、最复杂的内分泌器官,所分泌的激素主要协调胃肠道自身的消化吸收功能,也参与调节其他器官的生理活动。

胃肠的内分泌细胞大多单个夹于其他上皮细胞之间,呈不规则的锥形。基底部附于基膜,并可有基底侧突与邻近细胞相接触。胞质中含一些粗面内质网和高尔基复合体,底部有大量分泌颗粒,分泌颗粒的大小、形状与电子密度依细胞种类而异(图 14-22)。根据细胞游离面是否达到腔面,内分泌细胞可分为两种类型:① 开放型:细胞游离而有微绒毛伸达管腔,对管腔内食物和 pH 等化学信息有较强感受性,从而引起其内分泌活动的变化。② 封闭型:细胞游离面被相邻细胞覆盖而未伸达管腔面,主要受胃肠运动的机械刺激或其他激素的调节而改变其内分泌状态。分泌颗粒含肽和(或)胺类激素,多在细胞基底释出,经血循环运送并作用于靶细胞。少数激素直接作用于邻近细胞,以旁分泌方式调节靶细胞的生理功能。在 HE 染色切片上,内分泌细胞不易辨认,目前主要用免疫组织学和电子显微镜观察显示这些。

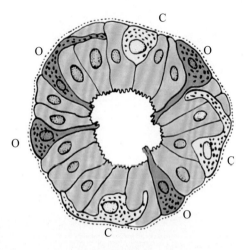

图 14-22 内分泌细胞示意图
表示开放型(O)与封闭型(C)内分泌细胞

临床知识与实验进展

　　慢性萎缩性胃炎炎症改变并不明显,主要是胃黏膜的萎缩性变化。胃黏膜萎缩变薄,腺体减少或消失。临床上可有胃内游离盐酸减少或缺乏、消化不良,上腹不适或钝痛、贫血等症状。早在 1973 年,**Strickland** 等根据萎缩性胃炎血清免疫学检查与胃内病变的分布,将其分为 A 型与 B 型两个独立的类型。A 型萎缩性胃炎病变主要见于胃体部,多呈弥漫性分布,胃窦黏膜一般正常,血清壁细胞抗体阳性,血清胃泌素增高,胃酸和内因子分泌减少或缺乏,易发生恶性贫血,又称自身免疫性胃炎。B 型萎缩性胃炎病变多见于胃窦部,呈多灶性分布,血清壁细胞抗体阴性,血清胃泌素多正常,胃酸分泌正常或轻度减低,无恶性贫血,较易并发胃癌,这是一种单纯性萎缩性胃炎。此后,**Glass** 将同时累及胃窦、胃体的萎缩性胃炎称为 AB 型。

(李玉磊　王爱侠)

第十五章
消　化　腺

胰岛素是一种有 51 个氨基酸的小分子蛋白质,在 20 世纪 50 年代,没有哪个国家能人工合成出蛋白质。1958 年底,中国科学院上海生物化学研究所、中国科学院上海有机化学研究所和北京大学生物系三个单位联合向合成胰岛素发起冲击。科学家们利用当时简陋的条件解决了氨基酸原料的供应问题,以及硫-硫键重新链接成胰岛素蛋白分子等难题。实验中胰岛素的 A 链 21 肽合成过 30 批,半合成进行了 60 次,全合成 A 链和 B 链共重复了 27 次,分 16 批进行,其中两批进行了结晶,每一个结果都需要多次重复才能确认。1965 年 9 月 17 日,在历经 6 年 9 个月的艰辛研究之后,中国科学家通过联合攻关,成功获得人工合成的牛胰岛素结晶。这是世界上第一次人工合成与天然胰岛素分子化学结构相同并具有完整生物活性的蛋白质,被誉为我国"前沿研究的典范",同时这也是集体智慧和力量的结晶。

消化腺（digestive gland）包括大消化腺和小消化腺。大消化腺包括3对大唾液腺、胰腺和肝脏；小消化腺为分布于消化管壁内的许多消化腺（如口腔内的小唾液腺、食管腺、胃腺和肠腺等）。大消化腺是实质性器官，外包以结缔组织被膜，被膜的结缔组织深入腺内，将腺分割为若干叶和（或）小叶，血管、淋巴管和神经也随同进入腺内。腺分实质和间质两部分，由腺细胞组成的分泌部及导管为实质；被膜和小叶与小叶之间结缔组织为间质。消化腺的分泌物经导管排入消化管，对食物行使化学消化作用。此外，有的腺还有内分泌功能。

第一节 大 唾 液 腺

大唾液腺有腮腺、下颌下腺、舌下腺各一对，分泌的唾液经导管排入口腔。

一、大唾液腺的一般结构

大唾液腺均为复管泡状腺，表面被覆薄层结缔组织被膜，被膜伸入结缔组织，将腺实质分为许多大小不等的小叶，每个小叶均由腺泡和导管组成（图15-1）。

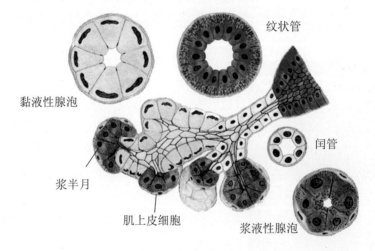

图 15-1　唾液腺模式图

1. 腺泡

腺泡（acinus）是腺的分泌部，呈泡状或管泡状，多由锥体形腺细胞围成。腺细胞与基膜之间以及部分导管上皮与基膜之间有扁平多突起的肌上皮细胞（myoepithelial cell），其收缩有助于腺泡分泌物的排出。根据结构和分泌物质不同，腺泡可分为3种类型。

（1）浆液性腺泡（serous acinus）　由浆液性腺细胞组成。腺细胞的核圆形，近细胞基底部，基底部胞质嗜碱性较强，在电镜下可见胞质内有大量的粗面内质网、高尔基复合体和核糖体。顶部胞质内有较多嗜酸性分泌颗粒,称酶原颗粒(zymogen granule)。浆液性腺泡分泌物较稀薄,含唾液淀粉酶和溶菌酶等,具有消化食物和抵御细菌入侵的作用。

(2) 黏液性腺泡(mucous acinus)　黏液性腺泡由黏液性细胞组成,腺细胞的核扁圆形,位于细胞基底部。在电镜下可见顶部胞质内有粗大的黏原颗粒(mucinogen granule)和高尔基复合体,该颗粒在 HE 染色中被溶解而使胞质着色浅淡。黏液性泡的分泌物较黏稠,主要为黏液(糖蛋白和水形成)。

(3) 混合性腺泡(mixed acinus)　混合性腺泡由浆液性腺细胞和黏液性细胞共同组成,常见的主要由黏液性腺细胞组成,少量浆液性腺细胞位于腺泡的底部或腺泡末端,在切片中排列成半月形,故称浆半月(serous demilune)。浆半月的分泌物可经黏液性细胞间的小管排入腺泡腔内。

2. 导管

导管(duct)是反复分支的上皮性管道,起始端与腺泡相连,末端开口于口腔。唾液腺导管可分为以下几段。

(1) 闰管(intercalated duct)　导管的起始段,直接与腺泡相连,管径细,管壁为单层立方或扁平上皮。

(2) 纹状管(striated duct)　又称分泌管(secretory duct),与闰管相延续,管径较粗,管壁为单层高柱状上皮,核呈圆形,近细胞顶部,胞质嗜酸性。细胞基部有基底纵纹,在电镜下为质膜内褶和纵行排列的线粒体,这种结构使细胞基部表面积增大,有利于细胞与组织液间进行水和电解质的转运。在肾上腺分泌的醛固酮的调节下,纹状管上皮能主动吸收分泌物中的 Na^+,将 K^+ 排入管腔,并可重吸收或排出水,故可调节唾液中电解质含量和唾液量。

(3) 小叶间导管和总导管　纹状管汇合形成小叶间导管,走行于小叶间结缔组织内。初为单层柱状上皮,以后随管径变大,移行为假复层柱状上皮。小叶间导管逐级汇合并增粗,最后形成一条或数条总导管开口于口腔,近开口处导管上皮逐渐变为复层扁平上皮,与口腔黏膜上皮相延续。

二、三种大唾液腺的结构特点

1. 腮腺

腮腺(parotid gland)为人体最大的唾液腺,位于耳前下方,口腔颊部有其导管的开口,是纯浆液性腺(图15-2),闰管长,纹状管较短,分泌物含唾液淀粉酶。

2. 下颌下腺

下颌下腺(submandibular gland)位于下颌骨下缘内侧,导管开口于舌下,为混合性腺,以浆液性腺

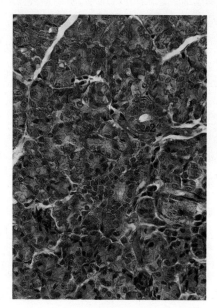

图 15-2　腮腺光镜图　(HE 染色)
1.浆液性腺泡　2.导管

泡为主,有少量黏液性和混合性腺泡。闰管短,纹状管发达。分泌物含唾液淀粉酶较少,黏液较多(图15-3)。

3. 舌下腺

舌下腺(sublingual gland)是比较小的一对唾液腺,位于腭舌骨肌上方,总导管单独或与下颌下腺总导管会合于后舌系带根部两侧,为混合性腺(图15-4),以黏液性和混合性腺泡为主,无闰管,纹状管也较短。分泌物以黏液为主。

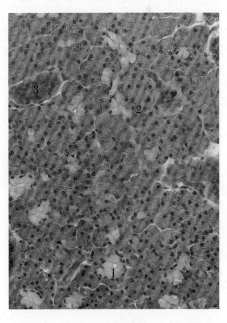
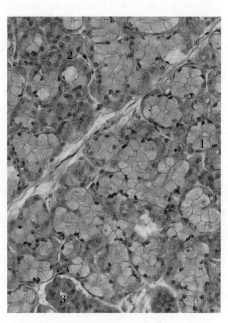

图 15-3 下颌下腺光镜图 (HE 染色)   图 15-4 舌下腺光镜图 (HE 染色)

1.黏液性腺泡 2.浆液性腺泡 3.导管   1.黏液性腺泡 2.浆液性腺泡 3.导管

以上3种唾液腺的分泌物混合,组成唾液的大部分,约占唾液总量的95%。唾液中的水和黏液起润滑口腔的作用,唾液淀粉酶可分解食物中的淀粉为麦芽糖。唾液中某些成分具有一定的防御作用,如溶菌酶和干扰素,能抵抗细菌和病毒的侵入。此外,唾液腺间质内的浆细胞与腺细胞协同分泌 slgA,具有免疫保护作用。下颌下腺还分泌多种生物活性多肽,对多种组织和细胞的生理活动起重要的调节作用。

第二节 胰 腺

胰腺(pancreas)表面被覆薄层结缔组织被膜,结缔组织伸入腺内将实质分隔为许多小叶。腺实质由外分泌部和内分泌部组成(图15-5)。外分泌部分泌胰液,经导管排入十二指肠,对食物消化起重要作用。内分泌部称胰岛(图15-6),可分泌激素,主要参与调节糖代谢。

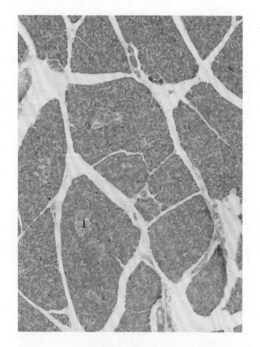

图 15-5　胰腺光镜图(低倍)　(HE 染色)
1.胰岛

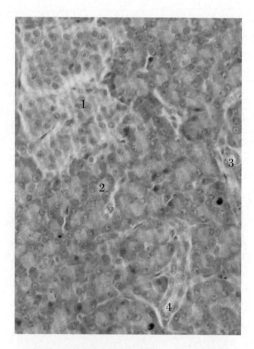

图 15-6　胰腺光镜图(高倍)　(HE 染色)
1.胰岛　2.腺泡　3、4.导管

一、外分泌部

外分泌部构成腺的大部分,为纯浆液性复管泡状腺,但上皮无肌上皮细胞,导管部无纹状管。小叶间结缔组织中走行有导管、血管、淋巴管和神经。

1. 腺泡

由一层锥体形的腺泡细胞组成。腺泡细胞具有典型浆液性腺细胞的形态特征。胰腺腺泡无肌上皮细胞。在腺泡腔内可见一些较小的扁平或立方形细胞,胞质染色浅,核圆或卵圆形,称**泡心细胞**(centroacinar cell)。它是延伸入腺泡腔内的闰管起始部上皮细胞(图 15-7、图 15-8),体积小于腺泡细胞,呈扁平或立方形,细胞质染色淡,核呈圆形或卵圆形,在腺泡的切面上常见泡心细胞位于腺泡腔内或腺细胞间。

2. 导管

与腺泡相连的一段细而长的导管称闰管,为单层扁平或立方上皮。外分泌部无纹状管,闰管逐渐汇合形成小叶内导管(单层立方上皮)。小叶内导管在小叶间结缔组织内汇合成小叶间导管(单层柱状上皮),后者再汇合成一条主导管,贯穿胰腺全长,在胰头部与胆总管汇合,开口于十二指肠乳头。从小叶内导管至主导管,管腔逐渐增大,单层立方上皮逐渐变为单层柱状,主导管为单层高柱状上皮,上皮内可见杯状细胞。

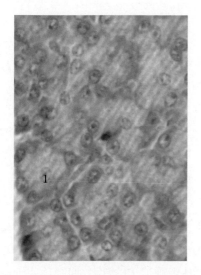

图15-7 胰腺光镜图(高倍) (HE染色)
1.泡心细胞

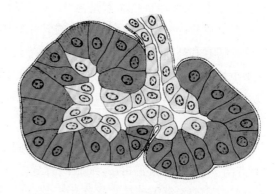

图 15-8 胰腺腺泡模式图

成人每天分泌 1 000～2 000 mL 的胰液,胰液为碱性液体,pH 为 8.2～8.5,含水分约为 97.5%,胰液中含多种消化酶,如胰脂肪酶、胰蛋白酶原、胰糜蛋白酶原、胰淀粉酶和核酸分解酶等,参与消化食物中的各种营养成分。腺泡细胞分泌的酶有的以酶原形式排出,如胰蛋白酶原和胰糜蛋白酶原,它们进入小肠后被肠致活酶激活成为有活性的酶。

二、内分泌部(胰岛)

胰岛(pancreas islet)是散在分布于腺泡之间由内分泌细胞组成的球形细胞团(图15-5、图 15-6),染色浅淡。成人胰腺约 100 万个胰岛,占胰腺体积的 1.5%左右,在胰尾部较多。胰岛大小不等,小的仅由十几个细胞组成,大的由数百个细胞围成,也可见单个胰岛细胞散在分布于腺泡和导管的上皮细胞之间。胰岛细胞成团索状分布,细胞间有丰富的有孔毛细血管。人的胰岛主要有 A、B、D、PP 4 种细胞,在 HE 染色中不易区分,可用免疫组织化学法进行鉴别(图 15-9)。

1. A 细胞

A 细胞又称甲细胞、α 细胞,约占胰岛细胞总数的 20%,细胞体积较大,多分布在胰岛周边部。A 细胞分泌**高血糖素**(glucagon),为 29个氨基酸组成的多肽,当外源性营养物质不足时,它可以促进糖原分解和脂肪分解,抑制糖原合成,把贮存在肝细胞、脂肪细胞内的能源调动起来,满足机体活动的能量需求,防止低血糖的发生。A 细胞肿瘤的患者,高血糖素分泌过多,血糖升高而从尿中排出,出现葡萄

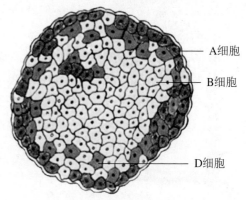

图 15-9 胰岛内分泌模式图

A细胞
B细胞
D细胞

糖尿。

2. B 细胞

B 细胞又称乙细胞、β 细胞，约占胰岛细胞总数的 70%，主要位于胰岛的中央部。B 细胞分泌**胰岛素**（insulin），胰岛素是由 51 个氨基酸组成的多肽，对三大代谢物质均有影响，但主要可促进血液内的葡萄糖合成糖原或转化为脂肪贮存，使血糖降低。

胰岛素和高血糖素的协同作用能保持血糖水平处于动态平衡。若 B 细胞退化，胰岛素分泌不足，可致血糖升高，并从尿中排出，即为糖尿病。胰岛 B 细胞肿瘤或功能亢进，则胰岛素分泌过多，可导致低血糖症。

3. D 细胞

D 细胞又称丁细胞、δ 细胞，约占胰岛细胞总数的 5%。D 细胞散在分布于 A、B 细胞之间，并与 A、B 细胞紧密相贴，细胞间有缝隙连接。D 细胞分泌**生长抑素**（somatostatin），以旁分泌方式或经缝隙连接直接作用于邻近的 A 细胞、B 细胞或 PP 细胞，抑制这些细胞的分泌活动。

4. PP 细胞

PP 细胞数量很少，主要存在胰岛周边部，还可分布于外分泌部导管上皮内及腺泡细胞间，胞质内也有分泌颗粒。PP 细胞分泌**胰多肽**（pancreatic polypeptide），为一种抑制性激素，有抑制胃肠运动、胰液分泌及胆囊收缩的作用。

第三节　肝

肝（liver）是人体最大的腺体，具有极复杂多样的生物化学功能，被称为机体的化工厂。肝产生的胆汁作为消化液参与脂类食物的消化。肝合成多种蛋白质及多类物质，直接分泌入血。肝还参与糖、脂类、激素、药物等的代谢。

肝表面覆以致密结缔组织被膜，除在肝下面各沟窝处以及右叶上面后部为纤维膜外，其余均为浆膜。肝门部的结缔组织随血管和肝管的分支伸入肝实质，将实质分成许多**肝小叶**。肝小叶之间各种管道密集的部位为**门管区**。

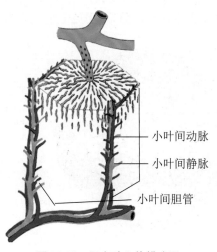

——小叶间动脉

——小叶间静脉

——小叶间胆管

图 15-10　肝小叶立体模式图

一、肝小叶

肝小叶（hepatic lobule）为肝的基本结构单位，呈多面棱柱体（图 15-10），高约 2 mm，宽约 1 mm，成人肝有 50 万～100 万个肝小叶。小叶之间以少量结缔组织分隔,有的动物(如猪)的肝小叶分界明显(图 15-11),而人的肝小叶间结缔组织很少,致肝小叶分界不清(图 15-12)。肝小叶中央有一沿其长轴走行的**中央静脉**。肝细胞以中央静脉为中心,单行排列成凹凸不平的板状,称为**肝板**(hepatic plate)。相邻肝板分支吻合,形成迷路样结构。在肝小叶周边肝板的肝细胞较小,嗜酸性较强,称为界板。在切片中,肝板的断面呈索状,称为**肝索**(hepatic cord)。肝板之间不规则的腔隙为**肝血窦**(图 15-13、图 15-14),血窦经肝板上的孔互相通连。肝细胞相邻面的质膜局部凹陷,形成微细的胆小管。这样,肝板、肝血窦和胆小管在肝小叶内形成独立而又密切相关的复杂网络。

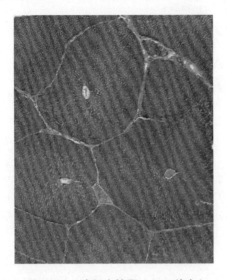

图 15-11 猪肝光镜图 (HE 染色)

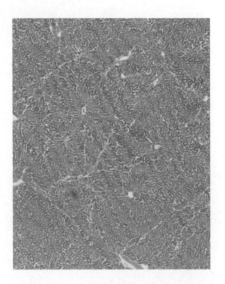

图 15-12 人肝光镜图 (HE 染色)

1. 肝细胞

肝细胞(hepatocyte)占肝内细胞总数的 80%,呈多面体形,直径为 $15\sim30\ \mu m$。肝细胞有 3 种不同的功能面,即血窦面、肝细胞连接面和胆小管面(图 15-14、图 15-15),血窦面和胆小管面有发达的微绒毛,使细胞表面积增大。相邻肝细胞之间的连接有紧密连接、桥粒和缝隙连接等结构。有的肝细胞之间还有贯通的细胞间通道。

肝细胞核大而圆,居中央,常染色质丰富,核仁有一至数个,双核细胞较多。肝细胞胞质嗜酸性,其中散在嗜碱性团块。在电镜下,胞质内有各种细胞器。

(1) 粗面内质网 成群分布,能合成多种血浆蛋白质,如血浆中的白蛋白、纤维蛋白原、凝血酶原、脂蛋白和补体等。

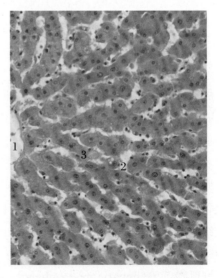

图 15-13 人肝小叶局部光镜图 (HE 染色)
1. 中央静脉 2. 肝血窦 3. 肝索

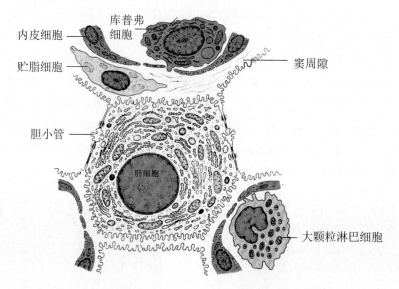

图 15-14 肝小叶内细胞关系模式图

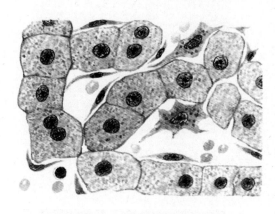

图 15-15 肝索与肝血窦模式图

（2）滑面内质网 为许多散在的小管和小泡，其膜上有多种酶系分布，具有合成、分解、结合、转化等多种功能，可进行胆汁合成，脂类与激素的代谢以及生物转化（如药物、腐败产物等）等。

（3）高尔基复合体 参与肝细胞的分泌活动，如胆汁的排泌、蛋白质加工或贮存等。此外，肝细胞还富含线粒体、溶酶体、过氧化物酶体以及内含物（如糖原、脂滴和色素等），它们的含量因机体的生理或病理状况的不同而异。

2. 肝血窦

肝血窦（hepatic sinusoid）位于肝板之间，腔大而不规则，窦壁由内皮细胞围成，窦腔内有定居的肝巨噬细胞。含各种肠道吸收物的门静脉血液和含氧的肝动脉血液，通过在门管区的小叶间动脉和小叶间静脉注入肝血窦，由于在血窦内血流缓慢，血浆得以与肝细胞进行充分的物质交换，然后汇入中央静脉。

肝血窦内皮细胞的特点是，内皮细胞有许多大小不等的窗孔，直径为 0.1～2 μm，窗孔常聚集形成筛样结构，孔上无隔膜封闭（图 15-14）。内皮外无基膜，仅见散在的网状纤维。内皮细胞间常有 0.1～0.5 μm 宽的间隙。因此，肝血窦有较大的通透性，血浆中除乳糜微粒外，其他大分子物质均可自由通过。

肝巨噬细胞（hepatic macrophage），又称库普弗细胞（Kupffer cell），是定居在肝内的巨噬细胞（图 15-14、图 15-15）。其细胞形态不规则，表面有许多皱褶和微绒毛，并伸出许多板状或丝状伪足附着在内皮细胞上，或穿过内皮细胞窗孔和细胞间隙伸入窦周隙内。胞质内溶酶体多,并常见吞噬体和残余体。肝巨噬细胞来自血液单核细胞,作为肝内卫士,在消除门静脉入肝的抗原异物、衰老血细胞和监视肿瘤细胞等方面发挥重要作用。

肝血窦内还有较多大颗粒淋巴细胞(large granular lymphocyte),即 NK 细胞,附着在内皮细胞或肝巨噬细胞上。此细胞在抵御病毒感染、防止肝内肿瘤及其他肿瘤的肝转移方面有重要作用。

3. 窦周隙

窦周隙(perisinusoidal space)是肝血窦内皮细胞与肝板之间宽约 0.4 μm 的狭小间隙(图 15-14、图 15-15)。由于血窦内皮通透性大,故窦周隙内允满血浆,肝细胞血窦面的微绒毛伸入窦周隙,浸于血浆之中。窦周隙是肝细胞与血液之间进行物质交换的场所。

窦周隙内还有一种形态不规则的贮脂细胞(fat-storing cell)(图 15-14),它们有突起附于内皮细胞基底面及肝细胞表面。在 HE 染色切片中不易被辨认,在电镜下,其典型结构特征是胞质内含有许多大小不等的脂滴。贮脂细胞的功能之一是贮存维生素 A。人体摄取的维生素 A 的 70%～85%被贮存在贮脂细胞内,在机体需要时释放入血。贮脂细胞的另一个功能是产生细胞外基质,如形成窦周隙内的网状纤维。在一些慢性肝病中,贮脂细胞异常增殖,肝内纤维异常增多,可致肝硬化。

4. 胆小管

胆小管(bile canaliculus)是相邻两个肝细胞之间局部胞膜凹陷形成的微细管道,用银染法或 ATP 酶组化染色法可清楚地显示出,它们在肝板内连接成网。在电镜下,胆小管腔面有肝细胞形成的微绒毛突入腔内。胆小管周围的肝细胞膜形成紧密连接、桥粒等连接复合体,封闭胆小管周围的细胞间隙。正常情况下,肝细胞分泌的胆汁排入胆小管,胆汁不会从胆小管溢出至窦周隙,当肝细胞发生变性、坏死或胆道堵塞内压增大时,胆小管的正常结构被破坏,胆汁则溢入窦周隙,继而进入血窦,出现**黄疸**。

胆小管内的胆汁从肝小叶的中央流向周边。胆小管于肝小叶边缘处汇集成若干短小的管道,称**赫令管**(Hering canal)。赫令管较细,上皮由立方细胞组成,细胞着色浅,胞质内的细胞器较少。赫令管在门管区汇入**小叶间胆管**。

二、肝门管区

相邻肝小叶之间呈三角形或椭圆形的结缔组织小区,称**门管区**(portal area),每个肝小叶的周围一般有 3～4 个门管区。门管区内有小叶间静脉、小叶间动脉和小叶间胆管(图15-16)。

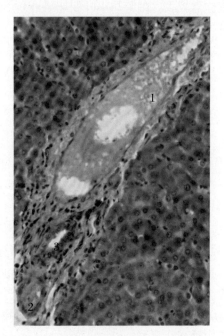

图 15-16 肝脏门管区光镜图 (HE 染色)
1.小叶间静脉 2.小叶间动脉 3.小叶间胆管

小叶间静脉是门静脉的分支,管腔较大而不规则,壁薄。小叶间动脉是肝动脉的分支,管径小,管壁相对较厚。小叶间胆管管壁由单层立方上皮构成,小叶间胆管向肝门方向汇集,最后形成左、右肝管出肝。

三、肝血液循环

进入肝的血管有门静脉和肝动脉,故肝的血供丰富。门静脉是肝的功能血管,将从胃肠吸收的物质输入肝内。门静脉在肝门处分为左右两支,分别进入肝左、右叶,继而在肝小叶间反复分支,形成小叶间静脉。肝动脉血富含氧,是肝的营养血管。肝动脉的分支与门静脉的分支伴行,依次分为小叶间动脉,最后也通入血窦。小叶间动脉还分出小支,供应被膜、间质和胆管。因此,肝血窦内含有门静脉和肝动脉的混合血液。肝血窦的血液,从小叶周边流向中央,汇入中央静脉。若干中央静脉汇合成小叶下静脉,它单独行于小叶间结缔组织内,管径较大,壁较厚。小叶下静脉进而汇合成2～3支肝静脉,出肝后入下腔静脉。

四、肝的胆汁形成和排出途径

肝细胞吸收血浆中的胆红素后,经滑面内质网内的葡萄糖醛酸转移酶的作用,转化为水溶性的结合胆红素,释放入胆小管,与胆盐和胆固醇等共同形成胆汁。成人每天可分泌胆汁600～1 000 mL。胆小管内的胆汁从肝小叶的中央流向周边。胆小管于小叶边缘处汇集成若干短小的管道,称为闰管或赫令管。闰管较细,上皮由立方细胞组成,细胞着色浅,胞质内的细胞器较少。闰管与小叶间胆管相连,小叶间胆管向肝门方向汇集,最后形成左、右肝管出肝。

第四节　胆囊和胆管

一、胆囊

胆囊(gallbladder)分底、体、颈 3 部分,颈部连胆囊管。胆囊壁由黏膜、肌层和外膜组成。黏膜有发达的皱襞。胆囊收缩排空时,皱襞高大而分支;胆囊充盈时,皱襞减少变矮。上皮为单层柱状。固有层为薄层结缔组织。肌层是平滑肌,厚薄不一,胆囊底部较厚,颈部次之,体部最薄。外膜较厚,大部分为浆膜。

胆囊的功能是贮存和浓缩胆汁。肝细胞产生的胆汁经肝管排出,先在胆囊内贮存,胆囊的容量为40～70 mL。胆囊上皮细胞能主动吸收胆汁中的水和无机盐,使胆汁浓缩。胆囊的收缩排空受激素的调节,进食后尤其在高脂肪食物后,在小肠内分泌细胞分泌的胆囊收缩素——促胰酶素的作用下,胆囊持续收缩,胆总管括约肌松弛,将胆汁排入肠腔。

二、胆管

由肝细胞分泌的胆汁经左右肝管、肝总管和胆囊管进入胆囊贮存,胆囊中贮存的浓缩胆汁经胆囊管和胆总管排入十二指肠。

肝外胆管管壁分为**黏膜**、**肌层**和**外膜**3层。上皮为单层柱状,有杯状细胞,固有层内有黏液腺。肌层为斜行、纵行平滑肌束,较分散。胆管外膜为疏松结缔组织。

临床知识与实验进展

新生儿摄取、结合、排泄胆红素的能力仅为成人的 1%~2%,因此极易出现黄疸,尤其当新生儿处于饥饿、缺氧、胎粪排出延迟、脱水、酸中毒、头颅血肿或颅内出血等状态时,黄疸加重。

常见新生儿病理性黄疸有以下几种:

(1) 溶血性黄疸 溶血性黄疸最常见原因是 ABO 溶血,它是因为母亲与胎儿的血型不合引起的,以母亲血型为 O 型、胎儿血型为 A 型或 B 型最多见,且造成的黄疸较重。

(2) 感染性黄疸 感染性黄疸是由于病毒感染或细菌感染等原因,主要使肝细胞功能受损害而发生的黄疸。病毒感染多为宫内感染,以巨细胞病毒和乙型肝炎病毒感染最为常见。

(3) 阻塞性黄疸 阻塞性黄疸多由先天性胆道畸形引起的,以先天性胆道闭锁较为常见。

(4) 母乳性黄疸 少数母乳喂养的新生儿,其黄疸程度超过正常生理性黄疸,原因还不是十分明了。

新生儿病理性黄疸应重在预防,如孕期防止弓形虫、风疹病毒的感染,尤其是在孕早期防止病毒感染;出生后防止败血症的发生;新生儿出生时接种乙肝疫苗等。

(李玉磊 王爱侠)

第十六章
呼 吸 系 统

阅读与思考

习近平总书记指出：必须树立和践行绿水青山就是金山银山的理念，坚持节约资源和保护环境的基本国策，像对待生命一样对待生态环境。

从人类诞生起，大自然就一直为我们提供着水、食物和空气，它们是人类赖以生存的基础。其中空气质量的好坏对我们呼吸系统的健康有着至关重要的影响。然而，由于人类活动范围的扩大，生态环境受到了很大程度的破坏，导致空气质量不断恶化。流行病学研究发现，大气污染与呼吸系统疾病如慢性阻塞性肺疾病、哮喘、肺癌等的发生和发展密切相关。人类只有尊重自然、敬畏自然、保护自然，才能与自然和谐共生、健康持续发展。医学生更应该具有健康观念和环境保护意识，起到良好的示范作用。

呼吸系统(respiratory system)由鼻、咽、喉、气管、主支气管和肺组成。从鼻腔开始直至肺内的终末细支气管为一系列传导气体的管道,无气体交换功能,为**导气部**;从肺内的呼吸性细支气管到肺泡为**呼吸部**,可进行气体交换。此外,肺还参与多种生物活性物质的合成和代谢。

第一节　鼻　　腔

鼻是呼吸和嗅觉器官。鼻腔的内表面为黏膜,由上皮和固有层构成,黏膜下方与软骨、骨或骨骼肌相连。根据结构和功能的不同,鼻黏膜可分为前庭部、呼吸部和嗅部。

一、前庭部

前庭部(vestibular region)是邻近外鼻孔的部分,其上皮为**未角化复层扁平上皮**,与外鼻孔缘的表皮相移行。固有层为致密结缔组织,内含毛囊、皮脂腺与汗腺。鼻毛能阻挡吸入空气中的尘埃等异物。

二、呼吸部

呼吸部(respiratory region)占鼻黏膜的大部分,因富含血管而呈粉红色。上皮为**假复层纤毛柱状上皮**,杯状细胞较多。上皮纤毛向咽部摆动,可将黏附尘埃及细菌等物的黏液推向咽部而被咳出。固有层内含有大量腺体、丰富的**静脉丛**与**淋巴组织**。腺体分泌物有利于湿润黏膜,并有吸附和清除灰尘、细菌的作用。丰富的血流可温暖吸入的空气。

三、嗅部

嗅部(olfactory region)位于鼻中隔上部、上鼻甲及鼻腔顶部,呈棕黄色。该部上皮为**假复层柱状上皮**,由3种细胞组成(图16-1)。

1. 支持细胞

支持细胞呈高柱状,顶部宽大,基部较细,核位于细胞上部,胞质中含有黄色色素

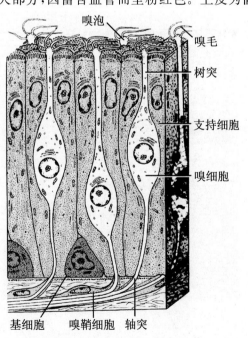

图 16-1　嗅上皮的超微结构模式图

颗粒,细胞游离面有许多微绒毛。此细胞起支持和分隔嗅细胞的作用。

2. 嗅细胞

嗅细胞(olfactory cell)为**双极神经元**,是体内唯一存在于上皮内的**感觉神经元**,也是能终身持续更新的神经细胞。细胞呈梭形,胞体位于上皮中部。其树突伸至上皮表面,末端膨大成小泡状,称**嗅泡**(olfactory vesicle)。从嗅泡向表面发出 10～30 根无摆动能力的纤毛,称**嗅毛**(olfactory cilia)。嗅毛常倒向一侧,浸于嗅腺的分泌物中,能感受有气味物质的刺激。其轴突穿过基膜,在固有层内由一种称为**嗅鞘细胞**(olfactory ensheathing cell)的神经胶质细胞包裹,构成无髓神经纤维,组成**嗅神经**。

3. 基细胞

基细胞位于上皮深部,细胞小,呈锥形,可增殖分化为支持细胞和嗅细胞。

固有层为薄层结缔组织,内含浆液性**嗅腺**,其分泌物覆盖黏膜表面,可溶解空气中的有气味物质,刺激嗅毛。此外嗅腺分泌物还能不断清洗上皮表面,保持嗅觉敏锐。

第二节　气管和主支气管

气管和主支气管的结构基本相似,均由**黏膜**、**黏膜下层**和**外膜** 3 层组成(图 16-2),但主支气管的 3 层分界不如气管清晰。

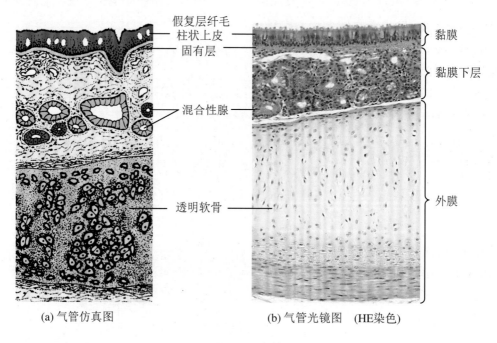

(a) 气管仿真图　　　　(b) 气管光镜图　(HE染色)

图 16-2　气管

一、黏膜

黏膜可分为上皮和固有层。上皮为**假复层纤毛柱状上皮**，在电镜下可见由 5 种细胞组成(图 16-3)。除**纤毛细胞**、**杯状细胞**和**基细胞**(见上皮组织)外，还有**刷细胞**和**小颗粒细胞**。刷细胞呈柱状，游离面有密集的微绒毛，形如刷状，其功能尚未定论，可能具有感受刺激的作用，也有人认为它是一种幼稚型纤毛细胞。小颗粒细胞数量少，呈锥形，胞质内有许多分泌颗粒，含 5-羟色胺等物质，可调节呼吸道平滑肌的收缩和腺体的分泌。

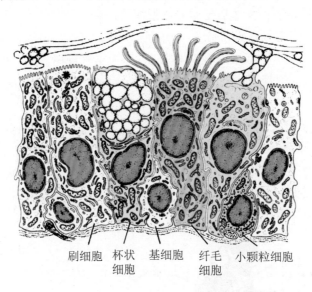

刷细胞　杯状　基细胞　纤毛　小颗粒细胞
　　　　　细胞　　　　　细胞

图 16-3　气管和主支气管上皮超微结构模式图

固有层的结缔组织中富含**弹性纤维**，也常见**淋巴组织**。其中的浆细胞与上皮细胞联合产生**分泌性免疫球蛋白 A**(slgA)释放至黏膜表面，增强局部的免疫功能。

二、黏膜下层

黏膜下层为疏松结缔组织，内含许多**混合性腺**，其分泌物与杯状细胞分泌的黏液共同在管腔表面形成黏液层，黏附细菌及异物，并可溶解吸入的有害气体。

患慢性支气管炎或长期受有害气体(如吸烟)的刺激，黏膜的纤毛细胞可减少，纤毛运动减弱，杯状细胞增多，腺体增生肥大，黏液分泌增多而且变得黏稠，从而使呼吸道黏膜的防御功能降低。

三、外膜

外膜较厚，由 16～20 块**透明软骨环**和**结缔组织**构成。软骨环呈"C"形，缺口处为气管后壁，内有弹性纤维组成的韧带和平滑肌束。咳嗽时平滑肌的收缩有利于分泌物的排出。软骨环之间以弹性纤维组成的膜状韧带相连。从主支气管下段开始,"C"形软骨环逐渐变为不规则的软骨片,平滑肌纤维逐渐增多。

第三节　肺

肺(lung)表面覆以**浆膜**(胸膜脏层),光滑湿润,有利于呼吸运动。肺组织分**实质**和**间质**两部分。肺实质即肺内**支气管树**和**肺泡**。肺间质为结缔组织及血管、淋巴管和神经等。

主支气管经肺门入肺后,反复分支呈树枝状,称为**支气管树**。它首先分出**叶支气管**,叶支气管继续分支为**段支气管**,段支气管以下的多次分支统称为**小支气管**。小支气管分支到管道内径约1 mm以下称为**细支气管**。细支气管的末端分支称为**终末细支气管**。从叶支气管经15级分支到终末细支气管构成**肺导气部**。终末细支气管以下各段均有肺泡开口,可进行气体交换,为**肺呼吸部**,包括**呼吸性细支气管**、**肺泡管**、**肺泡囊**和**肺泡**。

每个细支气管及其所属的各级分支和肺泡称为一个**肺小叶**(pulmonary lobule)(图16-4)。肺小叶呈锥体形,尖朝肺门,底向肺表面,它们是肺的结构单位。临床上称仅累及若干肺小叶的炎症为小叶性肺炎。

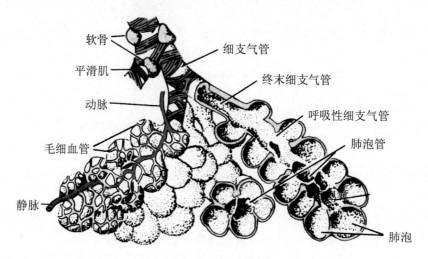

图 16-4　肺小叶立体模式图

一、肺导气部

肺导气部是气体进出肺的通道。随着支气管的反复分支,其管径变小,管壁变薄,3层分界渐不明显。

1. 肺内支气管

肺内支气管是指叶支气管、段支气管及小支气管。其管壁结构与主支气管相似，但**假复层纤毛柱状上皮**逐渐变薄，**杯状细胞**、**腺体**和**软骨片**都逐渐减少，而固有层外侧的**平滑肌纤维**却相对增多，呈现为不成层的环行平滑肌束。

2. 细支气管

细支气管（bronchiole）上皮由**假复层纤毛柱状上皮**逐渐变为**单层纤毛柱状上皮**，**杯状细胞**、**腺体**和**软骨片**很少或消失，环行平滑肌更为明显，黏膜常形成**皱襞**。

3. 终末细支气管

终末细支气管（terminal bronchiole）上皮为**单层柱状上皮**，**杯状细胞**、**腺体**和**软骨片**均消失，有完整的环行**平滑肌层**，黏膜皱襞明显（图 16-5）。终末细支气管的上皮除少量纤毛细胞外，大多为**克拉拉细胞**（Clara cell），细胞为柱状，游离面呈圆顶状凸向管腔，顶部胞质中含电子密度低的分泌颗粒（图 16-6）。克拉拉细胞可分泌糖蛋白，在上皮表面形成一层保护膜。

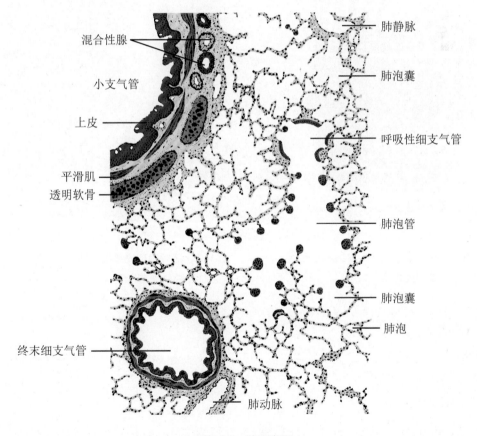

混合性腺

小支气管

上皮

平滑肌

透明软骨

终末细支气管

肺静脉

肺泡囊

呼吸性细支气管

肺泡管

肺泡囊

肺泡

肺动脉

图 16-5　肺仿真图

细支气管和终末细支气管的环行平滑肌，有调节进入肺小叶内气流量的作用。某些过敏性疾病，如支气管哮喘，可使平滑肌发生痉挛性收缩，使管径狭小，引起呼吸困难。

二、肺呼吸部

肺呼吸部是进行气体交换的部位。

1. 呼吸性细支气管

呼吸性细支气管（respiratory bronchiole）的管壁上有少量**肺泡**开口，故有气体交换功能。管壁内衬**单层立方上皮**，外有少量**结缔组织**和**平滑肌纤维**（图 16-5、图 16-7）。

2. 肺泡管

肺泡管（alveolar duct）管壁大部分被肺泡开口所占据，自身管壁结构很少，在切片中呈现为一系列相邻肺泡开口之间的**结节状膨大**（图 16-5、图 16-7）。膨大表面覆有单层立方或**单层扁平上皮**，其下方为薄层**结缔组织**及少量**平滑肌纤维**。

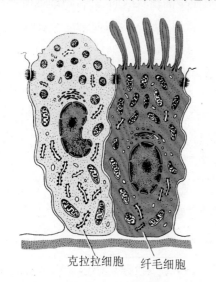

克拉拉细胞　　纤毛细胞

图 16-6　终末细支气管上皮细胞超微结构模式图

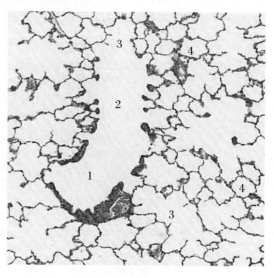

图 16-7　肺呼吸部光镜图　（HE 染色）
1. 呼吸性细支气管　2. 肺泡管
3. 肺泡囊　4. 肺泡

3. 肺泡囊

肺泡囊（alveolar sac）是数个肺泡的共同开口处。在相邻肺泡开口处无平滑肌，故无结节状膨大（图 16-5、图 16-7）。

4. 肺泡

肺泡（pulmonary alveolus）为半球形囊泡，直径约 $200\ \mu m$，是肺进行气体交换的场所。成人肺有 3 亿～4 亿个肺泡，总面积可达 $70\sim80\ m^2$。肺泡壁很薄，由单层**肺泡上皮**组成。相邻肺泡之间紧密相贴，仅隔以薄层结缔组织，称**肺泡隔**（图 16-8）。

（1）**肺泡上皮**　由 I 型肺泡细胞和 II 型肺泡细胞组成（图 16-8、图 16-9）。

I 型肺泡细胞（type I alveolar cell）细胞扁平，含核部分略厚，其余部分菲薄，厚约 $0.2\ \mu m$，胞质内细胞器甚少，但吞饮小泡较多。此型细胞虽较 II 型细胞少，但所覆盖的肺泡面积达 95%，它主要参与气-血屏障的组成。Ⅰ型肺泡细胞无增殖能力，损伤后由Ⅱ型肺泡细胞增殖分化补充。

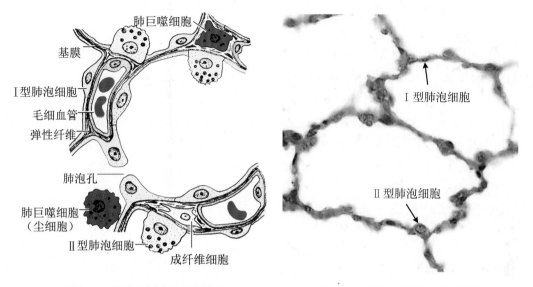

图 16-8 肺泡与肺泡隔模式图　　　　　图 16-9 肺泡光镜图 （HE 染色）

Ⅱ型肺泡细胞（typeⅡalveolar cell）细胞嵌于Ⅰ型肺泡细胞之间，覆盖肺泡约 5% 的表面积。细胞呈立方形或圆形，顶端突入肺泡腔，核呈圆形，胞质着色浅，呈泡沫状。在电镜下，细胞游离面有少量微绒毛，胞质富含线粒体、溶酶体和粗面内质网，高尔基复合体发达，核上方有许多分泌颗粒。颗粒大小不一，内含同心圆或平行排列的板层状结构，称为**板层小体**（lamellar body）（图 16-8、图 16-10）。板层小体内多为磷脂（主要是二棕榈酰卵磷脂），分泌到肺泡上皮表面后形成一层薄膜，称**表面活性物质**（surfactant），有降低肺泡表面张力和稳定肺泡直径的作用。如果表面活性物质的合成和分泌受到抑制或被破坏，可引起肺泡塌陷、肺泡和间质水肿，影响气体交换功能。例如在创伤、休克、中毒和感染时，表面活性物质的合成会受到影响，从而导致呼吸困难。胎儿出生后，如表面活性物质产生不足，肺泡扩张困难，可诱发**新生儿呼吸窘迫综合征**。

（2）**肺泡隔**（alveolar septum）　相邻肺泡之间的薄层结缔组织，称**肺泡隔**，其内含有丰富的连续毛细血管、弹性纤维以及成纤维细胞、肺巨噬细胞和肥大细胞等多种细胞（图 16-8）。密集的**毛细血管**有利于血液与肺泡之间的气体交换。**弹性纤维**有助于肺泡扩张后的回缩，若受某种因素影响，弹性纤维退化或受到破坏，肺泡因不能回缩而经常处于扩张状态，即为肺气肿。**肺巨噬细胞**

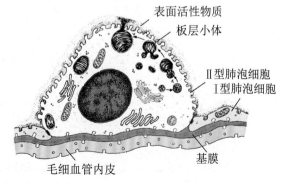

图 16-10 Ⅱ型肺泡细胞超微结构模式图
↑表示板层小体的形成过程

(pulmonary macrophage)由单核细胞分化而来,广泛分布于肺间质,以肺泡隔中最多,也可游走到肺泡腔内。它能吞噬肺内的灰尘、细菌等异物。吞噬了较多尘粒的肺巨噬细胞又称**尘细胞**(dust cell),常滞留于肺间质和肺门淋巴结内。

(3) **肺泡孔**(alveolar pore)　相邻肺泡之间有小孔相通,称肺泡孔(图 16-8)。它是肺泡间的气体通路,可均衡肺泡间气体的含量。当某个终末细支气管或呼吸性细支气管阻塞时,可通过肺泡孔建立侧支通气道,但在肺部感染时,炎症也可经此孔蔓延。

(4) **气-血屏障**(blood-air barrier)　气-血屏障是肺泡与血液之间进行气体交换所通过的结构。它包括**肺泡表面活性物质层、Ⅰ型肺泡细胞与基膜、薄层结缔组织、毛细血管基膜与连续内皮**。有的部位两层基膜间无结缔组织,两层基膜融合。气-血屏障总厚度为 0.2～0.5 μm,有利于气体迅速通过,其中任何一层发生病理改变均会影响气体交换功能。

临床知识与实验进展

吸烟与健康

烟草燃烧可释放 4 000 余种化学物质,其中大部分对人体有害,40 多种有致癌性。大量科学调查证明,吸烟对人体的循环系统、呼吸系统、消化系统、内分泌系统等,均会产生有害作用和致病作用。

很多资料证明,吸烟与动脉硬化及高血压的发生有关,它是冠心病发生的危险因素,并能增加猝死和脑卒中的发病率。此外,长期吸烟,还是引发慢性支气管炎和阻塞性肺气肿的重要因素,并已被公认是导致肺癌的首要危险因素,男性80%的肺癌是由吸烟引起的。吸烟不但会在直接接触部位(口腔、咽、喉和肺)引起癌症,而且会在远处部位引起癌症,包括食道癌、胃癌、胰腺癌、直肠癌、膀胱癌和肾癌以及妇女的宫颈癌、乳腺癌和外阴癌等。

为了您与家人的健康,请勿吸烟!

(伍雪芳　周逢仓)

第十七章
泌 尿 系 统

阅读与思考

　　肾是人体重要的器官之一。肾移植是晚期肾功能衰竭患者的福音,首先完成这一重大突破性手术的是美国著名整形外科专家约瑟夫·默里(Joseph Murray)。他唯一的愿望是使更多的人活着,因此他决定攻克"肾移植"这个难题。在当时,进行肾移植手术不但要面临技术的巨大困难,还要面对伦理方面的重大挑战。他冲破伦理的阻力,周密、细致地考虑手术的每一个细节,通过数年坚持不懈的努力,终于取得了世界首例肾移植手术的成功,为医学开辟了一条新的道路,具有划时代的意义。约瑟夫·默里因此被称为"器官移植之父",1990 年,他被授予诺贝尔生理学或医学奖。面对巨大的阻力和挑战,约瑟夫·默里过人的勇气和锐意进取精神值得每一位医学生学习。

泌尿系统(uninary system)由肾、输尿管、膀胱和尿道组成,主要功能为产生并排出尿液,参与调节机体的水、盐代谢和电解质平衡。此外,肾还可以分泌多种生物活性物质,如肾素、前列腺素和促红细胞生成素等。

第一节 肾

一、肾的一般结构

肾(kidney)呈蚕豆形,表面包有一层致密结缔组织被膜,其实质由**皮质**和**髓质**构成。在冠状切面上,皮质位于肾的浅表,髓质位于肾的深部(图 17-1、图 17-2)。髓质由 10～18 个**肾锥体**(renal pyramid)组成,肾锥体的尖端钝圆,突入肾小盏内,称**肾乳头**,其内的乳头管开口于此处。肾锥体的底与皮质相连,从锥体底部呈辐射状伸入皮质的条纹,称**髓放线**(medullary ray)。髓放线之间的皮质称**皮质迷路**(cortical labyrinty)。每条髓放线与其周围的皮质迷路构成一个**肾小叶**。每个肾锥体与其相连的皮质组成一个**肾叶**,肾锥体之间的皮质称为**肾柱**。

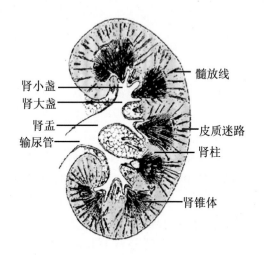

图 17-1 肾冠状剖面模式图

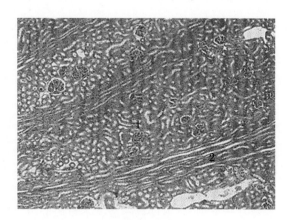

图 17-2 肾皮质光镜图 (HE 染色)
1.皮质迷路 2.髓放线

肾实质由大量**肾单位**和**集合管**组成,肾实质的组成和分布位置如下:
肾内的少量结缔组织、血管和神经等构成肾间质。

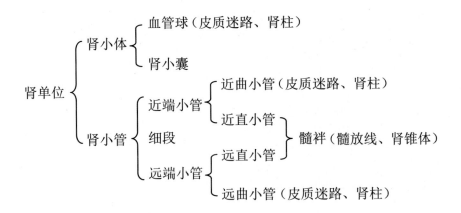

肾单位 ┫
├ 肾小体 ┫
│　├ 血管球（皮质迷路、肾柱）
│　└ 肾小囊
└ 肾小管 ┫
　├ 近端小管 ┫
　│　├ 近曲小管（皮质迷路、肾柱）
　│　└ 近直小管 ┓
　├ 细段 ────────┫ 髓袢（髓放线、肾锥体）
　└ 远端小管 ┫ 远直小管 ┛
　　├ 远直小管
　　└ 远曲小管（皮质迷路、肾柱）

集合管 ┫
├ 弓形集合管（皮质迷路）
├ 直集合管（髓放线、肾锥体）
└ 乳头管（肾乳头）

二、肾单位

肾单位（nephron）是肾的结构和功能单位,由**肾小体**和**肾小管**两部分组成。每个肾约有150万个肾单位,与集合管共同行使泌尿功能。

肾小体（renal corpusde）位于皮质迷路和肾柱内,一端与肾小管相连。肾小管依次分为近端小管、细段和远端小管。近端小管和远端小管均分为曲部和直部。近端小管起始部盘曲在肾小体附近,形成近端小管曲部或近曲小管。继而进入髓放线,直行向下形成近端小管直部或近直小管。直部进入髓质后管径骤然变细,形成细段。细段之后管径又增粗,延续为远端小管直部或远直小管。近直小管、细段和远直小管共同组成一个"U"形的袢,称**肾单位袢**（nephron loop）或 **髓袢**（medullary loop）。远直小管离开髓放线后,在肾小体附近再度盘曲形成远端小管曲部或远曲小管,其末端与弓形集合管相连（图 17-3）。

根据肾小体在皮质中的位置不同,

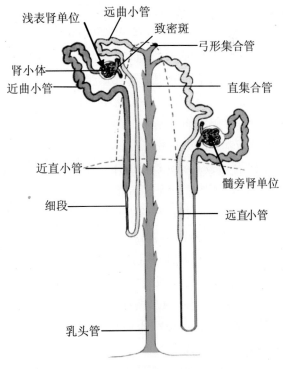

浅表肾单位　远曲小管　致密斑　弓形集合管　肾小体　近曲小管　直集合管　近直小管　髓旁肾单位　细段　远直小管　乳头管

图 17-3　肾单位和集合管模式图

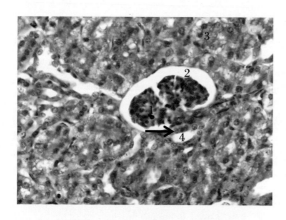

图 17-4　肾皮质光镜图　（HE 染色）

1.血管球　2.肾小囊腔　3.近曲小管

4.远曲小管　→示致密斑

可分为两种肾单位:**浅表肾单位**和**髓旁肾单位**。浅表肾单位分布于皮质的浅层及中部,体积较小、数量多(约占85%),髓袢较短,在尿液形成中起重要作用。髓旁肾单位位于皮质深部,体积较大,数量少,髓袢长,对尿液浓缩具有重要意义。

1.肾小体

肾小体(renal corpuscle)直径约200 μm,由**血管球**和**肾小囊**组成。肾小体有两极,有血管进出的一端为**血管极**,与其相对的另一端与近曲小管相连,称**尿极**(图17-4、图17-5)。

（1）**血管球**(glomerulus)　血管球是包在肾小囊中的一团盘曲的毛细血管。一条**入球微动脉**经血管极进入肾小囊后,分支形成若干网状毛细血管袢,再汇集成一条**出球微动脉**,从血管极处离开肾小囊。入球微动脉管径较出球微动脉粗,使毛细血管内血压较高。在电镜下,毛细血管为有孔型,孔径为50～100 nm,窗孔处无隔膜,故其通透性较大。毛细血管之间有少量结缔组织构成**血管系膜**(mesangium),又称**球内系膜**(intraglomerular mesangium)。球内系膜由球内系膜细胞和系膜基质组成。球内系膜细胞形状不规则,有突起,细胞核小、染色较深,在电镜下胞质内有较发达的粗面内质网、高尔基复合体、溶酶体和吞噬体等。细胞突起可以伸入内皮与基膜之间,或经内皮细胞之间伸入毛细血管腔内。目前认为,球内系膜细胞是特化的平滑肌细胞,能合成基膜和系膜基质的成分,吞噬和降解沉积在基膜上的免疫复合物,参与基膜的更新和修复。

（2）**肾小囊**(renal capsule)　肾小囊是在胚胎时期肾小管起始端膨大凹陷而成的双层杯状囊,分壁层和脏层,两层之间的腔隙为肾小囊腔,与近曲小管相通。壁层是单层扁平上皮,在血管极处返折为脏层,在尿极处延伸为近曲小管上皮。脏层为一层多突起的细胞,称为**足细胞**(podocyte),体积较大,凸向肾小囊腔,在光镜下不易区分。在电镜下,从胞体伸出数个粗大的初级突起,初级突起再发出许多指状的次级突

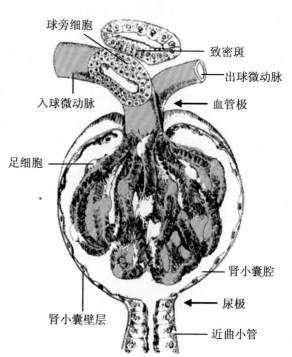

图 17-5　肾小体与球旁复合体立体模式图

（图标注：球旁细胞、致密斑、出球微动脉、血管极、入球微动脉、足细胞、肾小囊腔、尿极、肾小囊壁层、近曲小管）

起,且相互嵌合成栅栏状,紧紧包绕在毛细血管基膜的外面。次级突起间的狭窄裂隙,宽约 25 nm,称为**裂孔**(slit pore),裂孔上覆以 4～6 nm 厚的薄膜,称为**裂孔膜**(slit membrane)(图 17-6)。次级突起内含有微丝,收缩时可调节裂孔的宽度,从而调节血管球的滤过率。足细胞还参与基膜的形成和更新,维持血管球的形状。

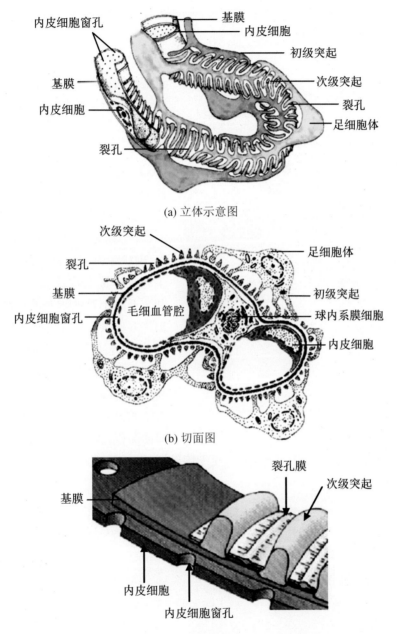

(a) 立体示意图

(b) 切面图

(c) 滤过屏障示意图

图 17-6　肾血管球毛细血管、基膜和足细胞超微结构模式图

(3) **滤过屏障**(filtration barrier)　肾小体犹如滤过器,血管球毛细血管内的血液滤入肾小囊腔内形成原尿,须经过毛细血管有孔内皮、基膜和足细胞裂孔膜,这 3 层结构称为**滤过屏障**,又称**滤过膜**(图 17-6)。滤过膜对血浆成分具有选择性的通透作用。一般情况下,分子量小于 70 KD、直径小于 4 nm 的物质可通过滤过膜,其中带正电荷的物质易于通过,如葡萄糖、尿素、电解质和水等。成人一昼夜两肾可产生约 180 L 原尿。若滤过膜受损害,则大分子物质,如蛋白质,甚至红细胞均可漏出,形成蛋白尿或血尿。

2. 肾小管

肾小管(renal tubule)是由单层上皮围成的小管,具有重吸收原尿成分及排泄的功能(图 17-7)。

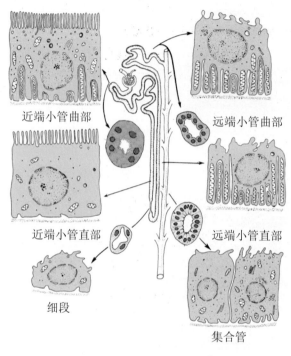

图 17-7　肾小管与集合管上皮细胞结构

(1) 近端小管(proximal tubule)近端小管是肾小管中最粗(直径为 50～60 μm)、最长(约 14 mm)的一段,约占肾小管总长的一半,分为曲部和直部。在光镜下,近曲小管(proximal convoluted tubule)管腔小,不规则。管壁由单层锥体形或立方形细胞构成,细胞界限不清,胞质嗜酸性,核呈圆形,位于细胞基底部,细胞游离面有刷状缘。在电镜下,刷状缘为密集排列的微绒毛,扩大了近曲小管上皮游离面的表面积,有利于近曲小管的重吸收。细胞侧面伸出许多侧突,相邻细胞的侧突互相嵌合,故在光镜下细胞界限不清。细胞基底部有发达的质膜内褶,内褶间有许多纵向排列的杆状线粒体(图 17-8)。侧突和质膜内褶扩大了细胞侧面和基底面的面积,有利于重吸收物质的排出。

近直小管的结构与曲部基本相似,但上皮细胞较矮,微绒毛、侧突和质膜内褶等不如曲部发达。

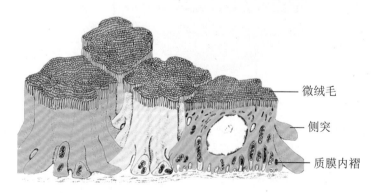

图 17-8　近曲小管上皮细胞超微结构模式图

近端小管的主要功能是重吸收。原尿中几乎所有的葡萄糖、氨基酸和蛋白质以及大部分水、离子和尿素等均在此重吸收。此外,近端小管尚有向管腔内分泌 H^+、NH_3、肌酐和马尿酸等代谢产物的功能,还能转运和排泄血液中的酚红和青霉素等药物。临床上常利用马尿酸或酚红排泄试验来检测近端小管的功能。

(2) 细段(thin segment) 管径细,直径为 $10\sim15~\mu m$,管腔大,较规则。管壁由单层扁平上皮构成,细胞质着色较淡,细胞核呈椭圆形,突向管腔。细段上皮较薄,有利于水和离子通透。

(3) 远端小管(distal tubule) 分为直部和曲部。管壁由单层立方上皮构成,无刷状缘,胞质着色较近端小管浅,细胞分界较清楚,细胞核位于中央或靠近管腔(图 17-7)。

远直小管直径约 $30~\mu m$。在电镜下,细胞游离面的微绒毛少而短。细胞基底部的质膜内褶发达,有的内褶可伸达细胞顶部。基部质膜上有 Na^+、K^+-ATP 酶,能不断将小管内的 Na^+ 转运入间质,有利于浓缩尿液。

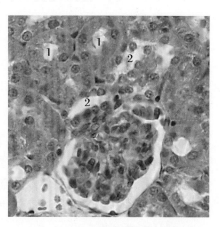

图 17-9 肾皮质光镜图 (HE 染色)
1.近曲小管 2.远曲小管

远曲小管(distal convoluted tubule)的直径为 $35\sim45~\mu m$,基本结构与直部相似,质膜内褶不如直部发达(图 17-9)。远曲小管是离子交换的重要部位,具有重吸收水和 Na^+,并向管腔内分泌 K^+、H^+ 和 NH_3 等功能,这对维持血液的酸碱平衡有重要作用。醛固酮可促进此段重吸收 Na^+,排出 K^+。抗利尿激素能促进此段重吸收水分,使尿液浓缩,尿量减少。

三、集合管

集合管(collecting duct)全长 $20\sim38$ mm,分为弓形集合管、直集合管和乳头管 3 段。弓形集合管较短,位于皮质迷路内。其一端与远曲小管相连,另一端呈弓形,进入髓放线后与直集合管相连。直集合管经髓质行至肾乳头,改称乳头管,开口于肾小盏。集合管管径由细逐渐增粗,上皮细胞由单层立方逐渐增高为单层柱状。细胞质色淡而明亮,分界清楚,核呈圆形,居中或靠近底部(图 17-10)。集合管能进一步重吸收水和交换离子,对尿液浓缩和维持体内酸碱平衡起着重要作用。集合管在醛固酮和抗利尿激素的调节下,能进一步重吸收水和交换离子,使原尿进一步浓缩。另一方面,集合管还可以受心房钠尿肽的作用,减少对水的重吸收,导致尿量增多。

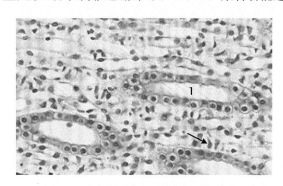

图 17-10 肾髓质光镜图 (HE 染色)
1.集合管 →示间质细胞

综上所述,肾小体形成的原尿,经肾小管和集合管后,其中绝大部分的水、营养物质和无机盐被重吸收入血,同时将体内一些代谢产物排入小管内,最后形成浓缩的终尿,经乳头管排入肾小盏。其量为每天 $1\sim2$ L,仅占原尿的 1% 左右。

四、球旁复合体

球旁复合体（juxtaglomerular complex）又称**肾小球旁器**（juxtaglomerular apparatus），由球旁细胞、致密斑和球外系膜细胞组成。三者在肾小体血管极处组成三角区，入球微动脉和出球微动脉构成三角形的两边，致密斑构成三角形的底边，球外系膜细胞居三角形的中心（图 17-4、图 17-5）。

1. 球旁细胞

球旁细胞（juxtaglomerular cell）位于近血管极处的入球微动脉管壁平滑肌细胞分化，形成上皮样细胞，称为球旁细胞。细胞体积较大，呈立方形，细胞核呈圆形居中，细胞质呈弱嗜碱性，内有分泌颗粒，颗粒内含肾素。肾素是一种蛋白水解酶，可转化为血管紧张素，导致血压升高。

2. 致密斑

致密斑（macula densa）远端小管靠近血管极一侧的管壁上皮细胞特化形成一椭圆形斑，称致密斑。该处细胞变高变窄，排列紧密，细胞核呈椭圆形，位于近细胞顶部。致密斑是一种离子感受器，能感受远端小管管腔内 Na^+ 浓度的变化，当 Na^+ 浓度降低时，将信息传递给球旁细胞，促进球旁细胞分泌肾素，增强远端小管和集合管重吸收 Na^+。

3. 球外系膜细胞

球外系膜细胞（extraglomerular mesangial cell）又称极垫细胞。细胞形态结构与球内系膜细胞相似，并与球内系膜相延续。球外系膜细胞与球旁细胞、球内系膜细胞之间存在缝隙连接，可能起信息传递作用。

五、肾间质

肾间质（renal interstitium）包括肾内的结缔组织、血管、神经等。间质内有一种特殊的成纤维细胞，称为**间质细胞**（图 17-10）。细胞呈不规则形或星形，其长轴与肾小管或集合管垂直。胞质内除有较多细胞器外，还有较多脂滴。间质细胞可合成间质内的纤维和基质，还产生前列腺素，可舒张血管，促进周围血管内的血液流动，加快重吸收水分的转运，从而促进尿液浓缩。此外肾小管周围的间质细胞能产生促红细胞生成素，刺激骨髓红细胞生成。肾病晚期往往伴有贫血。

六、肾血液循环

肾血液循环途径如图 17-11 所示。

肾的血液循环与尿液的形成和浓缩密切相关，它有如下特点：① 肾动脉来自腹主动脉，短而粗，血流量大，流速快，约占心输出量的 1/4，即每 4～5 min 人体的血液全部流经肾；② 90%的血液供应皮质，进入肾小体后被滤过；③ 入球微动脉较出球微动脉粗，因而使血管球内的压力较高，有利于滤过；④ 肾脏两次形成毛细血管网，即血管球和球后毛细血管网。

由于血液流经血管球时,大量水分被滤出,因此,分布在肾小管周围的球后毛细血管网内血液的胶体渗透压较高,这有利于肾小管上皮细胞的重吸收和尿液的浓缩;⑤ 髓质内的直小血管与肾髓袢伴行,有利于肾小管和集合管的重吸收和尿液的浓缩(图 17-12)。

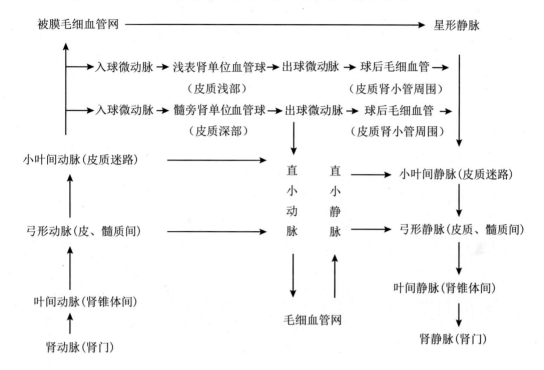

图 17-11　肾血液循环

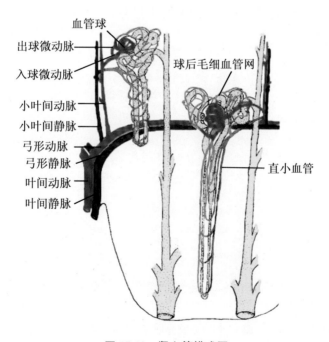

图 17-12　肾血管模式图

第二节 排 尿 管 道

排尿管道包括输尿管、膀胱和尿道,其组织结构基本相似,由黏膜、肌层和外膜3层组成。

一、黏膜

黏膜由变移上皮(尿道除外)和固有层结缔组织构成,随着输尿管道的延伸,上皮逐渐增厚。尿道中部为复层柱状上皮,尿道口为复层扁平上皮。

二、肌层

肌层均为平滑肌,一般分为内纵、外环两层,输尿管下1/3段和膀胱的肌层较厚,由内纵、中环和外纵3层组成。中层环形平滑肌在尿道内口处增厚为括约肌。

三、外膜

除膀胱顶部为浆膜外,其余均为纤维膜(图17-13)。

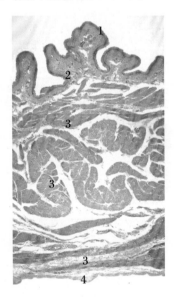

图17-13 膀胱光镜图 (HE染色)
1.变移上皮 2.固有层 3.平滑肌 4.外膜间皮

临床知识与实验进展

促红细胞生成素

　　促红细胞生成素(EPO)是调节红细胞产生必需的细胞因子,在胎儿期主要由肝脏产生,成年机体主要来源于肾脏。服用红细胞生成素,可以使肾病贫血的患者血液中红细胞的百分比增加。EPO 最早用于治疗再生障碍性贫血,后期发现其在 AIDS 引起的贫血、恶性肿瘤性贫血以及自身免疫性贫血等疾病性贫血症中得以广泛应用,近期 EPO 的生产多采用基因工程技术,促红细胞生成素已经广泛应用于临床实践。EPO 兴奋剂正是根据促红细胞生成素的原理人工合成的,它能促进肌肉中的氧气的生成,从而使肌肉更有力量、更有耐力,属于国际奥委会规定的违禁药物。

（彭彦霄）

第十八章
男性生殖系统

阅读与思考

精子的质量直接影响受精卵的形成。精子库以治疗不育症、预防遗传病和性传播疾病等为目的，利用超低温冷冻技术，采集、检测、保存和提供精子。19世纪60年代，美国建立了首个人类精子库，此后许多国家也相继建立了人类精子库。为了促进人类精子库安全、有效、合理地采集、保存和提供精子，保障捐精者和受者个人、家庭及后代的健康和权益，维护社会公益，精子库必须严格遵守有利于供受者的原则、知情同意的原则、保护后代的原则、伦理原则、社会公益原则、保密原则、严防商业化原则及伦理监督的原则。随着科学技术的进步，在造福人类的同时，从业者要恪守职业道德，遵守法律法规。

男性生殖系统(male reproductive system)包括睾丸、生殖管道、附属腺及外生殖器。睾丸是产生精子和分泌雄性激素的器官。生殖管道具有促进精子成熟,营养、贮存和运输精子的作用。附属腺包括精囊、尿道球腺和前列腺。附属腺与生殖管道的分泌物参与精液的组成。

第一节 睾 丸

睾丸(testis)表面覆以浆膜,即鞘膜脏层,其深面为一层较厚的致密结缔组织构成的**白膜**(tunica albuginea)。白膜在睾丸后缘局部增厚,形成**睾丸纵隔**。纵隔的结缔组织呈放射状伸入实质内,将实质分隔成约 250 个锥形小叶。小叶的尖端朝向纵隔。每个小叶内含有 1～4 条高度盘曲的**生精小管**(seminiferous tubule)。生精小管接近纵隔处变为短而直的**直精小管**(tubulus rectus),然后进入纵隔,相互吻合形成**睾丸网**(rete testis)。生精小管之间为疏松结缔组织,构成睾丸间质(图 18-1、图 18-2)。

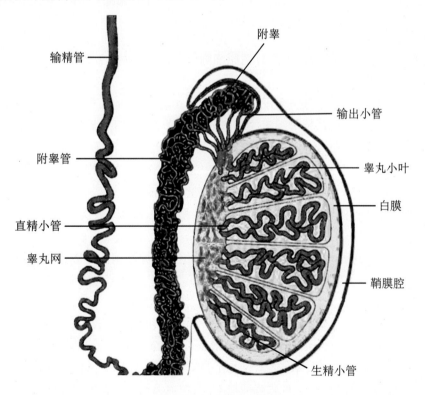

图 18-1　睾丸与附睾模式图

（输精管　附睾　输出小管　附睾管　睾丸小叶　白膜　直精小管　睾丸网　鞘膜腔　生精小管）

一、生精小管

成人的生精小管直径为 150～250 μm,长 30～70 cm,管壁厚 60～80 μm,由**生精上皮**

(spermatogenic epithelium)构成(图18-3)。生精上皮由支持细胞和5～8层**生精细胞**(spermatogenic cell)组成。生精小管基膜明显。基膜外侧有胶原纤维和梭形的肌样细胞(myoid cell),此细胞收缩有助于精子的排出。

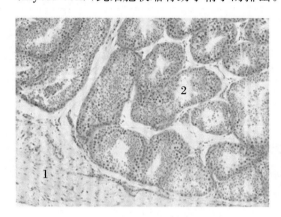
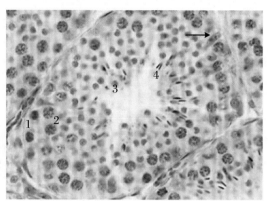

图18-2 睾丸光镜图 (HE染色)
1.白膜 2.生精小管

图18-3 生精小管光镜图 (HE染色)
1.精原细胞 2.初级精母细胞
3.精子细胞 4.精子→支持细胞核

1. 生精细胞

自生精上皮基底部至腔面,依次有精原细胞、初级精母细胞、次级精母细胞、精子细胞和精子。

精原细胞形成精子的过程称**精子发生**(spermatogenesis),人类的这一过程需 64 ± 4.5 天,经历了精原细胞的增殖、精母细胞的减数分裂和精子形成3个阶段。

(1) 精原细胞(spermatogonium) 紧贴基膜,呈圆形或卵圆形,直径约 $12 \mu m$。精原细胞分为A、B两型。A型精原细胞是生精细胞中的干细胞,从青春期开始,不断分裂增殖,一部分保留下来继续作为干细胞,稳定精原细胞数量和保持活跃的生精能力;另一部分分化为B型精原细胞,此细胞核呈圆形,染色质较粗。B型精原细胞经数次分裂后,分化为初级精母细胞。

(2) 初级精母细胞(primary spermatocyte) 位于精原细胞的近腔面,体积较大呈圆形,直径约 $18 \mu m$。胞核大而圆,呈丝球状,核型为46,XY。初级精母细胞经DNA复制后($4n$ DNA),进行第一次减数分裂,产生两个次级精母细胞。由于第一次减数分裂的前期历时较长(约22天),故在生精小管的切面上常见处于不同分裂时期的初级精母细胞。

(3) 次级精母细胞(secondary spermatocyte) 位置靠近腔面,直径约 $12 \mu m$。细胞核呈圆形,染色较深,核型为23,X或23,Y($2n$ DNA)。次级精母细胞不进行DNA复制,可迅速进入第二次减数分裂,产生两个精子细胞,核型仍为23,X或23,Y($1n$ DNA)。由于次级精母细胞存在时间短暂,故在生精小管切面中不易见到。减数分裂(meiosis)又称成熟分裂,仅见于生殖细胞的发育过程中,经过两次减数分裂,染色体数目减少一半。

(4) 精子细胞(spermatid) 位于近腔面,体积较小。细胞呈圆形,直径约 $8 \mu m$。核呈圆形,染色质致密、深染。精子细胞不再分裂,经复杂的变态,由圆形细胞逐渐转变为蝌蚪状精子的过程称**精子形成**(spermiogenesis)。

此过程主要变化为：① 核染色质高度浓缩，核变长，形成头部的主要结构；② 高尔基复合体形成顶体，覆盖于核前 2/3；③ 中心体移至顶体的对侧，其中一个中心粒的微管延长形成轴丝，成为精子尾部（或称鞭毛）的主要结构；④ 线粒体聚集，缠绕在轴丝的近核段周围，形成线粒体鞘；⑤ 多余胞质聚集于尾部，形成残余胞质，最后脱落（图 18-4）。

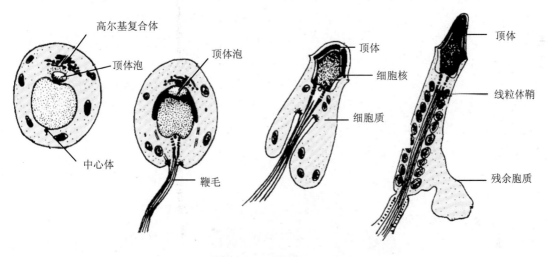

图 18-4　精子形成模式图

（5）精子（spermatozoon）　人的精子形似蝌蚪，长约 60 μm，分为头、尾两部（图 18-5）。头部嵌入支持细胞的顶部胞质中，尾部游离于生精小管腔内。头部正面观呈卵圆形，侧面观呈梨形，长 4～5 μm。头内有一高度浓缩的细胞核。核的前 2/3 处有**顶体**（acrosome）覆盖。顶体是特殊的溶酶体内含多种水解酶，如顶体素、透明质酸酶、磷酸酯酶等，在受精过程中发挥着重要作用。尾部是精子的运动装置，分为颈段、中段、主段和末段 4 部分。构成尾部全长的轴心是轴丝，它由"9＋2"排列的微管构成。颈段很短，有中心粒。中段的外侧包有线粒体鞘，是精子的能量供应中心。主段最长，轴丝外包有纤维鞘。末段短，仅有轴丝。

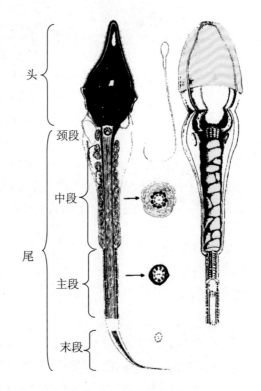

在精子发生过程中，一个精原细胞增殖分化所产生的各级生精细胞，其细胞质并未完全分开，有胞质桥相连，形成同步发育的同源细胞群。胞质桥的存在有利于细胞间的信息传递，保证同源生精细胞同步发育。但从生精小管的全长来看，精子发生是不同步的。不同区域的生精小管生精细胞组合不同。因此在睾丸组织切片上，可见生精小管不同断面具有不同发育阶段的生精细胞组合。

图 18-5　精子超微结构模式图

精子的发生和形成须在低于体温 2～3℃的环境中进行,故隐睾患者因精子发生障碍而不育。在精子发生和形成过程中,经常形成一些畸形精子,严重者可致不育。

2. 支持细胞

支持细胞(sustentacular cell)又称 Sertoli 细胞。每个生精小管的横切面上有 8～11 个支持细胞。细胞呈不规则长锥体形,底部附在基膜上,顶端伸达腔面(图 18-6、图 18-7)。细胞侧面和游离面嵌有各级生精细胞,故在光镜下细胞轮廓不清。胞核为不规则形或三角形,染色浅,核仁明显。在电镜下,胞质内有粗面内质网、发达的高尔基复合体、丰富的滑面内质网、较多的线粒体、溶酶体、糖原颗粒及许多微丝和微管。相邻支持细胞在近基底部的胞膜处形成紧密连接。以支持细胞之间的紧密连接为主,加上生精上皮基膜、结缔组织和毛细血管基膜及内皮等结构,构成**血-睾屏障**(blood-testis barrier)。

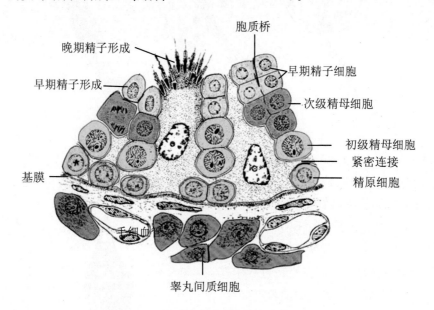

图 18-6　生精细胞与支持细胞关系模式图

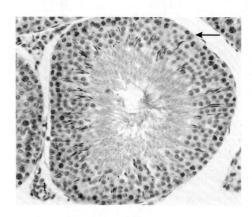

图 18-7　生精小管光镜图　(特殊染色)
1.睾丸间质细胞　←示支持细胞核

支持细胞具有多种功能:① 支持、营养生精细胞;② 参与构成血-睾屏障,此屏障可阻止大分子物质进出生精上皮,形成有利于生精细胞发育的微环境,防止精子抗原物质外逸而引起自身免疫反应;③ 吞噬精子形成时脱落的残余胞质;④ 合成并分泌雄激素结合蛋白(androgen binding protein,ABP)和抑制素(inhibin)等。前者可与雄激素结合,提高生精小管内雄激素的含量,促进精子发生;后者可反馈性地抑制垂体分泌 FSH,以维持雄激素结合蛋白分泌量的稳定;⑤ 分泌少量液体进入生精小管管腔,成为睾丸液,有助于精子的运送。

二、睾丸间质

睾丸间质位于生精小管之间,为富含血管和淋巴管的疏松结缔组织,其中有**睾丸间质细胞**(testicular interstitial cell),又称 Leydig 细胞。睾丸间质细胞多成群分布,细胞呈圆形或多边形,细胞核圆,细胞质呈嗜酸性(图 18-2),具有类固醇激素分泌细胞的超微结构特征。自青春期起,睾丸间质细胞在黄体生成素刺激下分泌**雄激素**(androgen),它具有促进精子发生和男性生殖器官的发育,以及维持第二性征和性功能的作用。

三、直精小管和睾丸网

生精小管接近纵隔时,变成短而细的直行管道,称**直精小管**。管壁上皮为单层立方或矮柱状上皮,无生精细胞。直精小管进入纵隔后分支吻合成网状的睾丸网,由单层立方上皮围成,管腔大而不规则。精子经直精小管和睾丸网运出睾丸,进入附睾。

第二节 生殖管道

生殖管道为精子成熟、贮存和运输提供有利的微环境。它包括附睾、输精管和尿道。

一、附睾

附睾(epididymis)位于睾丸后外侧,分头、体、尾 3 部分。头部主要由输出小管组成,体和尾由附睾管组成,尾部是贮存精子并使精子获得运动能力的主要部位(图 18-8)。

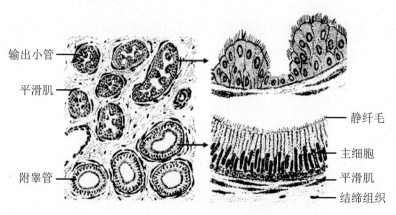

图 18-8 输出小管和附睾管

1. 输出小管

输出小管（efferent duct）是由从睾丸网发出的 8～12 根弯曲小管构成的，末端与附睾管相连。上皮由无纤毛的低柱状细胞和有纤毛的高柱状细胞相间排列而成，故腔面高低不平。纤毛的摆动可使精子向附睾管移动。上皮基膜外有少量平滑肌环绕。

2. 附睾管

附睾管（epididymal duct）是一条长 4～6 m 的高度盘曲的管道，远端与输精管相连。管腔较大，腔面较平坦，腔内充满精子和分泌物。上皮是由主细胞和基细胞构成的假复层纤毛柱状上皮，表面有细长的静纤毛，上皮具有分泌和吸收功能。基膜明显，其外侧有少量结缔组织和薄层环行平滑肌。

生精小管产生的精子无运动能力，经直精小管、睾丸网进入附睾，精子在此停留 8～17 天。精子在雄激素及附睾上皮细胞分泌的肉毒碱、甘油磷酸胆碱和唾液酸的作用下，经一系列成熟变化，获得了运动能力，达到功能上的成熟。附睾功能异常，可影响精子成熟，导致不育。血-附睾屏障位于主细胞近腔面的紧密连接，能保护成熟中的精子不受外界干扰，并将精子与免疫系统隔离。

二、输精管

输精管（ductus deferens）为厚壁腔小的肌性管道。管壁分黏膜、肌层和外膜 3 层。黏膜表面为较薄的假复层柱状上皮，固有层结缔组织含弹性纤维较多。肌层厚，由内纵、中环、外纵平滑肌纤维组成。射精时肌层强力收缩，将精子快速排出。

第三节　附　属　腺

附属腺包括精囊、前列腺和尿道球腺。附属腺和生殖管道的分泌物以及精子共同组成**精液**（semen）。精液呈乳白色，pH 为 7.2～7.4。每次射精量 2～6 mL，每毫升精液中含 0.2亿～2 亿个精子。若精液量少于 1 mL，或每毫升精液中精子数低于 1 500 万个，常可导致不育。

一、精囊

精囊（seminal vesicle）为一对盘曲的囊状器官。黏膜向腔内突出形成高而薄的皱襞，上皮为假复层柱状上皮。精囊在雄激素的刺激下，分泌淡黄色液体，其中果糖和前列腺素含量较高。果糖为精子运动提供能量。前列腺素有免疫抑制作用，保护精子免受免疫系统的攻击。另外，分泌物中含少量淡黄色色素，可使精液在紫外光下发出强烈的荧光。这在法医学上被用作鉴定精液痕迹的有效方法。

二、前列腺

　　前列腺(prostate)呈栗形,环绕于尿道起始段。腺的被膜及支架组织均为结缔组织,富含弹性纤维和平滑肌纤维。腺实质由 30～50 个复管泡状腺组成,有 15～30 条导管分别开口于尿道精阜的两侧(图 18-9)。腺实质可分 3 个带:尿道周带(又称黏膜腺),最短小,位于尿道黏膜内;内带(又称黏膜下腺),位于黏膜下层;外带(又称主腺),构成前列腺大部。腺泡由单层立方、单层柱状或假复层柱状上皮构成,故腺腔不规则。腺腔中分泌物常浓缩形成圆形的嗜酸性环层小体,称为**前列腺凝固体**(prostatic concretion)(图 18-10),它随年龄的增长而增多,并可钙化形成结石。自青春期开始,前列腺在雄激素的刺激下分泌活动增强,分泌物为稀薄的乳白色液体,其中富含酸性磷酸酶和纤维蛋白溶酶等,还有柠檬酸和锌等物质。老年人前列腺增生肥大,多发生在黏膜腺和黏膜下腺,压迫尿道,造成排尿困难。慢性前列腺炎时,纤维蛋白溶酶异常,引起精液不液化,影响精子的运动及受精能力。前列腺癌主要发生在腺的外带。

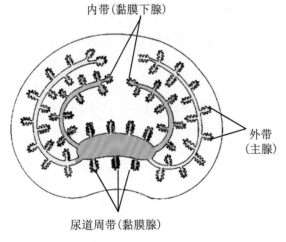

图 18-9　前列腺

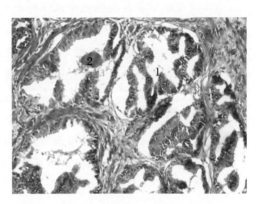

图 18-10　前列腺光镜图　(HE 染色)
1.腺泡　2.前列腺凝固体

三、尿道球腺

　　尿道球腺(bulbourethral gland)位于尿道两侧,为一对豌豆状的复管泡状腺,上皮为单层立方或单层柱状。腺体分泌黏液,于射精前排出,以润滑尿道。

第四节 阴 茎

阴茎主要由两个阴茎海绵体和一个尿道海绵体构成,尿道行于尿道海绵体内。阴茎外表被覆以活动度较大的皮肤。海绵体主要由小梁和血窦构成,阴茎深动脉的分支螺旋动脉穿行于小梁中,与血窦通连。静脉多位于海绵体周边部白膜下方,白膜为坚韧的致密结缔组织。一般情况下,流入血窦的血液很少,血窦呈裂隙状,海绵体柔软。当大量血液流入血窦时,血窦因充血而胀大。白膜下静脉受压,血液回流受阻,海绵体变硬,阴茎勃起。阴茎勃起受肾上腺素能神经、副交感神经等多种因素调控。

临床知识与实验进展

畸形精子症

畸形精子症是指精液中正常形态精子比例低于正常参考值下限,是男性不育症常见的病因之一。按照世界卫生组织《人类精液检查与处理实验室手册(第6版)》标准,正常形态精子比例的参考值下限为4%,即精液中畸形精子超过96%。其精子形态学缺陷可分为4大类:头部缺陷、颈和中段缺陷、主段缺陷、尾部畸形以及过量残留胞质。畸形精子症患者常表现为多种类型畸形精子混合存在。导致畸形精子症的因素很多,主要包括精索静脉曲张、男性生殖道感染、环境污染、遗传等。另外,吸烟、高温环境等不良生活习惯及不良环境也可能与畸形精子症相关。《畸形精子症诊疗中国专家共识》提出体育锻炼、戒烟、均衡饮食等积极生活方式有利于精子畸形的改善,从而提高精子质量。

(彭彦霄)

第十九章
女性生殖系统

阅读与思考

　　林巧稚(1901—1983)是中国妇产科学主要的开拓者和奠基人。她终生未婚,把时间和精力都投入到了医学事业上,一生亲手接生了5万多名婴儿,被尊称为"万婴之母"。20世纪50年代末,林巧稚克服物质上的巨大困难和群众思想上的不理解,组织开展了对北京某小区5万人口的普查普治试点工作,重点展开对妇女的卫生习惯及疾病的调查,为妇产科领域贯彻以"预防为主"的方针奠定了基础,并逐渐使妇科普查形成制度,大大提高了妇女的健康水平。林巧稚不仅医术超群,还为祖国的妇产科事业培养了很多优秀的学生。她强调所有的检查和治疗都不过是方法和过程,目的只有一个,就是对病人的关爱和呵护。林巧稚的精神和事迹激励着医学界的每一位从业者,引导着他们不断照亮生命之路。

女性生殖系统(female reproductive system)包括卵巢、输卵管、子宫、阴道和外生殖器。卵巢是女性生殖腺,可产生卵细胞并分泌女性激素。输卵管是输送生殖细胞及受精的部位。子宫是产生月经及孕育胎儿的器官。此外,乳腺可分泌乳汁,哺育婴儿,故列入本章叙述。

第一节 卵 巢

卵巢(ovary)为一对扁椭圆形器官,表面覆以单层扁平或立方上皮,称为**表面上皮**(superficial epithelium)。上皮下为薄层致密结缔组织,称**白膜**。卵巢实质分周围的皮质和中央的髓质两部分,两者之间无明显分界。皮质较厚,主要由不同发育阶段的卵泡、黄体、白体及特殊的结缔组织组成。结缔组织中富含网状纤维及低分化的梭形基质细胞。髓质范围狭小,由疏松结缔组织构成,内含丰富的血管、淋巴管及神经(图 19-1)。近卵巢门处有少量上皮样细胞,称为**门细胞**,结构类似睾丸间质细胞,可分泌少量雄激素。

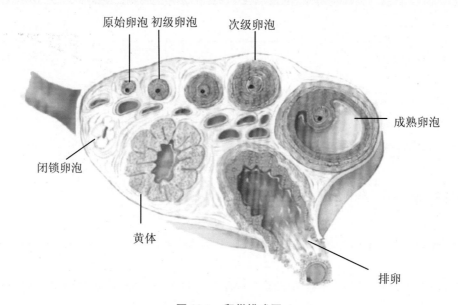

图 19-1 卵巢模式图

一、卵泡的发育与成熟

女性出生时两侧卵巢中有 70 万～200 万个原始卵泡,以后逐渐退化,青春期开始时尚存约 4 万个,至 40～50 岁时仅剩几百个。

卵泡(ovarian follicle)由一个卵母细胞(oocyte)和围绕其周围的多个卵泡细胞(follicular cell)构成。卵泡发育是个连续的生长过程,一个卵泡从发育至成熟约需 85 天。一般将卵泡的发育过程分为 4 个阶段,即**原始卵泡**、**初级卵泡**、**次级卵泡**和**成熟卵泡**,其中初级卵泡和次级卵泡又称为生长卵泡。

1. 原始卵泡

原始卵泡(primordial follicle)是处于静止状态的卵泡,位于皮质浅层,数量多,体积小,由中央的一个初级卵母细胞和周围一层扁平的卵泡细胞构成(图 19-2)。初级卵母细胞(primary oocyte)体积较大,直径为 30～40 μm,核大而圆,染色浅,核仁明显,胞质呈嗜酸性。该细胞在胚胎时期由卵原细胞分化而成,随后进行第一次减数分裂,但长期停滞在分裂前期,直至排卵前才完成第一次减数分裂。

自青春期开始,在脑垂体分泌的促性腺激素作用下,原始卵泡生长发育为**初级卵泡**(primary follicle)。

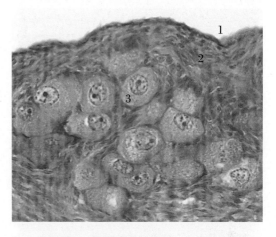

图 19-2　卵巢皮质光镜图　(HE 染色)
1.表面上皮　2.白膜　3.原始卵泡

2. 初级卵泡

此时初级卵母细胞的体积增大,靠近质膜的胞质中出现电子密度高的溶酶体,称为皮质颗粒(cortical granule),参与受精过程。卵泡细胞由扁平变为立方或柱状,由单层变为多层。初级卵母细胞与卵泡细胞间出现一层均质状、折光性强、嗜酸性的带状结构,称为**透明带**(zona pellucida)(图 19-3)。透明带是一种特异性糖蛋白,由初级卵母细胞和卵泡细胞共同分泌而成。在电镜下,可见初级卵母细胞的微绒毛和卵泡细胞的突起伸入透明带,两者间有缝隙连接(图 19-4)。另外,透明带上有精子受体,对精子与卵细胞之间的相互识别和特异性结合起着重要作用。初级卵泡随着体积的增大,逐渐向皮质深部移动。卵泡周围结缔组织内的基质细胞增殖分化,包绕卵泡,形成**卵泡膜**(follicular theca)。

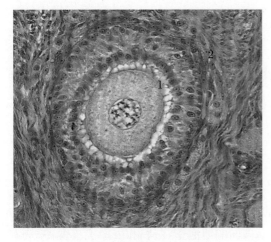

图 19-3　初级卵泡　(HE 染色)
1.透明带　2.卵泡膜

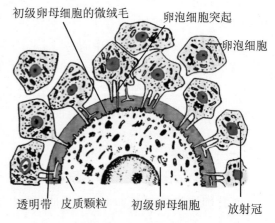

初级卵母细胞的微绒毛　卵泡细胞突起　卵泡细胞
透明带　皮质颗粒　初级卵母细胞　放射冠

图 19-4　卵母细胞、透明带及卵泡细胞超微结构

3.次级卵泡

随着初级卵泡的发育,卵泡细胞间出现一些大小不等的腔隙,并逐渐融合成一个大腔,称为**卵泡腔**(图19-5)。腔内充满液体,称为**卵泡液**,卵泡液内含促性腺激素、雌激素和多种生物活性物质,对卵泡的生长和成熟起重要调节作用。随着卵泡液增多,卵泡腔扩大,初级卵母细胞及其部分卵泡细胞被挤到卵泡的一侧,形成一个圆形隆起突向卵泡腔,称为卵丘(cumulus oophorus)。紧靠透明带的一层高柱状卵泡细胞呈放射状排列,称为**放射冠**(corona radiata)。卵泡腔周围的卵泡细胞称为**颗粒层**(granulosa layer),构成卵泡壁,卵泡细胞改称颗粒细胞。与此同时,卵泡膜进一步分化为内、外两层。基质细胞分化为多边形或梭形的**膜细胞**(theca cell),毛细血管丰富。外层含纤维成分较多,并有少量平滑肌。

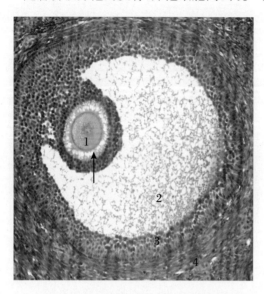

图 19-5 次级卵泡光镜图 (HE染色)

1.初级卵母细胞 2.卵泡腔
3.颗粒层 4.卵泡膜 ↑透明带

4.成熟卵泡

在卵泡刺激素(FSH)作用的基础上,经黄体生成激素(LH)的刺激,次级卵泡(secondary follicle)进一步发育。在一个周期中通常仅一个发育最佳的卵泡能够达到成熟,故称优势卵泡。此时,卵泡体积显著增大,直径可达2 cm,突向卵巢表面(图19-1)。由于颗粒细胞不再增殖,卵泡壁变薄。卵丘根部的卵泡细胞间出现裂隙,近排卵时,卵丘与卵泡壁分离,漂浮在卵泡液中。在排卵前36~48 h内,初级卵母细胞完成第一次减数分裂,形成一个大的**次级卵母细胞**(secondary oocyte)和一个小的**第一极体**(first polar body)。第一极体位于次级卵母细胞和透明带之间的空隙内。次级卵母细胞很快进入第二次减数分裂,并停滞于分裂中期。

次级卵泡与成熟卵泡(mature follicle)均具有内分泌功能。在脑垂体分泌的FSH和LH的调节下,颗粒细胞和膜细胞通过协同作用,合成分泌雌激素。雌激素少量进入卵泡液,大部分进入血循环,调节子宫内膜等靶器官的活动。

二、排卵

成熟卵泡破裂,次级卵母细胞从卵巢排出的过程称为**排卵**(ovulation)。排卵前,在LH的作用下,成熟卵泡的卵泡液剧增,使突出于卵巢表面的卵泡壁、白膜和表面上皮变薄;局部缺血,形成半透明的卵泡小斑。排卵时,小斑处的结缔组织被透明质酸酶和胶原酶分解,再加上卵泡膜外层的平滑肌收缩,卵泡破裂。于是,次级卵母细胞及其周围的透明带、放射冠与卵泡液一起从卵巢排出,进入输卵管(图19-6)。次级卵母细胞于排卵后24 h内若未受精,即退化并被吸收;若受精,则继续完成第二次减数分裂,产生一个单倍体(23,X)的卵细胞(ovum)和一个第二极体。

　　生育期妇女,每隔 28 天左右排卵一次,一般一次只排一个卵细胞,偶见排两个或多个者。两侧卵巢交替排卵,排卵一般发生在月经周期的第 14 天左右。

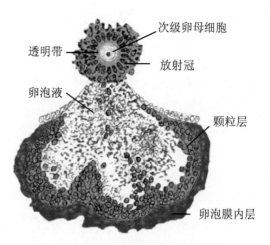

图 19-6　成熟卵泡排卵模式图

三、黄体的形成和退化

　　成熟卵泡排卵后,残留在卵巢内的卵泡壁连同卵泡膜及血管一起向腔内塌陷。在 LH 的作用下,这些成分逐渐演化成具有内分泌功能的细胞团,新鲜时呈黄色,称**黄体**(corpus luteum)。颗粒细胞增殖分化为**颗粒黄体细胞**(granulosa lutein cell),数量多,体积大,染色浅,位于黄体中央,主要分泌黄体酮和松弛素。膜细胞转变为**膜黄体细胞**(theca lutein cell),其数量少,体积小,染色较深,位于黄体周边(图 19-7),两者协同分泌雌激素。

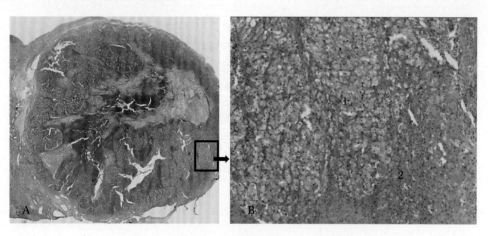

图 19-7　黄体光镜图(安徽医科大学　贾雪梅供图)
A.黄体全貌　B.低倍图　1.颗粒黄体细胞　2.膜黄体细胞

　　若排出的卵未受精,黄体仅维持 2 周左右即退化,称为**月经黄体**(corpus lutein of menstruation)。黄体退化后被增生的结缔组织取代,成为瘢痕样的**白体**(corpus albicans)。若受精,在胎盘分泌的绒毛膜促性腺激素的作用下,黄体继续发育,直径达 4~5 cm,称为**妊娠黄体**(corpus lutein of pregnancy)。妊娠黄体还可分泌松弛素。妊娠黄体维持 3~4 个月甚至更长时间,然后退化为白体。白体被吸收直至消失需数月或数年。

四、闭锁卵泡与间质腺

从青春期开始,每个月卵巢内都有许多原始卵泡开始生长发育,但通常只有一个卵泡能发育成熟并排卵,其余的均在卵泡发育的不同阶段相继退化,退化的卵泡称为**闭锁卵泡**(atretic follicle)。其中的初级卵母细胞自溶消失,死亡的卵泡细胞或颗粒细胞被巨噬细胞和中性粒细胞吞噬,透明带塌陷成为不规则的嗜酸性环状物,存留一段时间后也消失。其膜细胞曾一度增大,形似黄体细胞,并被结缔组织分隔成细胞团索,散在结缔组织中,称为**间质腺**(interstitial gland),可分泌雌激素(图 19-8)。间质腺最后退化,由结缔组织代替。人类的间质腺不发达,猫及啮齿动物的间质腺较发达。

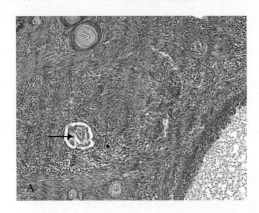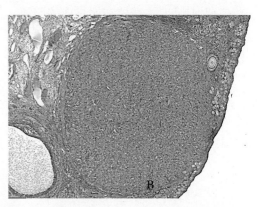

图 19-8　卵巢皮质光镜图

A.闭锁卵泡→塌陷的透明带　B.间质腺

第二节　输　卵　管

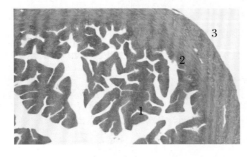

图 19-9　输卵管光镜图　(HE 染色)

1.黏膜皱襞　2.肌层　3.浆膜

输卵管(oviduct)分为子宫部、峡部、壶腹部和漏斗部,管壁由内向外分为黏膜、肌层和浆膜(图 19-9)。黏膜向管腔内突出,形成许多纵行有分支的皱襞,故管腔不规则。黏膜上皮为单层柱状上皮,由分泌细胞和纤毛细胞构成。分泌细胞的分泌物构成输卵管液,可营养卵并辅助卵的运行。纤毛细胞的纤毛向子宫方向摆动,可将卵运送到子宫并阻止细菌进入腹膜腔。输卵管上皮在卵巢激素的作用下呈现周期性变化。在排卵前后,上皮变高,纤毛细胞的纤毛增多,摆动增强,分泌细胞分泌功能旺盛。固有层为薄层结缔组织,含有丰富的毛细血管和散在的平滑肌纤维。肌层由内环、外纵两层平滑肌构成。浆膜由疏松结缔组织和间皮组成。

第三节　子　　宫

子宫(uterus)为厚壁的肌性器官,是胚胎发育的场所。子宫壁由外向内分为外膜、肌层和内膜(又称黏膜)3层(图19-10)。

一、子宫壁的结构

1. 外膜

外膜(perimetrium)大部分为浆膜,只有子宫颈为纤维膜。

2. 肌层

肌层(myometrium)很厚,约1 cm,由成束或成片的平滑肌构成。子宫平滑肌纤维长30~50 μm。妊娠时,肌纤维增生肥大可长达500~600 μm,肌层增厚。增生的平滑肌纤维来自未分化的间充质细胞或平滑肌纤维自身的分裂。分娩后,肌纤维恢复原状,部分肌纤维自身分解而被吸收。肌层的收缩有利于经血的排出和胎儿的娩出。

3. 内膜

内膜(endometrium)由单层柱状上皮和固有层组成。上皮由分泌细胞和散在的纤毛细胞构成。固有层为结缔组织,内含大量分化程度较低的梭形或星形的基质细胞、网状纤维、血管和**子宫腺**(uterine gland)。子宫腺为单管状腺,是由上皮向固有层内凹陷形成的,近肌层处常有分支。子宫底部和体部的内膜,按其结构和功能特点可分为浅层的**功能层**(functional layer)和深层的**基底层**(basal layer)。功能层较厚,自青春期开始,

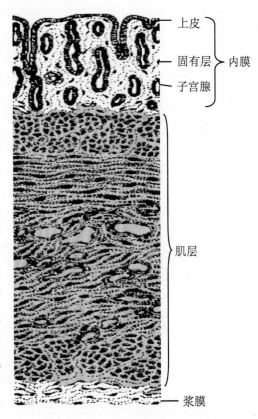

图 19-10　子宫壁仿真图

在卵巢激素的作用下发生周期性的剥脱、出血,形成月经。此层也是孕育胎儿的场所。基底

层较薄,不参与月经形成,增生修复形成新的功能层。

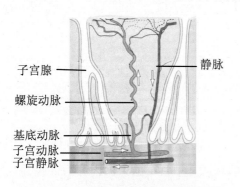

子宫腺

静脉

螺旋动脉

基底动脉

子宫动脉

子宫静脉

图 19-11 子宫内膜血管与子宫腺模式图

子宫动脉的分支进入肌层后,向子宫内膜发出许多分支,在基底层分出一短而直的分支,称为**基底动脉**,它不受卵巢分泌激素的影响。子宫主干进入功能层后呈螺旋走行,称为**螺旋动脉**(spiral artery),它对性激素极为敏感。螺旋动脉的分支形成毛细血管网和血窦,汇合为小静脉,穿过肌层后汇入子宫静脉(图 19-11)。

二、子宫内膜的周期性变化

自青春期开始,在卵巢分泌的雌激素和孕激素作用下,子宫底部和体部的内膜发生周期性变化,即每 28 天左右发生一次内膜剥脱、出血、修复和增生,称**月经周期**(menstrual cycle)。每个月经周期是从月经来潮的第一天起至下次月经来潮的前一天止,可分为月经期、增生期和分泌期(图 19-12、图 19-13)。

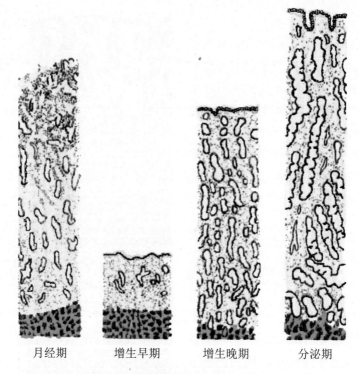

月经期　　　　增生早期　　　　增生晚期　　　　分泌期

图 19-12 子宫内膜周期性变化示意图

1. 增生期

增生期(proliferative phase)为月经周期的第 5～14 天。此期卵巢内有一批卵泡生长发育,故又称**卵泡期**。在卵泡分泌的雌激素作用下,上皮细胞和基质细胞分裂增生,使内膜逐渐增厚,至增生晚期,内膜可厚达 2～4 mm。子宫腺开始增多、增长并弯曲,腺腔扩大,腺上

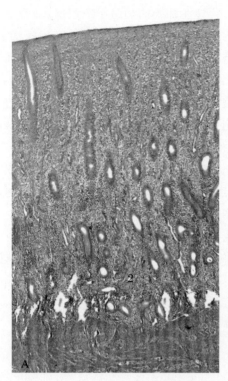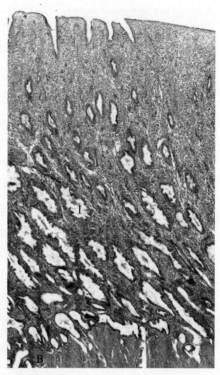

图 19-13　子宫内膜光镜图
A.增生期　1.子宫腺　2.螺旋　B.分泌期　1.子宫腺

皮胞质内出现糖原。螺旋动脉也增长、变弯曲。当卵巢内成熟卵泡排卵,子宫内膜进入分泌期。

2. 分泌期

分泌期(secretory phase)为月经周期的第 15～28 天,此时卵巢内黄体形成,故又称黄体期。在黄体分泌的雌激素和孕激素作用下,子宫内膜继续增厚,可达 5～7 mm,子宫腺极度弯曲,腺腔膨胀,分泌物含有大量糖原。螺旋动脉继续增长,更加弯曲。固有层内组织液增多,而呈现水肿,基质细胞肥大,胞质内充满糖原、脂滴。卵若受精,内膜继续增厚,发育为蜕膜;若未受精,则进入月经期。

3. 月经期

月经期(menstrual phase)为月经周期的第 1～4 天。由于排出的卵未受精,月经黄体退化,雌激素和孕激素水平急剧下降,导致螺旋动脉持续性收缩,功能层缺血,组织萎缩坏死。继而螺旋动脉短暂扩张,致使功能层的血管破裂,大量血液涌入功能层,内膜表层崩溃。坏死脱落的内膜组织与血液进入子宫腔,经阴道排出,形成月经。在月经期末,基底层残存的子宫腺细胞不断分裂增生,修复内膜上皮,进入增生期。

三、子宫颈

子宫颈壁由外向内分为外膜、肌层和黏膜(图 19-14)。子宫颈外膜是纤维膜;肌层由平

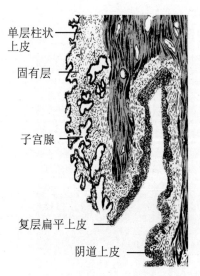

单层柱状上皮

固有层

子宫腺

复层扁平上皮

阴道上皮

图 19-14 子宫颈与阴道仿真图

滑肌和富含弹性纤维的结缔组织组成；黏膜由上皮和固有层构成，形成许多皱襞。上皮为单层柱状上皮，由分泌细胞、纤毛细胞及储备细胞组成。分泌细胞数量较多，可分泌黏液，其功能受卵巢激素的影响。雌激素促使细胞分泌增多，分泌物稀薄，利于精子通过。孕激素使细胞分泌减少，分泌物黏稠，可阻止精子及微生物进入子宫腔。纤毛细胞数量少，位于分泌细胞之间，纤毛向阴道方向摆动，协助分泌物排出。储备细胞为干细胞，靠近基膜，散在分布，细胞增生能力强，上皮受损伤时有修复功能。慢性宫颈炎时，上皮可化生为复层扁平上皮，其增生过程中可发生癌变。宫颈阴道部为复层扁平上皮，细胞内糖原丰富。在宫颈外口处，柱状上皮与复层扁平上皮移行，分界清晰，是宫颈癌的好发部位。宫颈对精子的运行和储存起重要作用，若能增加其黏液的黏稠度，即可阻止精子通过，达到避孕的目的。

第四节 阴   道

阴道（vagina）壁也分黏膜、肌层和外膜 3 层。黏膜突向阴道腔内，形成许多横行皱襞。黏膜上皮较厚，为未角化的复层扁平上皮。固有层由结缔组织组成，内含丰富的毛细血管和弹性纤维。肌层较薄，由内环、外纵两层平滑肌构成，肌束间弹性纤维丰富，使阴道壁易于扩张。阴道外口为环行骨骼肌形成的括约肌。外膜为富含弹性纤维的致密结缔组织。

阴道上皮细胞内含有大量糖原，浅层细胞脱落后，糖原在阴道内的乳酸杆菌作用下转变成乳酸，使阴道保持酸性环境而抑制细菌生长。上皮的脱落和更新及上皮细胞的形态结构受卵巢激素的影响，随月经周期而变化。

第五节 乳   腺

女性乳腺的结构随年龄及生理状况不同而异。青春期开始发育；妊娠期和授乳期，乳腺充分发育，可分泌乳汁，称活动期乳腺；无分泌功能的乳腺称静止期乳腺。

乳腺的实质被结缔组织分隔成 15～25 叶，每叶又分为若干小叶，每个小叶为一个

复管泡状腺。腺泡由单层立方或柱状上皮组成,上皮和基膜之间有肌上皮细胞,其收缩有利于腺泡分泌。导管包括小叶内导管、小叶间导管和总导管(又称输乳管),其上皮分别为单层柱状上皮,复层柱状上皮和复层扁平上皮。总导管开口于乳头,与乳头表皮相延续。

一、静止期乳腺

静止期乳腺指绝经前没有分泌功能的乳腺。该期乳腺特点是腺泡稀少,导管不发达,脂肪组织和结缔组织丰富(图 19-15)。静止期乳腺在月经周期略有变化:月经来潮前,腺泡和导管增生和充血,乳腺可略增大;月经停止后这一现象消失。

二、活动期乳腺

妊娠期和授乳期的乳腺分泌乳汁,称为活动期乳腺。妊娠期在雌激素和孕激素的作用下,乳腺的腺泡和导管迅速增生,腺泡增大,结缔组织和脂肪组织相对减少。妊娠后期,在催乳激素的作用下,腺细胞开始分泌,分泌物称初乳,内含脂滴、乳蛋白、乳糖和抗体等。初乳内还常含有吞噬脂滴的巨噬细胞,称初乳小体。授乳期乳腺与妊娠期乳腺结构相似,但腺体更发达,腺泡腔扩大,腺泡处于不同分泌时期,脂肪组织和结缔组织更少。停止哺乳后,催乳激素水平下降,乳腺停止分泌,腺组织逐渐萎缩,结缔组织和脂肪组织增多,乳腺又恢复静止期的结构。

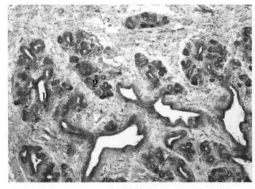 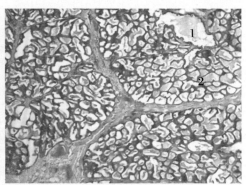

(a) 静止期　　　　　　　　　　　(b) 哺乳期

图 19-15　乳腺光镜图　(HE 染色)
1.小叶内导管　2.腺泡

临床知识与实验进展

子宫颈癌

子宫颈癌在全球女性中是仅次于乳腺癌的第二位妇科恶性肿瘤,严重危害着女性的健康和生命。近年来,子宫颈癌的发病率逐年增加,且存在年轻化的趋势。但它也是少数可以通过早期诊断而治愈的肿瘤,早期筛查、早期诊断对子宫颈癌的防治具有重要意义。因此,提倡有3年以上性生活史或20岁以上有性生活史的妇女,每年进行一次细胞学检查,尤其对于宫颈重度糜烂、宫颈湿疣以及有多个性伴侣或经常有不洁性生活的高危妇女人群,更提倡进行定期子宫颈细胞学检查。现代妇女应树立起健康生活的理念,积极采取各种预防措施,消除发病的因素,从而降低子宫颈癌的发病率。

(彭彦霄)

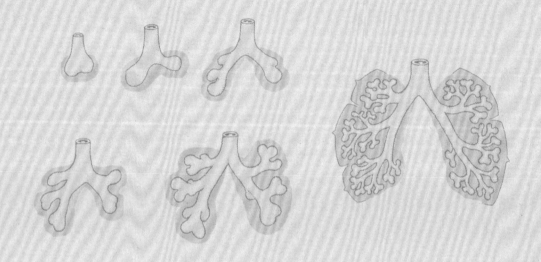

下篇 胚胎学

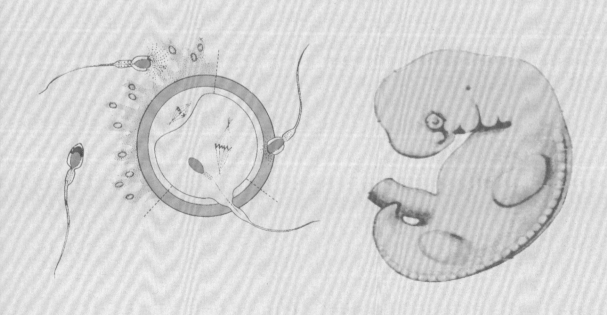

第二十章
胚胎学绪论

阅读与思考

19 世纪末,德国学者 Spemann 应用显微操作技术对两栖动物胚进行了分离、切割、移植、重组等实验,并根据这些结果,提出了诱导学说,创立了"实验胚胎学"。另有学者应用化学与生物化学技术研究胚胎发育过程中细胞的化学物质变化、新陈代谢特点等,以及它们与胚胎形态演变的关系,英国学者 Needham(李约瑟)总结了这方面的研究成果,于 1931 年出版了《化学胚胎学》一书。20 世纪 50 年代,随着 DNA 结构的阐明和中心法则的确立,人们开始用分子生物学的方法研究胚胎发生过程中遗传基因表达的时空顺序和调控机理,形成了"分子胚胎学"。"分子胚胎学"与"实验胚胎学""细胞生物学""分子遗传学"等学科互相渗透,发展建立了"发育生物学"。

我国的胚胎学研究始于 20 世纪 20 年代。朱洗(1899—1962)、童第周(1902—1979)、张汇泉(1899—1986)等学者在胚胎学的研究与教学中均有卓越贡献,极大地推动了我国胚胎学的发展。

第一节　胚胎学的内容和意义

胚胎学（embryology）是研究从受精卵发育为新生个体的过程及其机制的科学，研究内容包括生殖细胞发生、受精、胚胎发育、胚胎与母体关系、先天性畸形等。以人体为研究对象的称为**人体胚胎学**（human embryology）。

人的个体从受精卵开始，经历 38 周（约 266 天）发育为成熟的胎儿，从母体子宫娩出。可分为 3 个阶段：

1. 胚前期

胚前期（pre-embryo period）为从受精卵形成至 2 周，此阶段主要是胚胎细胞的早期增殖和分化。

2. 胚期

胚期（embryonic period）为从受精后的第 15 天至第 8 周末，此阶段主要是细胞的进一步增殖和分化，胚胎已经初具人形，各器官雏形已经形成。

3. 胎儿期

胎儿期（fetal period）为从第 9 周至出生。此期内胎儿逐渐长大，各器官、系统继续发育，多数器官出现不同程度的功能活动。

胚期是胚胎细胞增生、分化活跃，器官原基发生的阶段，如果期间受到致畸因子的干扰，易发生先天畸形。因此，胚期是胚胎学研究和学习的重点。

胎儿出生后，许多器官的结构和功能还要经历**婴儿期**、**儿童期**、**少年期**等各阶段继续发育和生长方能成熟。研究出生前和出生后生命全过程的科学则称为**人体发育学**（development of human）。

胚胎学是一门基础医学课程，随着研究的深入，胚胎学又有了以下各个分支学科：

1. 描述胚胎学

描述胚胎学（descriptive embryology）主要应用组织学和解剖学的方法（如光镜技术、电镜技术）观察胚胎发育的形态演变过程，包括外形的演变、从原始器官到永久性器官的演变、系统的形成、细胞的增殖、迁移和凋亡等，是胚胎学的基础内容。

2. 比较胚胎学

比较胚胎学（comparative embryology）以比较不同种系动物（包括人类）的胚胎发育为研究内容，为探讨生物进化过程及其内在联系提供依据，并有助于更深刻地理解人胚的发育。

3. 实验胚胎学

实验胚胎学（experimental embryology）是对胚胎或体外培养的胚胎组织给予化学或物

理因素刺激,或施加显微手术,如胚胎切割、细胞移植、体外培养等,观察其对胚胎发育的影响,旨在研究胚胎发育的内在规律和机制。

4. 分子胚胎学

分子胚胎学(molecular embryology)是用分子生物学的理论和技术研究受精、植入、细胞分化、组织诱导、细胞迁移等生物学过程的分子基础,探索胚胎发生过程中基因表达的时间顺序、空间分布与调控因素,研究基因表达产物即各种蛋白质在胚胎发育中的作用,阐明胚胎发育的分子过程和机制。研究者常常应用基因敲除和转基因技术,可以获得不同表型的模型动物,为研究基因功能和建立疾病模型动物创造了条件。

5. 生殖工程

生殖工程(reproductive engineering)通过人工介入早期生殖过程,以获得人们期望的新生个体。主要技术有体外受精、早期胚胎培养、胚胎移植、卵质内单精子或细胞核注射、配子和胚胎冻存等。试管婴儿和克隆动物是该领域著名的成就。

显然,胚胎学既具有重要的理论意义也具有实用价值,是一门充满魅力、内容丰富多彩的学科。通过对人体正常发育过程的学习才能更深入地理解解剖学、组织学等学科中的某些内容。在胚胎发育过程中,有时由于遗传因素或环境因素的影响,使胚胎发育背离正常轨道而造成局部或整体的形态变异、缺陷或畸形。因此胚胎学与细胞学、病理学、遗传学、儿科学、外科学、肿瘤学等有密切关系。胚胎学还研究胎儿和母体的联系,如胎膜的变化、胎盘的形成和功能,因此胚胎学为妇产科等临床学科提供了必要的基础知识,产科医生只有掌握了有关胚胎发育全过程以及胚胎和母体关系的知识,才能对孕妇进行正确的妊娠跟踪和孕妇保健指导。胚胎学还研究受精和植入的条件,如果人为干扰或改变这些条件,则可达到避孕的目的。生殖工程学更是为不育症患者带来了福音。此外,掌握了胚胎发育的规律和胚胎发育的关键时期,可以防止胎儿畸形的发生,故胚胎学与优生学之间也具有重要的关系。

第二节　学　习　方　法

人体胚胎的发育是一个连续的发展过程,在胚胎发育的各个阶段都发生着质和量的变化。因此,在学习胚胎学时,除应注意形态结构形成的连续性外,还应注意胚胎各部分发育的来源与演变过程,即时间与空间的相互关系,以不断发展、变化的观点,联系解剖学和组织学知识,发挥思维的想象能力,建立起动态的立体概念。此外,学习胚胎学还要多观察标本、模型和图谱,以及幻灯片、录像和电影等,以便直观地获得感性认识,提高理性认识,为相关学科打好基础。

临床知识与实验进展

克隆——是梦想还是梦魇?

　　克隆(clone),意指无性繁殖系或无性繁殖,同时也包括一个个体通过无性繁殖繁殖出来的后裔,譬如克隆羊、克隆鼠甚至克隆人。1997 年 2 月 27 日《Nature》发表了英国 Roslin 研究所的 I. Wilmut 成功克隆出克隆羊多莉(Dolly)的论文,从此掀开了人类克隆研究的神秘面纱。对此各国态度褒贬不一,当科学家们在展开研究的同时,"克隆"已成为标志性符号在文学作品以及电影等领域蔓延,影片《逃出克隆岛》是 2005 年梦工厂出品的一部电影,讲述了男主角林肯生活在一个貌似乌托邦的社区里,即克隆岛,这是一片没有被污染过的净土,林肯梦想被选中成为"神秘岛"的访客。影片最后告诉人们:林肯其实是"神秘岛"居民们的克隆人,他的存在只是为了给他的"原型"提供各种更换用的身体零件,他们都被克隆组织所控制,最终都将死在解剖台上,因为他们生命的意义只是为本体提供新鲜健康的器官。对林肯来讲,他的克隆经历也许是个梦魇。然而,克隆人研究在当今世界是个永不停息的争议话题。克隆技术的诸多益处与其违背伦理道德观念互相博弈,科技发展的齿轮永不停歇,人们能否冲破道德底线? 是否有真正意义上的克隆人的诞生? 我们拭目以待。

（石　蕾）

第二十一章
胚胎发生总论

阅读与思考

1978 年 7 月,英国的罗伯特·爱德华兹教授及其团队为患有不孕症的布朗夫妇成功实施了体外受精技术,世界上首例健康的试管婴儿就此诞生。试管婴儿技术的问世,被认为是继心脏移植成功后医学史上的又一大奇迹。然而试管婴儿技术最初引发了激烈的伦理争议,甚至许多科学家都站到反对者的阵营,英国医学研究理事会也一度拒绝为爱德华兹提供研究资金。可事实上,孩子的出生不仅给布朗家带来了欢乐,也给世界上数以万计的不孕症患者带来了希望。在此之后,随着技术的不断进步,越来越多的试管婴儿相继诞生,让无数个家庭实现了美满的夙愿。2010 年,基于爱德华兹在试管婴儿技术方面的卓越贡献,这位"试管婴儿之父"获得诺贝尔生理学或医学奖。先进的医疗技术固然能为人类谋福祉,但医者更需要有冲破世俗枷锁的勇气。

从受精卵到胎儿出生,历时 266 天,分为胚前期(pre-embryonic period)、胚期(embryonic period)和胎期(fetal period)3 个发育阶段。其中,在胚期,受精卵发育为初具人形的胎儿,这是整个胚胎发育的关键时期。本章叙述胚胎总体的发生过程,以及胚胎与母体的关系。胚胎各个系统的发生过程将在之后各章介绍。

第一节　生殖细胞和受精

一、生殖细胞

生殖细胞(germ cell)又称**配子**(gamete),包括**精子**和**卵子**。精子为单倍体细胞,核型为 23,X 或 23,Y。它们具有定向运动的能力和使卵子受精的潜力。由于精子头的外表面被一层来自精液中的糖蛋白覆盖,阻止了顶体酶的释放,此时的精子并无受精能力。精子在通过子宫和输卵管时,该糖蛋白被去除,从而精子获得了使卵子受精的能力,此现象称为**获能**(capacitation)。精子在女性生殖管道内的受精能力一般可维持 1 天。

从卵巢排出的卵子处于第 2 次减数分裂的中期(仍为 2 倍体细胞),进入并停留在输卵管壶腹部。当其与精子相遇,受到精子穿入其内的激发,卵子才完成第 2 次减数分裂。若排出的卵未受精,则在排卵后 12～24 h 退化。

二、受精

受精(fertilization)是指精子与卵子结合形成**受精卵**(fertilized ovum)的过程,受精一般发生在输卵管壶腹部。要完成这一复杂的过程,必须具备一定的条件,否则,就可能导致受精失败,引起不育或不孕症。采用避孕套、子宫帽、输卵管黏堵或输卵管结扎等措施,均可阻止精子与卵子结合,从而达到避孕目的。

1. 受精的条件

发育正常并已获能的精子与发育正常的卵子在限定的时间内相遇,这是受精的基本条件,此外还取决于**精子**的**数量**和**质量**。正常成年男性一次射精 3～5 mL,含 3 亿～5 亿个精子,平均每毫升精液中含 1 亿个精子。当精子的密度低至 400 万/mL 时,或精液中畸形精子、运动异常精子超过总数的 40%时,均可造成男性不育。

2. 受精的过程

(1) 精子与卵子相遇　虽然一次射精含有 3 亿～5 亿个精子,但达到受精地点的精子只有 300～500 个。这些获能的精子与卵子相遇时,即开始释放**顶体酶**,解离放射冠的卵泡细胞,使部分精子可接触到透明带。接触到透明带的精子与透明带上 ZP3(即**精子受体**)结合

后,释放顶体酶(图 21-1),在透明带中溶蚀出一条孔道,运动强的精子穿越管道,头部与卵子接触。精子释放顶体酶,溶蚀放射冠和透明带的过程称**顶体反应**(acrosome reaction)。

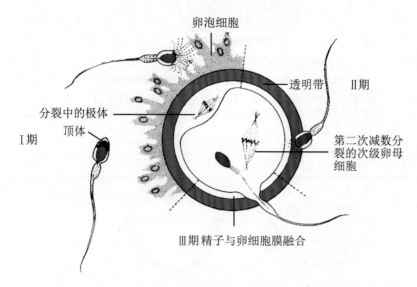

图 21-1 精子受精过程示意图

(2) 精子穿入卵子内 精子头侧面的细胞膜与卵子细胞膜融合,随即精子的细胞核及细胞质进入卵子内,精子与卵子的细胞膜融合为一体。精卵结合后,卵子浅层胞质内的**皮质颗粒**立即释放酶类,使透明带结构发生变化,特别是使 ZP3 分子变性,不能再与精子结合,从而阻止了其他精子穿越透明带,这一过程称**透明带反应**(zona reaction)。这一反应保证了正常的单精受精(偶尔也有两个精子同时进入卵子,然而,三倍体的胚胎或者中途流产或者出生后夭亡)。

(3) 雌原核和雄原核的形成 当精子穿入卵子后,激发卵子迅速完成第二次减数分裂,排出一个第二极体。此时的精子和卵子的细胞核分别称**雄原核**(male pronucleus)和**雌原核**(female pronucleus)(图 21-1、图 21-2)。两个原核逐渐在细胞中部靠拢,核膜消失,染色体混合,形成二倍体的**受精卵**(fertilized ovum),又称**合子**(zygote)(图 21-2),受精过程至此完成。

3. 受精的意义

(1) 新个体生命的开端 受精激活了代谢缓慢的卵子,使之形成一个代谢旺盛、富有强大生命力的受精卵,从而启动它不断地进行细胞分裂和分化,并发育成为新的个体。

(2) 恢复二倍体而保持物种的稳定性 受精使单倍体的精子和卵子结合形成二倍体的合子,恢复了 46 条染色体,其中 23 条来自父方,23 条来自母方。同时,来自双亲的遗传物质随机组合,加之生殖细胞在减数分裂时曾发生染色体联合和片段交换,使新个体既维持了双亲的遗传特点,又具有与亲代不完全相同的性状。

(3) 决定性别 胚胎的性别取决于受精时精子所含的性染色体,若带有 Y 染色体的精子与卵子结合,则发育为男性;若带有 X 染色体的精子与卵子结合,则发育为女性。

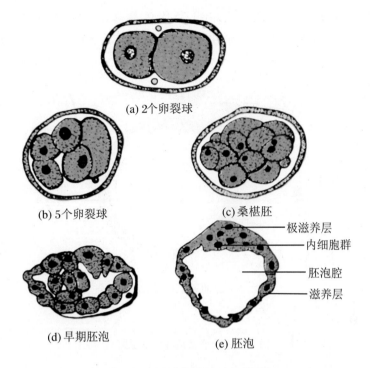

(a) 2个卵裂球

(b) 5个卵裂球

(c) 桑椹胚

极滋养层
内细胞群
胚泡腔
滋养层

(d) 早期胚泡

(e) 胚泡

图 21-2　卵裂和胚泡形成模式图

第二节　胚泡形成和植入

一、卵裂和胚泡形成

1. 卵裂

受精卵一旦形成,便开始向子宫方向移行,并进行细胞分裂。由于子细胞被透明带包裹,在分裂间期无生长过程,仅原受精卵的细胞质被不断分到子细胞中,因而随着细胞数目的增加,细胞体积逐渐变小。受精卵的这种特殊的有丝分裂过程称为**卵裂**(cleavage),卵裂产生的子细胞称为**卵裂球**(blastomere)(图 21-2)。受精卵一边进行卵裂,一边沿输卵管向子宫方向运行。于受精后的第 3 天,卵裂球数达 12～16 个,共同组成一个实心胚,外观如桑葚,故称为**桑葚胚**(morula)(图 21-2、图 21-3)。此时外周仍有透明带包裹,故卵裂球数目增加,细胞体积则逐渐变小,并继续向子宫方向移动。

2. 胚泡形成

桑葚胚的细胞继续分裂,于受精后第 4 天进入子宫腔。当卵裂球数达到 100 个左右时,

细胞间出现若干小的腔隙,并逐渐汇合成一个大腔,腔内充满液体。此时透明带开始溶解,胚呈囊泡状,故称为**胚泡**(blastocyst),中心的腔称为**胚泡腔**(blastocoele)。胚泡壁由一层扁平细胞构成,与吸收营养有关,故称为**滋养层**(trophoblast)。位于胚泡腔一侧的一群细胞,称为**内细胞群**(inner cell mass),细胞具有多种分化潜能。位于内细胞群一端的滋养层称为**极端滋养层**(polar trophoblast),又称为**胚端滋养层**,其覆盖于内细胞群的表面,细胞胞体略大于其他部位的滋养层(图21-2)。随着胚泡逐渐增大,透明带变薄而消失。胚泡与子宫内膜的接触开始植入(图21-3)。

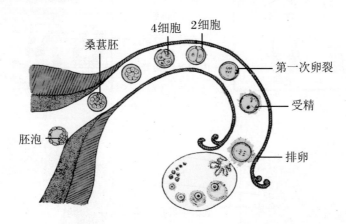

图21-3 排卵、受精与卵裂过程模式图

二、植入与子宫内膜的变化

1. 植入

胚泡逐渐埋入子宫内膜的过程称为**植入**(implantation),又称**着床**(imbed)。植入开始于受精后的第5~6天,在第11~12天完成。植入时,透明带已完全溶解消失,内细胞群一侧的极端滋养层首先与子宫内膜接触并黏附,分泌蛋白水解酶,溶蚀子宫内膜并形成缺口,然后胚泡陷入缺口,逐渐被包埋其中(图21-4)。随后缺口周围的内膜上皮增生使之迅速修复,植入完成。

在植入过程中,与内膜接触的滋养层细胞迅速增殖,滋养层增厚,并分化为内、外两层。外层细胞互相融合,细胞之间界限消失,称为**合体滋养层**(syncytiotrophoblast);内层细胞界限清楚,由单层立方细胞组成,称为**细胞滋养层**(cytotrophoblast)。后者的细胞具有分裂能力,不断形成新细胞,补充、融入合体滋养层。随后在合体滋养层内出现一些小的腔隙,称滋养层陷窝,因与子宫内膜的小血管相通,其内充满母体血液(图21-4)。

胚泡的植入部位通常在子宫的体部和底部,最多见于子宫后壁。若植入邻近子宫颈处,在此形成的胎盘称为**前置胎盘**(placenta previa),分娩时胎盘可堵塞产道,导致胎儿娩出困难及胎盘早期剥离,造成难产。若胚泡植入在子宫以外的部位,称为**宫外孕**或称为**异位妊娠**(ectopic pregnancy),常发生在输卵管,偶见于子宫阔韧带、肠系膜、子宫直肠陷窝,甚至卵巢表面(图21-5)。宫外孕胚胎多因营养供应不足,早期死亡,被吸收。少数植入输卵管的胚

胎发育到较大后,可引起输卵管破裂和大出血,危及母体生命。

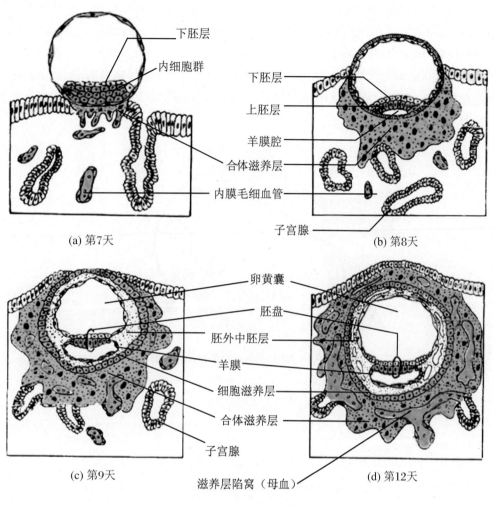

(a) 第7天   (b) 第8天

(c) 第9天   (d) 第12天

图 21-4 植入过程示意图

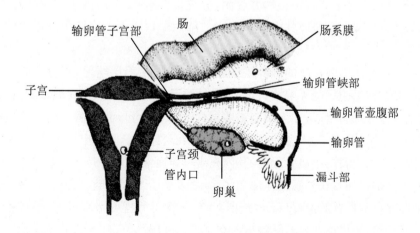

图 21-5 异位植入示意图

胚泡的植入过程受母体雌激素和孕激素的精细调节,这些激素的正常分泌使子宫内膜

保持在分泌期。若母体内分泌紊乱或受药物干扰,子宫内膜的周期性变化与胚泡发育不同步,植入便不能完成。胚泡的植入还需要有正常的子宫腔内环境。子宫腔内有避孕环等异物,或子宫内膜有炎症均可阻碍胚泡植入。

2. 蜕膜

胚泡植入时,子宫内膜正处于分泌期,植入后血液供应更丰富,腺体分泌更旺盛,基质细胞变得十分肥大,胞质中富含糖原和脂滴,内膜进一步增厚。子宫内膜的这些变化称为**蜕膜反应**(decidual reaction)。此时的子宫内膜改称为**蜕膜**(decidua),基质细胞改称为**蜕膜细胞**(decidual cell)。

根据蜕膜与胚的位置关系,将其分为3个部分:① **基蜕膜**(decidua basalis),位于胚深面的子宫内膜;② **包蜕膜**(decidua capsularis),覆盖在胚的子宫腔侧的子宫内膜;③ **壁蜕膜**(decidua parietalis),为其余部分的子宫内膜(图21-6)。

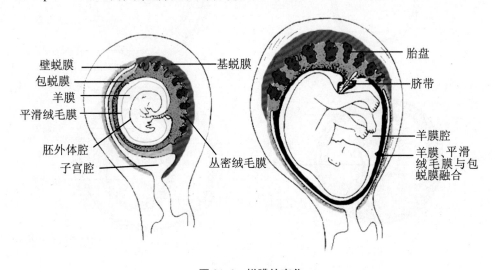

图 21-6 蜕膜的变化

随着胚胎的发育,基蜕膜不断增大,参与胎盘的形成。包蜕膜不断扩大隆起与壁蜕膜融合,子宫腔消失。

第三节 胚层的形成

一、二胚层胚盘及相关结构的形成

在受精后第2周胚泡植入的过程中,内细胞群的细胞增殖分化。逐渐形成圆盘状的胚**盘**(embryonic disc),胚盘由两个胚层组成,也称为**二胚层胚盘**。靠近胚泡腔侧内细胞群形

成一层整齐的立方细胞为**下胚层**(hypoblast)。而邻近滋养层,在下胚层上方的内细胞群形成一层柱状细胞为**上胚层**(epiblast),两个胚层紧贴。中间隔以基膜(图 21-4、图 21-7)。胚盘是人体发生的原基。继之,下胚层周缘的细胞向胚泡腔增生,形成由单层扁平上皮细胞围成的一个囊,即**卵黄囊**(图 21-8)。而上胚层与滋养层之间出现一个腔隙,为羊膜腔,腔内的液体为**羊水**。贴靠细胞滋养层的上胚层细胞形状扁平称为**成羊膜细胞**,它们形成最早的羊膜,并与上胚层的其余部分共同包绕羊膜腔,其所形成的囊称为**羊膜囊**。羊膜囊和卵黄囊对胚盘起保护和营养作用。

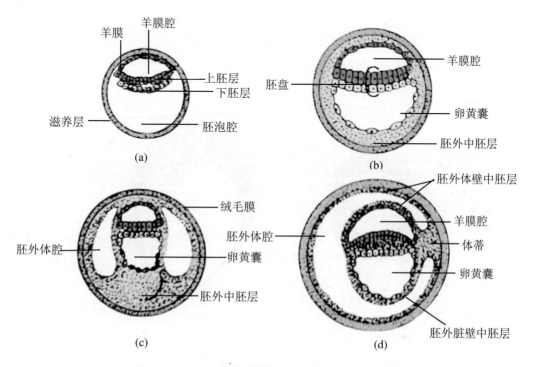

图 21-7　二胚层胚盘及羊膜腔和胚外体腔形成示意图

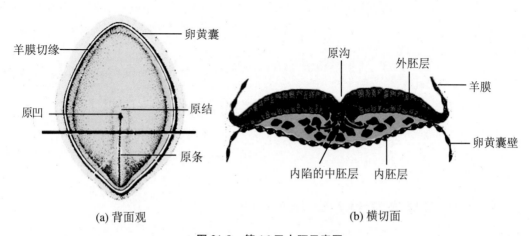

(a) 背面观　　　　　　　　　　(b) 横切面

图 21-8　第 16 天人胚示意图

二胚层胚盘形成的同时,滋养层细胞向胚泡腔内增生,形成松散分布的星形细胞和细胞

外基质充填于整个胚泡腔,形成**胚外中胚层**(图 21-4)。继而胚外中胚层细胞间出现一些小腔隙,并逐渐融合形成一个大腔,称为**胚外体腔**(extraembryonic coelom)(图 21-7)。胚泡腔逐渐被胚外体腔所代替。此时,胚外中胚层则分别附着于滋养层内面及卵黄囊和羊膜囊的外面。随着胚外体腔的扩大,羊膜腔的顶部尾侧与滋养层之间仅由少部分胚外中胚层相连,这部分胚外中胚层称为**体蒂**(body stalk)(图 21-7)。体蒂是发育为脐带的主要成分。

二、三胚层胚盘及相关结构的形成

人胚发育的第 3 周初,部分上胚层细胞迅速增殖,在上胚层正中线的一侧形成一条增厚的细胞索,称为**原条**(primitive streak)。原条的出现使胚盘能区分出头尾两端和左右两侧,出现原条的一端即为胚体的尾端(图 21-8)。原条的中央出现浅沟,称为**原沟**(primitive groove)。原沟深部的细胞在上、下胚层之间向周边扩展迁移,在上、下两胚层之间形成一个夹层,称为**胚内中胚层**,即**中胚层**(mesoderm),另一部分细胞进入下胚层,并逐渐全部置换了下胚层的细胞,形成一层新的细胞,称为**内胚层**(endoderm)。在内胚层和中胚层出现之后,原上胚层改称为**外胚层**(ectoderm)(图 21-8、图 21-9)。第 3 周末,**三胚层胚盘**形成,三个胚层均起源于上胚层。由于头端大,尾端小,此时的胚盘呈梨形。

原条头端的细胞增生形成一个球形细胞团,称为**原结**(primitive node)。原结的中央出现浅凹,称为**原凹**(primitive pit)(图 21-9)。原结的细胞增生,经原窝在内、外胚层之间沿胚盘中线向头侧伸展,形成一条中胚层细胞索,称为**脊索**(notochord),它对早期胚胎起到一定的支架作用(图 21-9)。随着胚盘的发育,脊索继续向头端生长,而原条则相对缩短,最终消失。若原条细胞残留,在未来人体骶尾部可增殖分化,形成由多种组织构成的**畸胎瘤**(teratoma)。脊索最后完全占据了胚盘的中轴位置,以后则大部分退化,仅在椎间盘内残留,形成**髓核**(nucleus pulposus)。

在脊索的头侧和原条的尾侧,各有一个无中胚层的小区,此处的内、外胚层直接相贴,呈薄膜状,分别称为**口咽膜**(oropharyngealmembrane)和**泄殖腔膜**(cloacal membrane)。中胚层向头端伸展时,绕过口咽膜于其前方汇合形成**生心区**(cardiogenic area)(图 21-9),为心脏发生的原基。

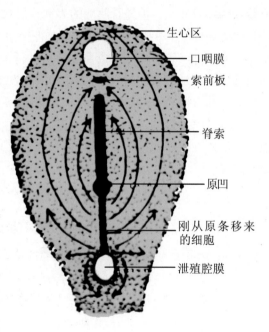

生心区

口咽膜

索前板

脊索

原凹

刚从原条移来的细胞

泄殖腔膜

图 21-9　切去胚盘外胚层后胚盘背面观
↑示中胚层扩展和脊索生长方向

第四节　三胚层的分化

人胚第 4～8 周末,3 个胚层逐渐分化形成各种器官的原基。

一、外胚层的分化

脊索形成后,诱导其背侧中线的外胚层增厚呈板状,称为**神经板**(neural plate)。构成神经板的这部分外胚层,又称为**神经外胚层**,其余部分则称为**表面外胚层**。神经板随脊索的生长而增长,且头侧宽于尾侧。继而神经板中央沿长轴向脊索方向凹陷,形成**神经沟**(neural groove),沟两侧边缘隆起称为**神经褶**(neural fold)。

胚胎发育第 4 周,两侧神经褶在中段相互靠拢并愈合,并向头尾两侧延伸,其头尾两端各有一开口,分别称为**前神经孔**和**后神经孔**,它们在第 4 周末闭合,使神经沟完全封闭为**神经管**(neural tube)。神经管两侧的表面外胚层在管的背侧靠拢并愈合,使神经管位于表面外胚层的深面(图 21-10、图 21-11)。在神经沟闭合为神经管的过程中,神经板外侧缘的一些细胞迁移到神经管背外侧形成左右两条纵行细胞索,称为**神经嵴**(neural crest)(图 21-10)。神经管是中枢神经系统的原基,头端膨大将发育为**脑**。尾端细长发育成**脊髓**,神经管还将分化为松果体、神经垂体和视网膜等。如果前、后神经孔未愈合,将会分别导致无脑畸形和脊髓裂。神经嵴是周围神经系统的原基,将分化为脑神经节、脊神经节、自主神经节及周围神经。神经嵴细胞还能远距离迁移,迁入肾上腺原基形成肾上腺髓质细胞,迁入表皮分化为黑素细胞等。

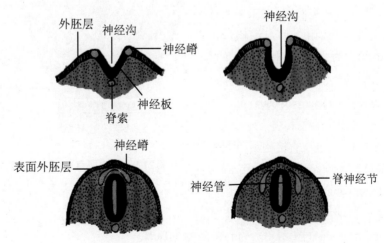

图 21-10　神经管和神经嵴发生示意图

表面外胚层将分化为皮肤的表皮及其附属器,以及牙釉质、角膜上皮、晶状体、内耳膜迷

路、腺垂体、口腔和鼻腔与肛门的上皮等。

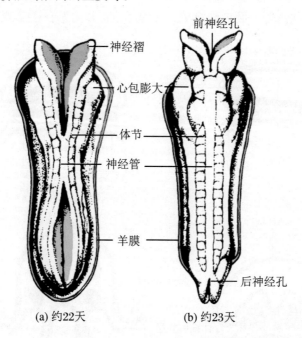

(a) 约22天　　　　　(b) 约23天

图 21-11　神经管的形成模式图

二、中胚层的分化

中胚层形成后,脊索两旁的中胚层细胞增殖较快,由内向外依次分化为**轴旁中胚层**、**间介中胚层**和**侧中胚层**3 部分(图 21-12)。另外散在的中胚层细胞称为**间充质**(mesenchyme),分化为身体各处的结缔组织、骨骼、肌组织和血管等。

1. 轴旁中胚层

紧邻脊索两侧的中胚层细胞迅速增殖,形成一对纵行的细胞索,即**轴旁中胚层**(paraxial mesoderm)。它随即裂为块状细胞团,称为**体节**(somite)(图 21-11、图 21-12)。体节左右成对,从颈部向尾部依次形成,并逐渐增多。第 5 周时,体节全部形成,共 42~44 对,故可根据体节的数量来推算早期胚龄。体节将主要分化为背侧的皮肤真皮、骨骼肌和中轴骨骼(如脊柱)。

2. 间介中胚层

间介中胚层(intermediate mesoderm)位于轴旁中胚层与侧中胚层之间,分化为泌尿生殖系统的主要器官。

3. 侧中胚层

侧中胚层(lateral mesoderm)是中胚层最外侧的部分。其内部先出现一些小的腔隙,然后融合为一个大的腔,称为**胚内体腔**(intraembryonic coelom),并与胚外体腔相通,侧中胚层分为两层(图 21-12)。与外胚层相贴的为**体壁中胚层**(parietal mesoderm),将主要分化为胸腹部和四肢的皮肤真皮、骨骼肌、骨骼和血管等;与内胚层相贴的为**脏壁中胚层**(visceral

mesoderm），覆盖于由内胚层演化形成的原始消化管外面，将分化为消化、呼吸系统的肌组织、血管、结缔组织和间皮等。**胚内体腔**从头端到尾端将分化为**心包腔**、**胸膜腔**和**腹膜腔**。

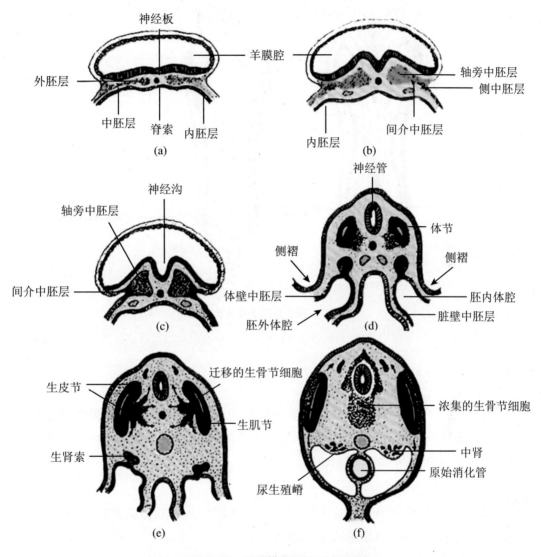

图 21-12　胚胎横断面示三胚层分化

三、内胚层的分化

内胚层由早期的扁平盘形逐渐卷折成一个长圆筒形的**原始消化管**（primitive gut）。其头端起自**口咽膜**（图 21-13），尾端止于**泄殖腔膜**。内胚层主要分化为消化管、消化腺、呼吸道和肺的上皮组织，以及中耳、甲状腺、甲状旁腺、胸腺、膀胱等器官的上皮组织。

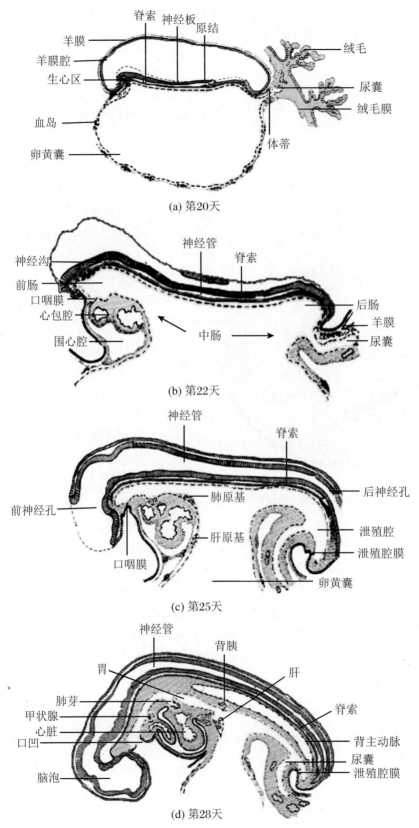

(a) 第20天

(b) 第22天

(c) 第25天

(d) 第28天

图 21-13　第 3～4 周人胚纵切面

第3周初,卵黄囊尾侧内胚层向体蒂内突出生长,形成一盲管,称为**尿囊**(allantois)(图 21-13),其壁上的胚外中胚层分化成脐血管。

第五节　胚体形成及其外形的变化

第2周时,胚体为圆盘形,继而不断伸长变成头端宽、尾端窄的倒梨形。以后由于胚体各部生长速度不均衡,如胚盘中轴处由于神经管、脊索、体节的出现,其生长快于边缘部,外胚层的生长速度快于内胚层,故胚体背侧隆起,突向羊膜腔,因此出现**左右侧褶**(图 21-12(d))和**头褶**、**尾褶**(图 21-13),使胚体逐渐向腹面卷曲。外胚层包于胚体外表,内胚层卷到胚体内部,形成原始消化管,其中段的腹侧与卵黄囊相通(图 21-15)。又因胚体头尾方向的生长速度快于左右侧向的生长,头端由于脑和颜面器官的发生,故其生长速度又快于尾端,因而胚盘卷折为头大尾小的圆柱形胚体,呈"C"字形(图 21-14)。最终,胚盘头尾及两侧边缘卷折到胚体腹侧并渐靠近,将**体蒂**(含尿囊)和卵黄蒂包入形成一条圆索状的**原始脐带**。由于头褶的卷曲,使原来位于头端的生心区和口咽膜转到胚体腹面,而原来位于口咽膜头端的生心区移向口咽膜尾侧。尾侧的卷曲使**泄殖腔膜**由胚体尾端转到胚体腹面(图 21-13)。

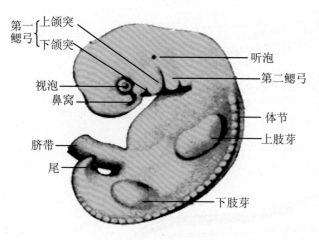

左侧标注:
第一鳃弓{上颌突、下颌突
视泡
鼻窝
脐带
尾

右侧标注:
听泡
第二鳃弓
体节
上肢芽
下肢芽

图 21-14　人胚第 5 周初侧面观

至第5周时,胚胎的外形特征如下:① 胚体弯曲呈"C"字形;② 鳃弓出现;③ 心部较隆起;④ 肢芽出现;⑤ 鼻窝、视泡和听泡出现(图 21-14)。至第8周末,胚体外表已可见眼、耳和鼻的原基及发育中的四肢,初具人形。此时胚体只有 3 cm 长,堪称"袖珍人"。

第六节　胎膜和胎盘

胎膜和胎盘是对胚胎起保护、营养、呼吸、排泄等作用的附属结构,不参与胚胎本体的形成。有的结构还有内分泌功能。胎儿娩出后,胎膜、胎盘即与子宫分离并被排出体外,总称

衣胞(afterbirth)。

一、胎膜

受精卵分裂分化形成胚体以外的附属结构称为**胎膜**(fetal membrane)。包括**绒毛膜、羊膜、卵黄囊、尿囊和脐带**(图 21-15)。

1. 绒毛膜

绒毛膜(chorion)由滋养层和衬于其内面的胚外中胚层组成。胚泡植入完成后,滋养层细胞已分化为**合体滋养层**和**细胞滋养层**两层。

继而合体滋养层和细胞滋养层向外伸出许多不规则指状突起,称为绒毛。这些有表面突起的滋养层和衬于其内面的**胚外中胚层**共同构成**绒毛膜**(chorion)。外表由合体滋养层和内部的细胞滋养层构成,称为**初级绒毛干**(图 21-16)。到第 3 周时,胚外中胚层逐渐伸入绒毛干内,改称为**次级绒毛干**。此后,绒毛干内胚外中胚层分化出结缔组织和毛细血管,并与胚体内的血管相通,此时改称为**三级绒毛干**。胚胎早期,绒毛膜上的绒毛分布均匀。之后,与包蜕膜相对应的绒毛因供血不足,缺乏营养,绒毛逐渐萎缩而消失,表面光滑,称为**平滑绒毛膜**(smooth chorion)。与基蜕膜相对应的绒毛因血供充足,该处绒毛反复分支,生长茂密,称为**丛密绒毛膜**(villous chorion)(图 21-15),参与胎盘的形成。

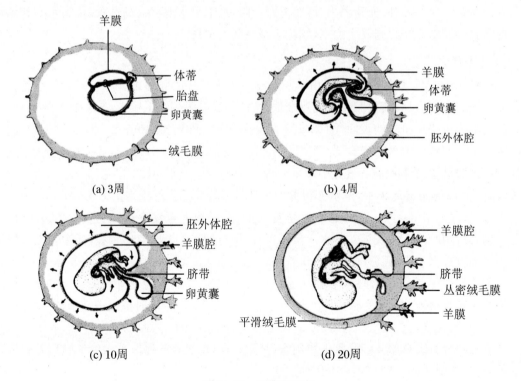

(a) 3周　　　　　　　　　　(b) 4周

(c) 10周　　　　　　　　　(d) 20周

图 21-15　胎膜的形成

由于绒毛的组织来自胚泡,与胚体有相同的遗传性状。故在妊娠早期可经阴道和宫颈吸取胚胎绒毛,做遗传学分析,了解胚胎的遗传性状。在绒毛发育的过程中,若血管发育不

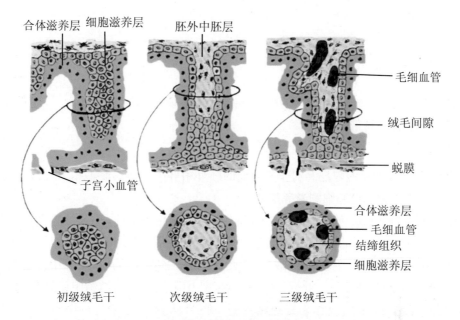

合体滋养层　细胞滋养层　胚外中胚层

毛细血管

绒毛间隙

蜕膜

合体滋养层
毛细血管
结缔组织
细胞滋养层

子宫小血管

初级绒毛干　　　　次级绒毛干　　　　三级绒毛干

图 21-16　绒毛干的分化发育
上排为绒毛干的纵切面,下排为绒毛干的横切面

良或与胚体血管未通连,胚体可因缺乏营养而发育迟缓或死亡。如滋养层细胞过度增生,绒毛内结缔组织变性水肿,血管消失,胚胎发育受阻,绒毛呈**水泡状**或**葡萄状**,称为**水泡状胎块**或**葡萄胎**。如滋养层细胞发生癌变,则称为**绒毛膜上皮癌**。

2. 羊膜

羊膜(amnion)为半透明薄膜,由羊膜上皮与覆盖其外的胚外中胚层组成。羊膜腔在胚胎第 2 周时出现,以后随胚胎发育而逐渐增大,使羊膜贴附到绒毛膜上,于是胚外体腔消失。小部分羊膜包绕在脐带的表面(图 21-15)。羊膜腔内充满**羊水**(amniotic fluid),胚胎浸泡在羊水中生长发育。羊水来自羊膜上皮的分泌和母体血液的渗透。妊娠早期的羊水呈无色透明状,由羊膜不断分泌和吸收。妊娠中期以后,胎儿开始吞咽羊水,其消化、泌尿系统的排泄物及脱落的上皮细胞也进入羊水,羊水变得浑浊。足月分娩时羊水的正常量为 1 000～1 500 mL。羊水过少(500 mL 以下),易发生羊膜与胎儿粘连,影响正常发育;羊水过多(2 000 mL 以上),也可影响胎儿正常发育。羊水含量不正常,还与某些先天性畸形有关,如胎儿无肾或尿道闭锁可致羊水过少;无脑畸形或消化管闭锁可致羊水过多。

羊水的作用:① **保护作用**,羊水可缓冲外部的震荡,使胎儿免受外力的直接冲击;② **防止胎儿和羊膜粘连**;③ 可使胎儿在液体环境中自由活动;④ **分娩时扩张子宫颈**,冲洗并润滑产道,以利胎儿娩出。

羊水中含有来自胎儿的脱落上皮细胞,妊娠中期,可经腹壁抽取羊水做细胞培养和核型分析,可预测胎儿的性别和某些遗传性疾病。

3. 卵黄囊

卵黄囊(yolk sac)位于原始消化管腹侧(图 21-15)。随着胚体的形成,**卵黄囊**顶部的内胚层被卷入胚体内,形成**原始消化管**,其余部分形成**卵黄蒂**(yolk stalk),与原始消化管相

连。以后卵黄蒂逐渐缩窄,于第 6 周闭锁而消失。

鸟类卵黄囊内有大量卵黄,为胚胎发育提供营养。人胚胎的卵黄囊内没有卵黄,而成为一个遗迹器官。但由近年的观察发现,囊壁的细胞代谢活跃,可能将滋养层吸收的营养物质通过卵黄囊内液体运送到胚盘。此外,**原始生殖细胞**起源于囊壁内胚层,以后迁移到**生殖嵴**,形成精原细胞或卵原细胞。**造血干细胞**起源于卵黄囊壁的**胚外中胚层**,故卵黄囊是胚胎最早的造血器官。

4. 尿囊

尿囊(allantois)是从卵黄囊尾侧向体蒂内伸出的一个盲管(图 21-13(a))。随着膀胱的出现,尿囊成为从膀胱顶部至脐内一条细管,称为脐尿管,最后闭锁为脐中韧带。尿囊壁的胚外中胚层形成的尿囊动脉和尿囊静脉之后将演变为脐带内的**脐动脉**和**脐静脉**。

5. 脐带

脐带(umbilical cord)是连于胚胎脐部与胎盘间的索状结构。在胚体形成时,随着胚体的卷折和羊膜腔的扩大,**体蒂**及其中的**尿囊**、**脐血管**以及**卵黄蒂**都被挤到腹侧,形成一圆柱形结构,外包**羊膜**(图 21-15)。脐带起于胎儿脐部,止于胎盘胎儿面,到出生时直径为 1.5～2 cm,长约 55 cm。若脐带过短,胎儿娩出时易引起胎盘过早剥离,造成出血过多;若脐带过长,易缠绕胎儿四肢或颈部,可致局部发育不良,甚至造成胎儿窒息死亡。

脐带表面为光滑的**羊膜**,内含胶样结缔组织。其中有 **2 条脐动脉**、**1 条脐静脉**,以及闭锁的卵黄蒂和尿囊。在 B 超的引导下,行脐血管穿刺,可获取胎儿血液,了解其遗传信息。

二、胎盘

1. 胎盘的形态

足月胎儿的**胎盘**(placenta)为圆盘状,中央厚,周边薄,直径为 15～20 cm,重 500 g。胎盘的**胎儿面**光滑,表面覆盖着**羊膜**,脐带一般附着于近中央处,透过羊膜可见呈放射状走行的脐血管分支。胎盘的**母体面**粗糙,有不规则的浅沟将其分为 15～30 个微突的小区,称为**胎盘小叶**(cotyledon)。

2. 胎盘的构造

胎盘是由胎儿的**丛密绒毛膜**与母体的**基蜕膜**共同组成的圆盘形结构(图 21-6、图 21-17)。丛密绒毛膜上共有 40～60 根绒毛干,1～4 根绒毛干构成一个胎盘小叶(图 2-16),绒毛干表面的合体滋养层将基蜕膜溶解成一些较大的空隙,称为**绒毛间隙**(图 21-18)。绒毛干末端的细胞滋养层增生,穿过合体滋养层直达基蜕膜,然后沿基蜕膜铺展,形成一层**细胞滋养层壳**(cytotrophoblastic shell),将绒毛干固定在蜕膜上,称为**固定绒毛**。以后从绒毛干上向四周发出许多游离的分支,称为**游离绒毛**。子宫螺旋动脉与子宫静脉的分支开口于**绒毛间隙**,故绒毛间隙内充满母体血液,游离绒毛浸泡其中。胎盘小叶之间有基蜕膜构成的短隔伸入其内,称为**胎盘隔**(placental septum)。胎盘隔并不完全分隔绒毛间隙,故绒毛间隙互相通连。

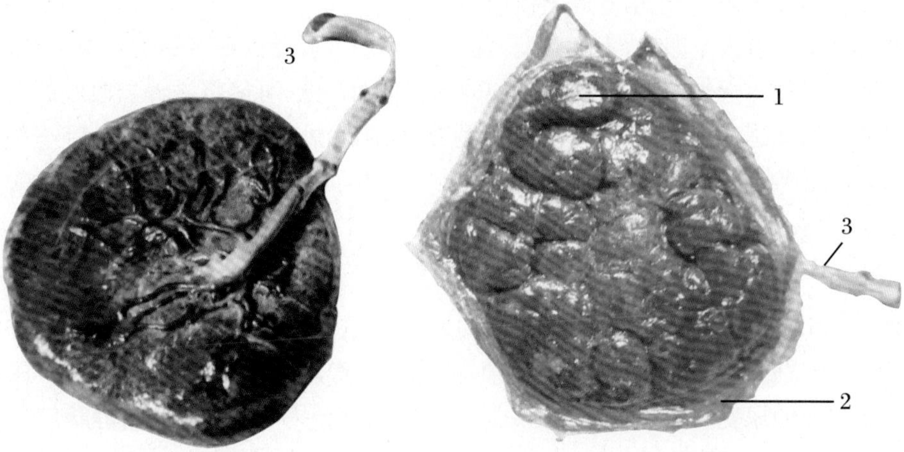

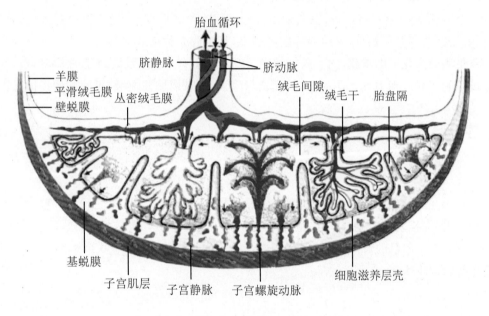

(a) 胎儿面　　　　　　　　　　(b) 母体面

图 21-17　胎盘

1.胎盘小叶　2.羊膜　3.脐带

图 21-18　胎盘的构造及血循环模式图

↑示血流方向

3. 胎盘的血液循环和胎盘膜

胎盘内有母体和胎儿两套血液循环系统。母体动脉血从子宫螺旋动脉流入绒毛间隙，在此与绒毛内毛细血管的胎儿血进行物质交换后，再经子宫静脉流回母体。胎儿静脉性质的血经脐动脉及其分支，流入绒毛内毛细血管，与绒毛间隙内的母体血进行物质交换，从而成为动脉性质的血，后经脐静脉回流到胎儿。母体和胎儿的血液在各自的封闭管道内循环，互不相混，但可进行物质交换。胎儿血与母体血在胎盘内进行物质交换所通过的结构，称为**胎盘膜**（placental membrane）或**胎盘屏障**（placental barrier）。早期胎盘膜由 4 层结构组

成:① 合体滋养层;② 细胞滋养层和基膜;③ 绒毛内结缔组织;④ 绒毛内毛细血管基膜和内皮。发育后期,由于细胞滋养层在许多部位消失,以及合体滋养层在一些部位仅为一薄层胞质,故胎盘膜变薄,胎血与母血间仅隔以绒毛毛细血管内皮和薄层合体滋养层及两者的基膜,更有利于物质交换(图 21-18)。

4. 胎盘的功能

(1) 物质交换　物质交换是胎盘的主要功能,绒毛间隙内母体血中的氧和营养物质经胎盘膜的扩散渗透等作用,进入绒毛内的毛细血管供应胎儿。胎儿血中的代谢产物和二氧化碳透过胎盘膜排入母体血液中。因此胎盘即是胎儿吸收营养的器官,又是呼吸和排泄的器官。

(2) 内分泌功能　胎盘的合体滋养层能分泌数种激素,对维持妊娠起重要作用。主要激素有:① **人绒毛膜促性腺激素**(human chorionic gonadotropin,hCG),其作用与黄体生成素类似。促进母体黄体的生长发育,以维持妊娠。hCG 在妊娠第 2 周开始分泌,第 8 周达高峰,以后逐渐下降。② **绒毛膜促乳腺生长激素**(chorionic somatomammotropin)或**胎盘催乳素**(placental lactogen),既能促使母体乳腺生长发育,又可促进胎儿的生长发育。人体的胎盘催乳素于妊娠第 2 月开始分泌,第 8 月达高峰,直到分娩。③ **孕激素和雌激素**,于妊娠第 4 月开始分泌,以后逐渐增多。母体的卵巢黄体退化后,胎盘的这两种激素起着继续维持妊娠的作用。

(3) 屏障作用　胎盘膜具有一定的屏障作用,可阻挡部分母体血液的大分子物质及细菌等进入胎儿血液循环,以维持胎儿的正常发育。但某些病毒如风疹、麻疹、脑炎、流感病毒等很容易透过,可引发胎儿畸形。乙肝病毒和艾滋病病毒可透过胎盘发生母婴传染。梅毒螺旋体也可透过胎盘,导致先天性梅毒。大部分药物也可透过胎盘膜,有些药物可导致胎儿畸形。故妊娠妇女需谨慎用药,并预防感染。母体血液中的 IgG 是唯一能透过胎盘膜的抗体,它对初生婴儿抵抗感染起重要作用。

第七节　胚胎各期外形特征和胚胎龄的推算

胚胎龄的推算通常有两种方式。一是通过月经龄,二是通过受精龄。临床上常以月经龄推算胚胎龄,即从孕妇末次月经的第 1 天算起,至胎儿娩出共约 40 周。但由于妇女的月经周期常受环境变化的影响,故胚胎龄的推算难免有误差。

胚胎学者则常用受精龄方式,即从受精之日为起点推算胚胎龄。受精一般发生在末次月经第 1 天之后的 2 周左右,故从受精到胎儿娩出约经 38 周。但是,获得的人胚胎标本大多缺乏产妇月经时间的准确记录,造成胚胎龄推算的困难。因此胚胎学家根据大量胚胎标本的观察研究,总结归纳出各期胚胎的外形特征和长度,以此作为推算胚胎龄的依据。如第 1～3 周,主要根据胚的发育状况和胚盘的结构;第 4～5 周,常利用体节数及鳃弓与眼耳鼻等

原基的出现情况;第 6～8 周,则依据四肢与颜面的发育特征。胎龄的推算,主要根据颜面、皮肤、毛发、四肢、外生殖器等的发育状况,并参照身长、足长和体重等。胚胎长度的测量标准有 3 种:① 最长值(greatest length,GL)多用于测量第 1～3 周的胚;② 顶臀长(crown-rump length,CRL)又称坐高,用于测量第 4 周及以后的胚胎;③ 顶跟长(crown-heal length,CHL)又称立高,常用于测量胎儿(图 21-19)。

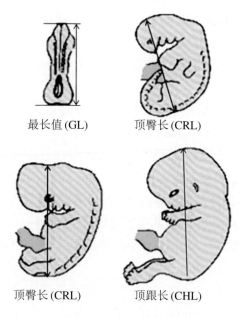

最长值 (GL) 顶臀长 (CRL)

顶臀长 (CRL) 顶跟长 (CHL)

图 21-19 胚胎长度测量

第八节 双胎、多胎和连胎

一、双胎

双胎(twins)又称孪生,一次妊娠娩出两个胎儿称双胎或孪生。双胎的发生率约占新生儿的 1%。分单卵孪生和双卵孪生 2 种。

1. 单卵孪生

单卵孪生即一个受精卵发育为 2 个胚胎。可能有以下几种情况:

① **卵裂球分离** 从受精卵发育出 2 个胚泡,它们分别植入,各自形成一个胚胎,各具有独立的胎膜和胎盘(图 21-20)。

② **形成 2 个内细胞群** 胚泡内出现两个内细胞群,从而产生两个胚胎,它们有共同的胎盘和绒毛膜,但羊膜互相分离(图 21-20)。

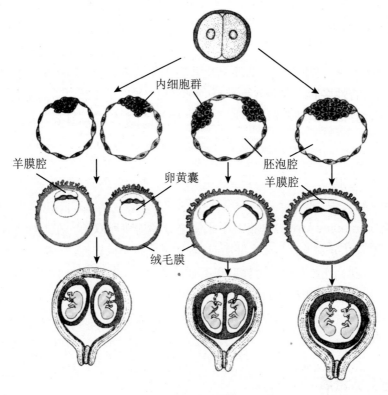

内细胞群

羊膜腔

卵黄囊

胚泡腔

羊膜腔

绒毛膜

图 21-20 单卵孪生形成示意图

③ **形成 2 个原条** 在一个胚盘上出现 2 个原条与脊索，诱导形成 2 个神经管，发育为 2 个胚胎，孪生儿同位于一个羊膜腔内，也共享一个胎盘(图 21-20)。在这种情况下，当 2 个胚胎分离不完全时，就会形成连胎(图 21-21)。一卵孪生胎儿的遗传基因完全一样，因此性别一致，相貌、体态和生理特征等也极相似。故相互间进行器官组织移植可不发生排斥反应。

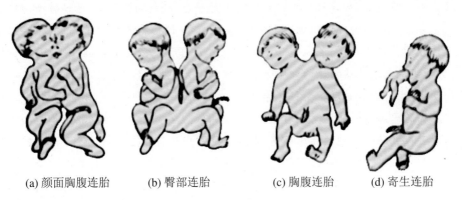

(a) 颜面胸腹连胎　(b) 臀部连胎　(c) 胸腹连胎　(d) 寄生连胎

图 21-21 连胎类型

2. 双卵孪生

双卵孪生即双胎来自两个受精卵。双卵孪生占双胎的大多数。它们有各自的胎膜与胎盘，性别相同或不同，相貌和生理特性的差异如同一般兄弟姐妹，仅是同龄而已。

二、多胎

多胎（multiplets）一次娩出 2 个以上新生儿为多胎。多胎的原因可以是单卵性、多卵性或混合性，常为混合性多胎。多胎发生率低，3 胎约万分之一；4 胎约百万分之一；4 胎以上更为罕见，多不易存活。但随着利用促性腺激素治疗不孕症以及试管婴儿技术的应用，多胎发生率有所升高。

三、连体双胎

连体双胎（conjoined twins）是指 2 个未完全分离的单卵双胎。在单卵孪生中，当一个胚盘出现 2 个原条并分别发育为 2 个胚胎时，若 2 个原条靠得较近，胚体形成时发生局部连接，则导致连体双胎。连体双胎有对称型和不对称型 2 类。对称型指两个胚胎一样大小，根据连结的部位分为颜面胸腹连体、臀部连体、胸腹连体等（图 21-21）。不对称型连体双胎是指 2 个胚胎一大一小，小者常发育不全，形成**寄生胎**；如果小而发育不全的胚胎被包裹在大的胎体内则称**胎中胎**。

临床知识与实验进展

胚胎干细胞（ESCs）是一种全能干细胞，在一定条件下可以分化为体内任何种类的细胞、组织和器官。它有两种来源：一是人胚胎发育早期囊胚期内细胞团（ICM）细胞；另一种是来源于胚胎生殖腺嵴和背侧肠系膜的原始生殖细胞（PGCs）。其在医学、生命科学、组织工程等领域有着广泛的应用前景，诸如进行移植治疗，体外培养胚胎干细胞，模拟构建机体组织或器官进行移植；进行细胞治疗，通过移植由胚胎干细胞分化而来的特定组织细胞来治疗，如用胰岛 B 细胞治疗糖尿病、用神经细胞治疗神经退行性疾病等；还能将胚胎干细胞体外培养成特定细胞，对其基因进行操作，从而获得表达某些特性的细胞进行基因治疗；甚至还利用胚胎干细胞可以创造克隆动物，生产珍贵的动物新种等等。

对胚胎干细胞的研究至今有数十年，大部分着重于动物源性胚胎干细胞的临床应用。对人胚胎干细胞的临床研究，在世界范围内还存在很多争议性。研究前提是破坏胚胎，而胚胎是人尚未成形时在子宫的生命形式，在伦理学上不道德。纵观历史，科技前进的脚步永远无法阻止，虽然会出现很多问题，相信到最后这些问题都会迎刃而解，也许长生不老不是个"神话"。

（石　蕾）

第二十二章
颜面和四肢的发生

阅读与思考

　　据统计,全球每年新增出生缺陷患儿约 790 万例,占出生人口的 6%。20 世纪 60 年代前后,很多国家使用"反应停"治疗妇女的妊娠反应。孕妇服药后,妊娠反应得到了明显的改善,但随即而来的是许多畸形婴儿的出生。患儿四肢短小,形同海豹,被称为"海豹肢畸形"。1961 年,这种症状终于被证实是孕妇服用"反应停"所致,随后该药被禁用,但全球受其影响的婴儿已多达 1.5 万名! 在"反应停"上市之前,有关机构并未仔细检验其对孕妇可能产生的副作用。"反应停"的副作用发生于孕期的前三个月,即婴儿四肢形成的时期。制药公司使用的实验对象是怀孕后期的大鼠,而且大鼠体内缺少一种把"反应停"转化成有害异构体的酶,所以不会引起畸胎。

　　"反应停"事件增强了人们对药物毒副作用的警觉,也鞭策着现代药物审批制度的完善。性命相关,生命之重! 研究人员在进行实验时,一定要本着科学严谨、求真务实的态度,切不可急功近利!

人胚至第 4 周,胚盘已向腹侧卷折为柱状。神经管头端迅速膨大形成脑的原基,即为脑泡,脑泡腹侧的间充质局部增生使胚体头部外观呈较大的圆形隆起,称为**额鼻突**(frontnasal prominence)。同时,口咽膜尾侧的原始心脏发育增大并突起,称**心突**或**心隆起**(heart bulge)(图 22-1)。

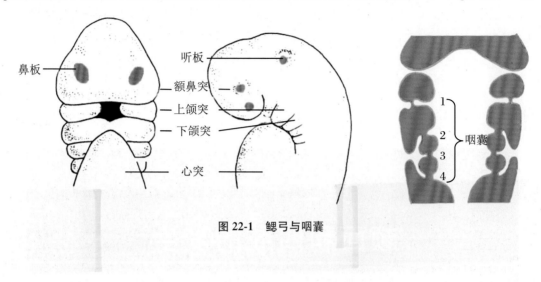

图 22-1　鳃弓与咽囊

第一节　颜面、腭和颈的发生

一、鳃器的发生

人胚至第 4~5 周时,头部两侧的间充质增生,从头向尾侧渐次形成左右对称、背腹走向的 6 对柱状弓形隆起,称为**鳃弓**(branchial arch)。相邻鳃弓之间的外胚层下陷成 5 对左右对称的沟,称为**鳃沟**(branchial groove)。人的前 4 对鳃弓外观显著,第 5 对出现不久即消失,第 6 对很小,不明显。在鳃弓发生的同时,原始消化管头段(原始咽)侧壁内胚层向外膨出,形成左右 5 对囊状结构,称为**咽囊**(pharyngeal pouch),它们分别与 5 对鳃沟相对应,两者之间隔以薄层的**鳃膜**(branchial membrane)(图 22-1)。鳃弓、鳃沟、鳃膜与咽囊统称为**鳃器**(branchial apparatus)。人胚鳃器存在的时间短,它们分别参与各器官和结构的形成和发生。

二、颜面的形成

人胚在第 4 周时,神经管头部迅速发育形成膨大的脑泡,覆盖在脑泡周围的间充质增生,其头端腹面形成一个明显的突起,称为**额鼻突**(frontonasal prominence)(图 22-1、图 22-2),其两侧为第 1 对鳃弓,第 1 对鳃弓出现后,其腹侧部分迅速分叉为两支,即**上颌突**(maxillary prominence)与**下颌突**(mandibular prominence)。不久,左右下颌突于中线愈合。额鼻突、左右上颌突、已愈合的左右下颌突围成**口凹**(stomodeum)(图 22-2)即**原始口腔**。它的底为

口咽膜,将口凹与原始咽隔开。口咽膜于第 4 周破裂,原始口腔便与原始咽相通。

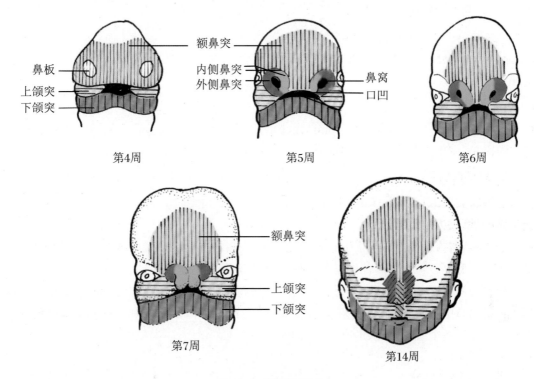

图 22-2 颜面的形成

颜面的形成与鼻的发生密切相关,人胚第 5 周时,额鼻突下缘两侧外胚层局部增厚形成左右一对**鼻板**(nasal placode)。其中央凹陷为**鼻窝**(nasal pit),其下缘以一条细沟与口凹相通。鼻窝周缘部的间充质增生隆起,鼻窝内侧为**内侧鼻突**(median nasal prominence),外侧为**外侧鼻突**(lateral nasal prominence)。内侧鼻突与外侧鼻突的上部相连续。

颜面的演化从两侧向中间发展,左右下颌突于第 5 周融合发育为下颌与下唇,左右上颌突继续向中线生长,与同侧的外侧鼻突和内侧鼻突渐愈合,形成上颌和上唇,这时口凹与鼻窝被分开(图 22-2)。外侧鼻突发育为**鼻侧壁**和**鼻翼**。内侧鼻突彼此靠近变窄,局部间充质增生形成鼻梁和鼻尖,其上部发育为前额。随着鼻梁、鼻尖等外部结构的形成,原来向前方开口的鼻窝逐渐转向下方,形成外鼻孔。鼻窝向深部扩大,形成原始鼻腔。起初,原始鼻腔和原始口腔隔以菲薄的**口鼻膜**,该膜破裂后,两腔相通。

原始口腔起初开口宽大,随两侧上、下颌突向中线会拢与上、下唇的形成,而同侧上、下颌突从分叉处向中线方向愈合,口裂因此变小,愈合的部分形成颊。

眼的发生最初始于额鼻突的外侧,两眼相对距离较远,后随颅脑的迅速增大及上颌与鼻的形成,两眼逐渐向中线靠近,并处于同一平面。

外耳道由第 1 对鳃沟演变而成,鳃沟周围的间充质增生形成耳郭。外耳的位置原本很低,后来随下颌与颈的发育而被推向后上方。至第 8 周末,胚胎颜面初具人貌。

三、腭的发生

胚胎早期原始口腔与原始鼻腔相通,后被腭分隔为永久口腔和鼻腔。腭来源于以下两个部分。

1. 正中腭突

正中腭突（median palatine prominence）为左右内侧鼻突融合后向原始口腔内长出一短小的突起,演化为腭前部的一小部分。

2. 外侧腭突

外侧腭突（lateral palatine prominence）为左、右上颌突向原始口腔内水平方向伸出的板状突起,形成腭的大部分。

左、右外侧腭突在前方与正中腭突会拢愈合,向后亦彼此在中线处愈合,共同形成腭,将口腔与鼻腔分隔。腭的前部骨化成为**硬腭**,后部为**软腭及腭垂**。左、右外侧腭突前缘与正中额突相愈合处留有一小孔,即切齿孔(图 22-3)。随着腭的形成,额鼻突的下部向原始鼻腔内长出板状的鼻中隔。鼻中隔向下生长直至中线与腭愈合,将鼻腔分为左右两半。鼻腔的内外侧壁各发生 3 个皱襞,分别形成上、中、下鼻甲。

四、颈的形成

人胚在第 5 周时,第 2 对鳃弓生长迅速,向尾侧延伸越过 3、4、6 鳃弓与下方的心上嵴愈合,把 2、3、4 鳃沟封闭成为颈部,第 2 对鳃弓与 2、3、4 鳃沟间的间隙称颈窦。颈窦很快闭锁消失,随着鳃弓的分化、食管和气管的伸长以及心脏位置的下降,颈逐渐形成。

五、牙的发生

人胚第 6 周时,口凹边缘的外胚层沿上、下颌的增生,形成 U 形的**牙板**（dental lamina）。牙板向深部中胚层内生长,在上、下颌内先后各形成 10 个圆形突起,称**牙蕾**（tooth bud）。牙蕾发育增大,间充质从其底部进入,形成**牙乳头**（dental papilla）,牙蕾的外胚层组织遂成为帽状的**造釉器**（enamel organ）,造釉器和牙乳头周围的间充质形成**牙囊**（dental sac）。造釉器、牙乳头和牙囊共同构成乳牙原基,在乳牙原基发生的同时,牙板还形成恒牙原基,其体积小,分化发育晚。恒牙的形成过程与乳牙相同(图 22-4)。

1. 釉质的形成

造釉器分化为 3 部分:① 外层为单层立方或扁平细胞组成的**外釉上皮**;② 内层为单层柱状细胞组成的内釉上皮,该柱状细胞称为**成釉质细胞**（ameloblast）;③ 内、外上皮之间为有突起的星状细胞组成的**釉网**。成釉质细胞具有造釉质作用,它们不断分泌基质,基质钙化后形成**釉质**。随着釉质增厚,成釉质细胞渐向浅部迁移,最后与外釉上皮相贴,共同组成牙小皮,覆盖于牙釉质表面,釉网则退化消失。婴儿出牙时,牙小皮随之消失。

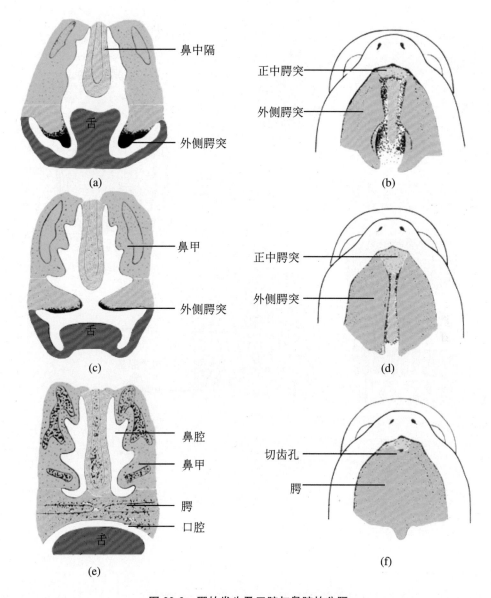

图 22-3 腭的发生及口腔与鼻腔的分隔

(a)(c)(e) 冠状切面 (b)(d)(f) 口腔顶部观

2. 牙本质的形成

牙乳头靠近内釉上皮的间充质细胞分化为一层柱状的**成牙本质细胞**(odontoblast)。成牙本质细胞分泌基质,基质钙化后即为**牙本质**。随着牙本质的增厚,成牙本质细胞胞体移至深部,其突起增长,留于牙本质小管中,称为**牙本质纤维**。牙乳头的其余部分分化为**牙髓**。

3. 牙骨质的形成

牙囊的内侧份分化为牙骨质,外侧份分化为牙周膜。恒牙牙蕾在第 10 周发生,其形成和发育过程与乳牙相同。在出生约 6 年后,恒牙开始生长,其上方的乳牙受推挤脱落,于是恒牙萌出。

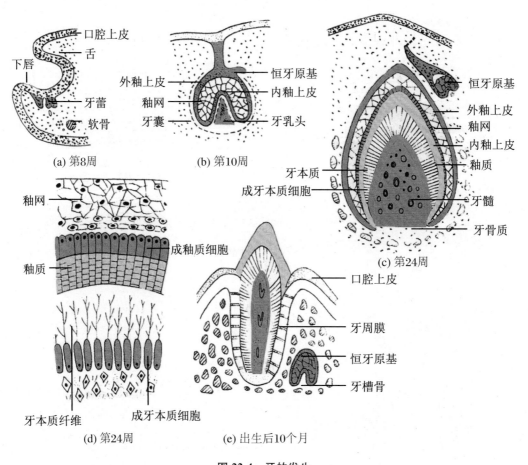

(a) 第8周　　(b) 第10周　　(c) 第24周

(d) 第24周　　(e) 出生后10个月

图 22-4　牙的发生

六、常见畸形

1. 唇裂

唇裂（cleft lip）为最常见的颜面畸形，上唇多见，上唇裂的发生是由于**上颌突**与**同侧的内侧鼻突**未愈合所致。唇裂多为单侧，也可见双侧者（图 22-5）。

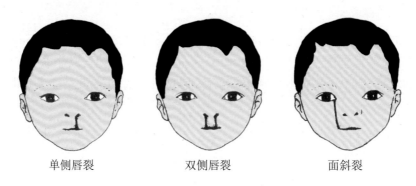

单侧唇裂　　双侧唇裂　　面斜裂

图 22-5　颜面的畸形

2. 面斜裂

面斜裂（oblique facial cleft）是**上颌突**与**同侧外侧鼻突**未愈合所致，位于眼内眦与口角之间（图 22-5）。

3. 腭裂

腭裂（cleft palate）也较常见，呈多种类型。有因**正中腭突**与**外侧腭突**未愈合而致的前腭裂（单侧或双侧，常伴发唇裂）；有因左、右外侧腭突未愈合而致的正中腭裂；有前腭裂与正中腭裂两者兼有的全腭裂（图 22-6）。

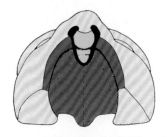 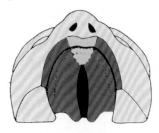 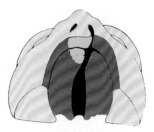

(a) 双侧前腭裂合并唇裂　　　　　(b) 正中腭裂　　　　　(c) 腭裂合并单侧唇裂

图 22-6　腭裂

4. 颈瘘

颈窦（cervical fistula）未闭锁而形成的瘘管。

第二节　四肢的发生

一、肢芽的发生及四肢的形成

人胚于第 4 周末，在胚体左右外侧体壁上，相当于 C4～T1 肌节处，先后出现上下两对小突起，即**上肢芽**与**下肢芽**。**肢芽**（limb bud）最初由深部增殖的中胚层组织和表面外胚层组成。覆盖其表面的外胚层亦相继增生，形成**顶端外胚层嵴**，简称**顶嵴**（apical ridge）。肢芽逐渐增长变粗，先后出现近端和远端两个收缩环，每一肢芽分别发育为 3 段。上肢芽发育为臂、前臂和手，下肢芽发育为大腿、小腿和足。肢体中轴的间充质先形成软骨，继而以软骨内成骨的方式形成骨。周围的间充质分化形成肢体的肌群，脊神经以向肢体内长入、支配肢体的感觉和肌肉运动。随着肢体的伸长和关节的形成，肢体由最初的向前外侧伸直方位转向体壁弯曲。肢体的手和足起初为扁平的桨板状，分别为**手板**（hand plate）和**足板**（foot plate），而后其顶端部分细胞凋亡出现 4 条纵行凹沟，手板和足板遂呈蹼状，凹沟间则出现 5 条指（趾）线（digital ray），随指（趾）线间细胞不断凋亡，至第 8 周末，蹼膜消失，手指和足趾形成。

二、常见畸形

四肢畸形一般可分为 3 类：① 降级，指一个肢体全部或部分缺失，如无肢、残肢；② 重复，存在超常规数量的肢体成分，如多指(趾)；③ 发育不良，如并指或大小异常等。大多数四肢畸形有多因素的病因学，有由遗传因素和环境因素相互作用而引发的，也有的与家族因素相关或与特定的致畸原相互接触而发生的病例。

1. 无肢或短肢

无肢(amelia)或**短肢**(phocomelia)由肢芽发育不良引起。无肢表现为一个或若干个肢体完全缺如或局部缺如(如无前臂、无手、无指，下肢亦然)(图 22-7)；短肢表现为四肢短小、或海豹样手或足畸形(手或足长在短小的肢体上，或直接长在躯干上)，多因药物或环境致畸原引起，如德国妇女在 1957 年因服用解痉药——"反应停"而引发无肢短肢畸形胎儿 3 900人，给社会带来巨大的不幸。

2. 多指(趾)或并指(趾)

多指(趾)(polydacatyly)或**并指(趾)**(syndactyly)常与遗传有关，多指(趾)为常染色体显性遗传，并指(趾)为常染色体隐性遗传。

3. 并肢畸形

并肢畸形(sirenomelus)常表现为两下肢合并在一起形成"鱼样畸形"，可能与孕妇在妊娠早期服用某种安眠药有关。

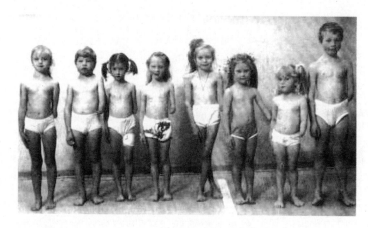

图 22-7 上肢畸形

说明：在俄罗斯某城市的工业区附近，从 1973—1993 年间，出生了 90 名四肢不完整的孩子

4. 马蹄内翻足(足底内翻)

患儿**足底内翻**(talipes equinvalgus)、足内收且跖屈，此畸形的男性发病率是女性的两倍，部分病例有明显的遗传因素。这种情况也可能与宫内胎儿腿的位置不正常有关。

5. 先天性髋关节脱臼

先天性髋关节脱臼（congenital dislocation of hip）因髋臼和股骨头发育不良引起，幼儿髋关节囊异常松弛，出生后到一定时间仍不能站立。此病的发病率女性高于男性，其中有15%为臀位分娩，故认为是遗传因素与环境因素共同作用的结果。

临床知识与实验进展

> 颜面与四肢是我们对一个人最直观的感觉，姣好的面容可以增添女性的魅力，强健的四肢能够凸显男子的气概。有研究表明孕早期的感冒或发烧与某些出生缺陷的发生有关，早在100年前，国外的产科医生就发现流行性感冒爆发后分娩的畸形儿数量明显增多，而这些畸形儿的母亲绝大多数都在孕早期得过流感，虽然在人群流行病学的研究中对高热是否有致畸作用目前尚无定论，但动物实验研究表明，高热是独立的环境致畸因素，可导致动物产生多种畸形，如唇腭裂、神经管畸形等。近年来的人群流行病学的研究发现，孕妇在妊娠早期有感冒或发热可使子代唇腭裂发生的危险性增加3倍，神经管畸形的发生率上升4倍。因此，想要一个漂亮和健康的孩子，在怀孕前后通过各种措施避免感冒和发烧可以在一定程度上预防部分唇腭裂和神经管畸形的发生。

（朱久玲）

第二十三章
消化系统和呼吸系统的发生

阅读与思考

　　先天性食管闭锁是新生儿非常严重的消化道畸形之一,发病率为 1/4 000~1/3 000,常因食管气管间的分隔不全而合并形成食管气管瘘或食管支气管瘘。1697 年,Thomas Gibson 就对它进行了较系统的描述,但直至 1941 年 Cameron Haight 才完成了第一例成功的食管闭锁的食管重建手术。先天性食管闭锁的患儿出生时常表现为发绀、气促、频繁吐沫,合并食管气管瘘者可出现剧烈的呛咳、青紫,甚至窒息,过去常被误诊为胃食管反流,因新生儿肺炎入院。严重的肺炎影响手术时机和预后,造成较高的死亡率,20 世纪 90 年代以前患儿的死亡率高达 30% 以上。近十年来随着新生儿重症监护及手术技术的提高,术后存活率已达 95% 以上,但患儿术后仍存在较高比例的因食管功能、肺功能、软骨发育等引起的吞咽困难、肺部疾病、语言发育障碍、营养不良等并发症,影响存活患者的生存与生活质量,如何提高术后患者的远期生活质量是当前临床研究的热点之一。

　　科学研究的道路从来就不是一帆风顺的,新时代的医学生们任重且道远。

消化系统和呼吸系统的大多数器官的原基（primordium or rudiment）来自**原始消化管**（primitive gut）。

第一节 消化系统的发生

一、原始消化管的形成与分化

人胚3～4周时，卵黄囊顶部的内胚层随圆柱状胚体的形成被包卷入胚体内，形成原始消化管，其头段称为**前肠**（foregut），与卵黄囊相连的中段称为**中肠**（midgut），尾段称为**后肠**（hindgut）。

前肠主要分化为咽、食管、胃、十二指肠的上段、肝、胆、胰以及喉以下的呼吸系统；中肠将分化为从十二指肠中段至横结肠右2/3部的肠管；后肠主要分化为从横结肠左1/3部至肛管上段的肠管（图23-1）。

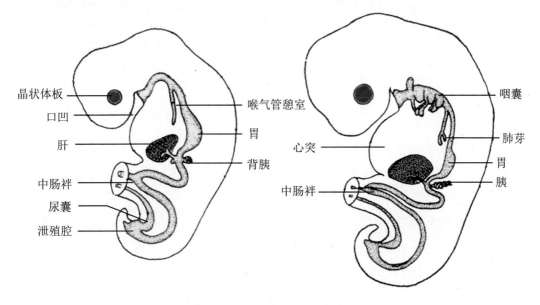

图 23-1 原始消化管的早期演变

这些器官中的黏膜上皮、腺上皮和肺泡上皮均来自内胚层。结缔组织、肌组织、血管内皮和外表面的间皮均来自中胚层。

二、咽与咽囊的演变

原始咽为前肠头端的膨大部,形似左右宽、腹背窄、头宽尾细的扁漏斗,其头端有口咽膜封闭,在第4周时口咽膜破裂,原始咽借助原始口腔和原始鼻腔相通。其侧壁有5对囊状突起称为**咽囊**,分别与其外侧的鳃沟相对。随着胚胎的发育,咽囊演化出下列重要的器官(图23-2)。

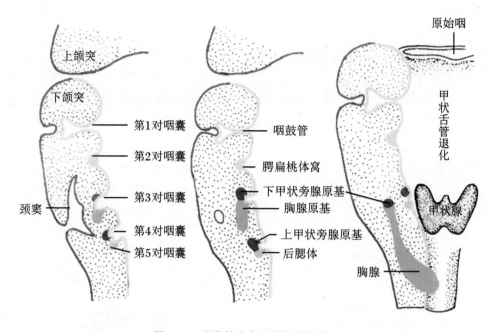

图 23-2　咽囊的演变及甲状腺的发生

1. 第 1 对咽囊

第1对咽囊内侧部分伸长演化为**咽鼓管**。其外侧份膨大演化为**中耳鼓室**,与第1对鳃沟形成的外耳道相邻,两者之间的第1鳃膜分化为**鼓膜**。

2. 第 2 对咽囊

演化为腭扁桃体,其内胚层细胞分化为扁桃体的表面上皮。上皮下的间充质分化为网状组织,淋巴细胞迁移至此并大量增殖。

3. 第 3 对咽囊

第3对咽囊腹侧份细胞增生,形成左右两条细胞索,向胚体尾侧延伸,并向中线靠近,在未来胸骨柄的后方,左右细胞索汇合形成**胸腺原基**,细胞索的根部退化与咽脱离。胸腺原基的内胚层细胞分化为胸腺上皮细胞,而由造血器官迁来的淋巴性造血干细胞则增殖分化为胸腺细胞,背侧份上皮增生,分化为下一对**甲状旁腺**。

4. 第 4 对咽囊

第4对咽囊背侧部分形成上一对**甲状旁腺**,腹侧部分退化。

5. 第 5 对咽囊

第 5 对咽囊形成一细胞团,称**后鳃体**(ultimobranchial body)。后鳃体部分细胞迁入甲状腺内分化为滤泡旁细胞。原始咽其余部分形成咽,尾端与食管相通。

三、甲状腺的发生

人胚第 4 周初,在第 1 对咽囊平面的口咽膜腹侧壁,内胚层上皮细胞增生,向间充质内下陷形成一盲管,称为**甲状舌管**(thyroglossal duct),即甲状腺原基。它沿颈部正中向尾端方向生长、延伸,末端向两侧膨大,形成甲状腺的侧叶。甲状舌管的上段于第 7 周退化消失,仅在起始处残留一浅凹,称为盲孔(图 23-2)。人胚第 11 周时,甲状腺滤泡出现,内含胶质,不久即开始分泌甲状腺素,甲状腺素对促进胎儿的骨骼和神经系统发育有重要的作用。

四、食管和胃的发生

1. 食管

原始咽尾侧的一段原始消化管最初很短,后随颈和胸部器官的发育延长成为食管。其表面上皮由单层增生为复层,使管腔极为狭窄甚至一度闭锁。人胚至第 8 周时,过度增生的上皮退化,食管腔重新出现。

2. 胃

人胚至 4~5 周时,位于食管尾侧的前肠形成一梭形膨大,为胃的原基。胃的背侧缘生长较快,形成**胃大弯**,腹侧缘生长缓慢,形成**胃小弯**。胃大弯头端膨起,形成**胃底**。**胃背系膜**发育为突向左侧的**网膜囊**,使胃大弯由背侧转向左侧,胃小弯由腹侧转向右侧。这样胃沿胚体纵轴旋转了 90°,并由原来的垂直方位变成由左上至右下的斜行方位(图 23-3)。

五、肠的发生

肠由胃以下的原始消化管分化而成。最初为一直管,以背系膜连于腹后壁。由于肠的生长速度快,故肠管向腹部弯曲而形成"U"形**中肠袢**(midgut loop),顶端连于**卵黄蒂**。肠系膜上动脉行于肠袢系膜的中轴部位。中肠袢以卵黄蒂为界,分**头支**和**尾支**,尾支近卵黄蒂处有一突起,称**盲肠突**(caecal bud),为大肠和小肠的分界线,是盲肠和阑尾的原基(图 23-4)。

人胚第 6 周时,肠袢迅速生长,由于肝、肾的发育,腹腔容积相对较小,致肠袢突入脐带内的胚外体腔,即**脐腔**(umbilical coelom),形成**生理性脐疝**。肠袢在脐腔中生长的同时,以肠系膜上动脉为轴做逆时针旋转 90°(腹面观),旋转后肠袢由矢状位转为水平位,头支从上方转到右侧,尾支从下方转到左侧。人胚第 10 周时,由于腹腔容积增大,肠袢陆续从脐腔返回腹腔,脐腔闭锁。在肠袢退回腹腔的过程中,头支在先,尾支继后,继续做逆时针旋转 180°。头支的头端转至左侧,头支演化为**空肠**和**回肠**的大部,居腹腔的中部;尾支的头端转向右侧,尾支主要演化为**结肠**,位居腹腔周边。盲肠突最初位于肝下,后降至右髂窝,升结肠

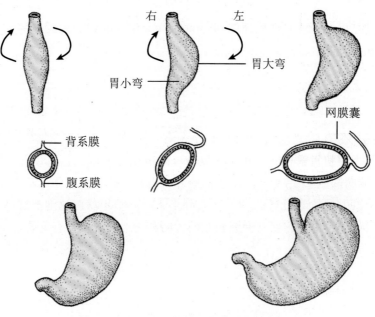

图 23-3　胃的发生和方位变化

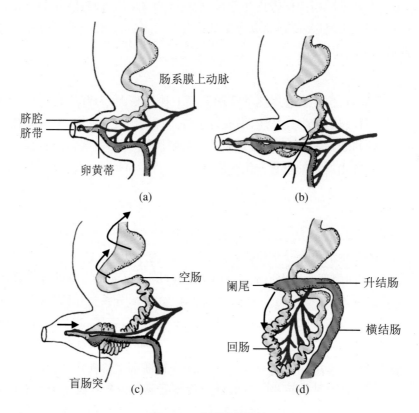

图 23-4　中肠袢的旋转

(a)(b)(c)为左侧观　(d)为正面观

随之形成。盲肠突的近段发育为**盲肠**,远段形成**阑尾**。降结肠尾段移向中线,形成**乙状结肠**(图 23-4)。人胚第 6 周后,卵黄蒂退化闭锁,脱离肠袢,最终消失。

六、直肠的发生与泄殖腔的分隔

后肠末段膨大的部分为**泄殖腔**(cloaca),其腹侧的头端与尿囊相连,腹侧的尾端以泄殖腔膜封闭。人胚第 4～7 周时,**尿囊与后肠之间的间充质**增生,形成**尿直肠隔**(urorectal septum)。它向尾端生长,形成一镰状隔膜突入泄殖腔内,最后与泄殖腔膜愈合,将泄殖腔分隔为腹侧的**尿生殖窦**(urogenital sinus)与背侧的**原始直肠**。尿生殖窦参与泌尿生殖管道的形成,原始直肠则分化为**直肠**和**肛管上段**。泄殖腔膜也被分隔为腹侧的尿生殖窦膜(urogenital membrane)和背侧的肛膜(anal membrane)。肛膜的外方为外胚层向内凹陷形成的**肛凹**(anal pit)。第 8 周末,肛膜破裂,肛管相通。肛管上段的上皮来源于内胚层,下段的上皮则来源于外胚层,两者之间以齿状线为界(图 23-5)。

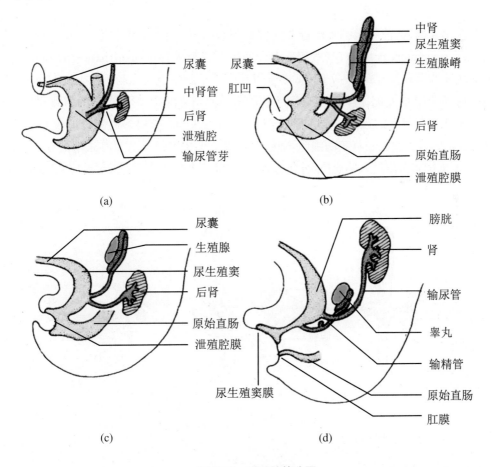

图 23-5　泄殖腔的分隔

七、肝和胆的发生

人胚至第 4 周时，前肠末端腹侧壁的上皮细胞增生，形成一向外突出的囊状，称为**肝憩室**（hepatic diverticulum）（图 23-6），为肝和胆的原基。肝憩室生长迅速并伸入原始横膈内。憩室末端则膨大分为头、尾两支。头支是形成肝的原基，尾支是形成胆囊及胆道的原基。头支很快形成树枝状分支，其近端分化为肝管及小叶间胆管，末端分支旺盛，形成肝细胞索，肝索上下叠加形成肝板。肝板互相连接成网，网间隙形成肝血窦。肝板与肝血窦围绕中央静脉，共同形成肝小叶。第 2 个月，肝细胞之间形成胆小管；第 3 个月开始合成胆汁。肝憩室尾支的近端伸长形成胆囊管，远端扩大形成胆囊。肝憩室的基部发育为胆总管，并与胰腺导管合并开口于十二指肠处（图 23-6）。

八、胰腺的发生

人胚在第 4 周末，前肠末端腹侧近肝憩室的尾缘，内胚层上皮细胞增生，向外突出形成**腹胰芽**（ventral pancreas bud），其对侧上皮也增生形成**背胰芽**（dorsal pancreas bud），它们分别形成腹胰和背胰。在第 6～7 周时，由于胃和十二指肠的旋转和肠壁的生长不均等，致腹胰转向右侧，背胰转向左侧，进而腹胰转至背胰的下方并与之融合，形成单一的胰腺（图 23-6）。腹胰管的全部与背胰管的远侧形成主胰管，开口于十二指肠，背胰管近侧段退化消失，如不消失则形成副胰管。腹胰和背胰的细胞不断增生，分支形成各级导管及其末端的腺泡。此过程中，一些上皮细胞游离进入间充质，分化为胰岛，在第 5 个月时，胰岛开始行使内分泌功能。

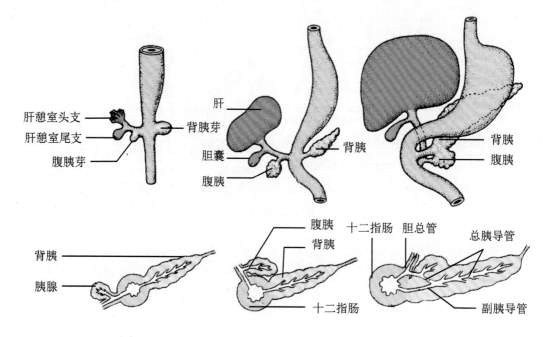

图 23-6　肝、胆、胰的发生

九、常见畸形

1. 甲状舌管囊肿

甲状舌管在发育过程中没有闭锁，局部残留小的腔隙，或全部残留为细长的管道，当上皮细胞分化为黏液性细胞，黏液聚集在里面便形成**甲状舌管囊肿**（thyroglossal cyst），位于舌与甲状腺之间，囊肿过度膨大可发生穿孔，开口于舌盲管或皮肤，形成甲状舌管瘘。

2. 消化管狭窄或闭锁

主要见于食管和十二指肠处，在其发生过程中，曾一度出现上皮细胞过度增生而使管腔狭窄或闭锁。后来过度增生的细胞凋亡，上皮变薄，管腔恢复正常。如增生的细胞未凋亡，则会引起消化管的狭窄或闭锁（图 23-7）。

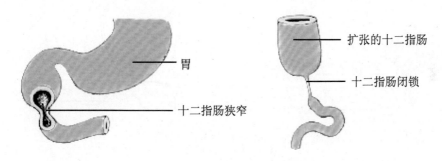

胃

十二指肠狭窄

扩张的十二指肠

十二指肠闭锁

图 23-7　消化管狭窄或闭锁

3. 先天性脐疝

先天性脐疝（congenital umbilical hernia）是脐腔未闭锁导致，脐带根部残留一孔与腹腔相通。腹内压增高时，肠管可从脐部膨出（图 23-8）。

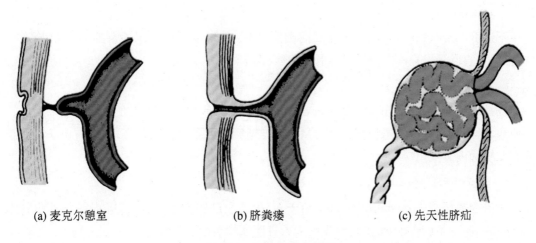

(a) 麦克尔憩室　　　　　　　(b) 脐粪瘘　　　　　　　(c) 先天性脐疝

图 23-8　肠管先天性畸形

4. 麦克尔憩室

麦克尔憩室（Meckel diverticulum）又称为**回肠憩室**，因卵黄蒂近端未退化所致。表现为回肠壁上距回盲部 40～50 cm 处的囊状突起,其顶端可有纤维索与脐相连(图 23-8)。

5. 脐粪瘘

脐粪瘘(umbilical fistula)又称**脐瘘**。因卵黄蒂未退化,在脐和肠之间残留一瘘管所致(图 23-9)。腹内压增高时,粪便可通过瘘管从脐部溢出。

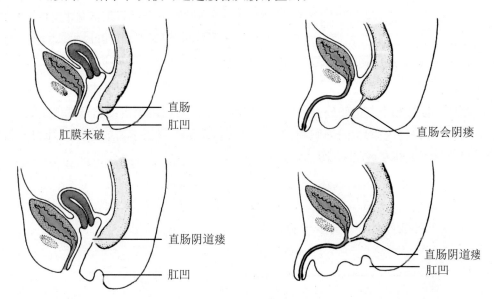

图 23-9 肛门畸形

6. 先天性巨结肠

先天性巨结肠(congenital megacolon)是由于神经嵴细胞未能迁移至该段结肠壁中,致使肠壁内副交感神经节细胞缺如,肠壁收缩乏力,肠腔内容物淤积而致肠管扩张成为巨结肠,多见于乙状结肠。

7. 不通肛

不通肛(imperforate anus)又称**肛门闭锁**,因肛膜未破或肛凹未能与直肠末端相通所致,常因尿直肠隔发育不全而伴有直肠尿道瘘(图 23-9)。

8. 肠袢转位异常

肠袢转位异常(abnormal rotation of intestinal loop)是由于肠袢在发育过程中反向转位所致,常表现为左位阑尾和肝、右位胃和乙状结肠等,可影响胸腔器官,形成右位心。此类异常又统称内脏反位。

9. 先天胆道闭锁

先天胆道闭锁(congential biliary atresia)出现在肝胆发生过程中,肝内或肝外胆管未形成管腔,胆汁不能排出,可出现新生儿先天性阻塞性黄疸。

10. 环状胰

环状胰(annular pancreas)为腹胰和背胰合并异常,胰腺环绕十二指肠,使十二指肠狭窄或压迫胆总管。

第二节　呼吸系统的发生

一、喉、气管和肺的发生

呼吸系统的上皮,除鼻腔一部分上皮来源于外胚层外,其余均来自于内胚层。人胚至于第 4 周时,原始咽尾端底壁正中出现一纵行沟,称为**喉气管沟**(laryngotracheal groove)。后者逐渐加深,从尾端向头端愈合,形成一长形盲囊,称为**喉气管憩室**(laryngotracheal diverticulum),喉气管憩室位于食管的腹侧。两者之间的间充质隔称为气管食管隔。喉气管憩室开口于咽,其上端发育为喉,中段发育为气管,末端膨大的两个分支称为**肺芽**(lung bud),为主支气管和肺的原基。肺芽呈树枝状反复分支,在第 6 个月时达 17 级左右,分别形成了肺叶支气管、段支气管,直至呼吸性细支气管、肺泡管和肺泡囊(图 23-10、图 23-11)。第 7 个月时,肺泡数量增多,肺泡上皮中除Ⅰ型肺泡细胞外,还分化出Ⅱ型肺泡细胞,并开始分泌表面活性物质。此时,肺内血液循环完善,早产的胎儿可进行正常的呼吸,能够存活。肺芽表面的中胚层则分化为软骨、肌肉、结缔组织间质以及浆膜。

二、常见畸形

1. 气管食管瘘

气管食管瘘(tracheoesophageal fistula)因气管食管隔发育不良,导致气管与食管分隔不完全,两者间有瘘管相通(图 23-12)。

2. 透明膜病

透明膜病(hyaline membrane disease)主要见于妊娠 28 周前的早产儿,因其Ⅱ型肺泡细胞尚未分化完善,不能分泌表面活性物质,致使肺泡表面张力增大,不能随呼吸运动而扩张。在镜下可见肺泡萎缩塌陷,间质水肿,肺泡上皮覆盖一层从血管渗出的血浆蛋白膜。

3. 肺不发育

肺不发育(agenesis of lung)为一侧或双侧肺缺失,因肺芽未发育或肺不能正常发育所致。

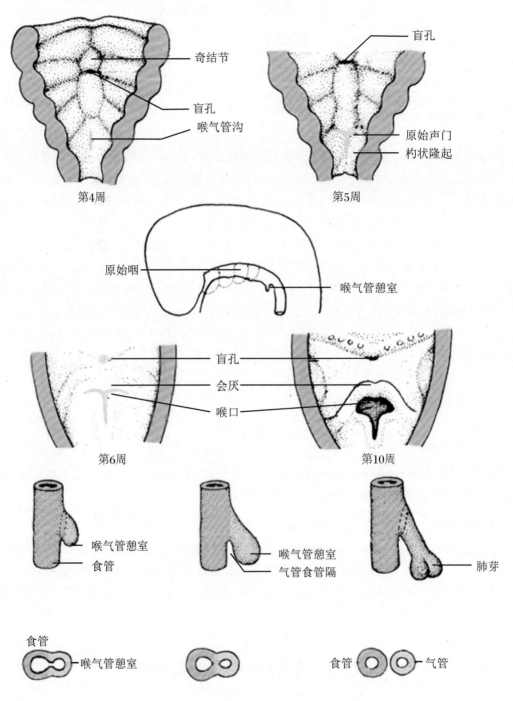

第4周

第5周

第6周

第10周

图 23-10　喉气管憩室的发生和演化

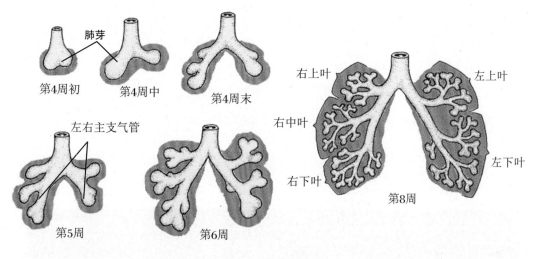

图 23-11 肺的发生

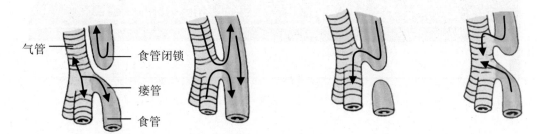

图 23-12 气管食管瘘

临床知识与实验进展

　　麦克尔憩室是最常见的消化系统畸形之一,1809 年 **Johann Meckel** 第一次描述了麦克尔憩室并为其命名,麦克尔憩室在人群中的发生率相当高,达 3%～4%。在胚胎发育的第 4 周时,与中肠相连卵黄囊的部分缩窄为卵黄管,并逐渐闭塞为纤维索条。第 8 周时,此纤维索条自脐端向肠端开始吸收直至完全退化,中肠与脐部也完全分离。若此过程中发生障碍,则可形成多种卵黄管残留畸形。当卵黄管的脐端完全退化而肠端却残留时,即形成麦克尔憩室。虽然麦克尔憩室在人群中发生比率很高,但只有约 5% 的麦克尔憩室患者因为卵黄囊束带肠梗阻、麦克尔憩室特异性出血这样的并发症需要治疗,有症状者术后并发症高达 20%,而绝大多数麦克尔憩室患者因终生无症状常被忽视。也许你的身边就有一个这样安静的麦克尔憩室患者。

（吴 敏 胡天寒）

第二十四章
泌尿系统和生殖系统的发生

阅读与思考

尿道下裂作为一种先天性尿道畸形,不仅影响孩子的排尿功能,还可能对生殖健康造成长远影响。

在孕期,准妈妈们同样需要格外谨慎,避免接触有害物质,保持健康的生活习惯。此外,定期产检也是保障胎儿健康的关键。

对于轻度尿道下裂的患者,保持良好的个人卫生习惯、调整饮食习惯、适当应用药物等非手术治疗方法可能有助于缓解症状。然而,对于病情较重的患儿,手术治疗通常是必要的。早期治疗有助于减少尿道下裂对患儿心理的影响。由于身体异常,患儿可能受到同龄人的歧视和嘲笑,从而产生自卑心理。通过手术治疗,患儿可以恢复正常的身体外观和功能,减少心理压力。

总之,尿道下裂需要家长和准父母的共同关注。通过预防、早期发现和治疗,为孩子打造一个更加健康的未来。

人胚发育至第 4 周时,胚内中胚层由脊索向外依次分化为 3 个部分:轴旁中胚层、间介中胚层和侧中胚层。泌尿系统和生殖系统的主要器官均发生于间介中胚层(图 24-1)。胚胎于第 4 周初,间介中胚层的头端节段性生长形成**生肾节**(nephrotome),尾端索状增生形成**生肾索**(nephrogenic cord),其表面覆以体腔上皮。人胚于第 4 周末,生肾索继续增生并与体节分离,从胚体后壁凸向胚内体腔,在中轴的两侧形成左右两条纵行隆起,称为**尿生殖嵴**(urogenital ridge)。不久,在尿生殖嵴的中线上各出现一纵沟,将其分为外侧粗而长的**中肾嵴**(mesonephric ridge)和内侧细而短的**生殖腺嵴**(genital ridge)(图 24-1)。它们将来各分化成泌尿或生殖系统的主要结构。

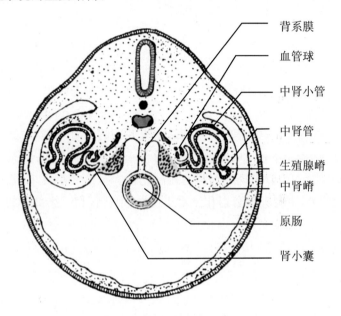

图 24-1 第 5 周人胚中肾嵴和生殖嵴横切模式图

背系膜
血管球
中肾小管
中肾管
生殖腺嵴
中肾嵴
原肠
肾小囊

第一节 泌尿系统的发生

一、肾和输尿管的发生

肾的发生经历前肾、中肾和后肾 3 个阶段,后肾成为永久的肾,前肾和中肾相继退化或部分保留,转变成生殖系统的一些结构。

1. 前肾

前肾(pronephros)发生于第 4 周初,人胚头侧的生肾索细胞发生聚集形成 7～10 条横行的细胞索,接着中间出现空隙成为**前肾小管**(pronephric tubule),其内端开口于胚内体腔,外端上

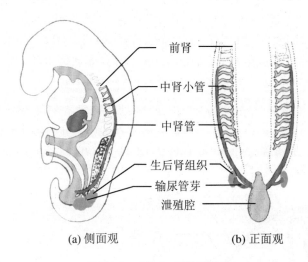

前肾

中肾小管

中肾管

生后肾组织

输尿管芽

泄殖腔

(a) 侧面观　　　(b) 正面观

图 24-2　前、中、后肾的发生

下互相连接并向尾侧延伸形成一对纵行管道,称为前肾管(pronephric duct)(图 24-2)。人类的前肾无泌尿功能。人胚于第 4 周末,前肾小管相继退化,而前肾管大部分保留,向尾部延伸为**中肾管**(mesonephric duct),也称**沃尔夫管**(Wolffian duct)。

2. 中肾

中肾(mesonephros)发生于第 4 周末,当前肾退化时,中肾在生肾索内开始发生。在生肾索及其后形成的中肾嵴内先后出现约 80 对横行的**中肾小管**(mesonephric tubule),它们起初为泡样结构,后演变呈"S"形。中肾小管内侧端膨大并凹陷为肾小囊,包绕来自背侧主动脉的毛细血管球构成肾小体,外侧与**中肾管**相通。中肾管继续延伸到尾端,从背外侧通入**泄殖腔**(图 24-2)。人的中肾在后肾出现之前可有短暂功能。至第 2 个月末,除中肾管和尾端的少数中肾小管被保留外,中肾大部分退化。对于男性,中肾管和一小部分的中肾小管演变为男性的生殖管道。对于女性,大部分退化仅保留部分中肾管和中肾小管成为卵巢冠和卵巢旁体。

3. 后肾

后肾(metanephros)为人体的永久肾,发生于第 5 周,起源于**输尿管芽**和**生后肾组织**的相互诱导和共同分化。

(1) 输尿管芽(ureteric bud)　人胚第 5 周初,中肾管末段近泄殖腔处向背侧头端发出一盲管,称为**输尿管芽**(图 24-3、图 24-4)。输尿管芽在中肾嵴内继续向头端延伸,反复分支 12 级以上。起始的两级分支扩大合并为**肾盂**,第 3、4 级分支扩大合并为肾盏,其余的分支演变为**集合管**。集合管的末端呈"T"形分支,分支将演化为**弓形集合管**。

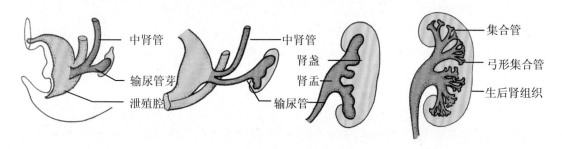

中肾管

输尿管芽

泄殖腔

中肾管

肾盏

肾盂

输尿管

集合管

弓形集合管

生后肾组织

图 24-3　后肾的发生

(2) 生后肾组织(metanephrogenic tissue)　输尿管芽长入中肾嵴尾端,在其诱导下,中肾嵴细胞向它聚集包围,形成**生后肾组织**,又称为**生后肾原基**(metanephrogenic blastema)。随着输尿管芽的反复分支形成的"T"形集合小管,每个集合小管盲端被帽状的局部生后肾组织覆盖。后者演化为"S"形小管，一端膨大凹陷成双层**肾小囊**，包绕毛细血管球形成**肾小体**，其余部分弯曲延长形成**肾小管**，逐渐演化为**近端小管**、**细段**和**远端小管**，末端和**弓形集合管**相通。肾小体出现部位成为肾皮质，其深部的**髓旁肾单位**发生早。随着集合管末端不断向浅部生长并发出"T"形分支，在生后肾组织浅层形成**浅表肾单位**。生后肾组织的外周部分形成肾被膜(图 24-4)。

人胚在第 3 个月时，后肾开始产生尿液，成为羊水的来源之一。由于后肾发生于中肾嵴尾端，故最初位于盆腔。后因腹部器官的生长、输尿管的伸展、胚体直立，肾上升至腰部。随肾位置升高，原位于胚体尾侧的供应肾脏的血管退化，在较高的位置形成新的供应血管。同时双侧肾向内侧各旋转 90°，使原朝向腹侧的肾门朝向内侧。

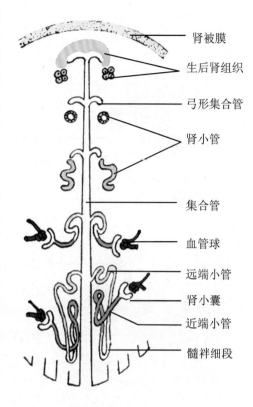

肾被膜
生后肾组织
弓形集合管
肾小管
集合管
血管球
远端小管
肾小囊
近端小管
髓袢细段

图 24-4　集合管与肾单位的发生过程示意图

二、膀胱和尿道的发生

人胚至 4～7 周，泄殖腔被**尿直肠隔**分隔为背侧的**原始直肠**和腹侧的**尿生殖窦**。泄殖腔膜同时被分割成背侧的肛膜和腹侧的尿生殖窦膜(图 24-5)。

膀胱和尿道由尿生殖窦演变而成。尿生殖窦分 3 段。上段较大，发育为膀胱，其顶部起初与脐尿管相连，脐尿管于出生前闭锁，演化为脐中韧带；中段狭窄，保持管状，于男性则形成尿道的前列腺部和膜部，于女性则形成尿道大部；下段于男性则形成尿道海绵体部，于女性则扩大为阴道前庭。

输尿管最初开口于中肾管，中肾管开口于泄殖腔。随着膀胱的发育，输尿管开口以下的一段中肾管扩大，并入膀胱，故中肾管和输尿管分别开口于膀胱。

三、常见畸形

1. 多囊肾

因后肾发生过程中远曲小管未与集合管接通，尿液在肾小管内积聚，使肾内出现许多大小不等的囊泡，称为**多囊肾**(polycystic kidney)(图 24-6)。这些囊泡可压迫周围的正常肾单位，使其萎缩，导致肾功能进一步降低。

2. 肾缺如

输尿管芽未发生或早期退化，无法诱导后肾发生，故无肾脏形成。**肾缺如**(agenesis of

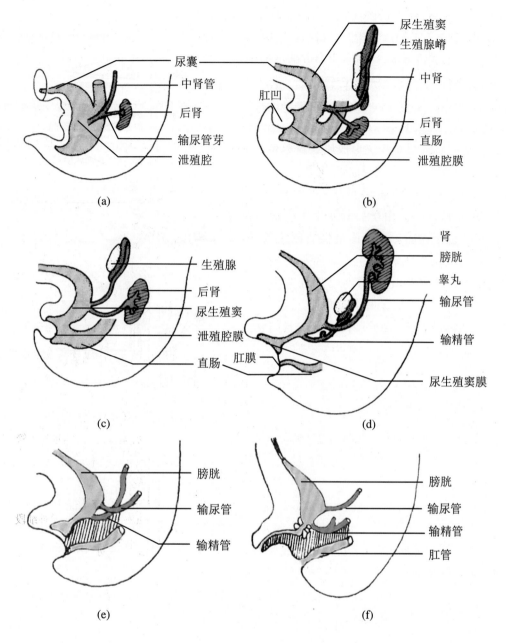

图 24-5 泄殖腔分隔与尿生殖窦的形成和演变

kidney）以单侧多见，此时单肾代偿了双肾的功能，故不出现临床症状。

3. 异位肾

异位肾（ectopic kidney）是指肾在上升过程中受阻，未达正常位置，常停留在盆腔，与肾上腺分离（图 24-6）。

4. 马蹄肾

马蹄肾（horseshoe kidney）是指肾在上升过程中受阻于肠系膜下动脉根部，两肾尾端融合呈马蹄形（图 24-6）。

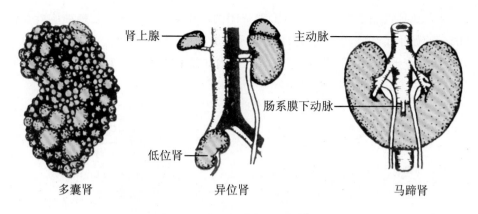

多囊肾　　　　　　　　　异位肾　　　　　　　　　马蹄肾

图 24-6　泌尿系统先天畸形模式图

5. 双输尿管

输尿管芽过早分支或分支点位置较低，形成了**双输尿管**（double ureter）。可在同侧诱导形成两个肾，它们可部分融合或完全分离。

6. 脐尿瘘

因膀胱顶部至脐部分的脐尿管未闭锁而形成，出生后尿液从脐部外溢，称**脐尿瘘**（urachal fistula）。若仅脐尿管中段未闭锁且扩张，称为**脐尿管囊肿**（urachal cyst）。

7. 膀胱外翻

膀胱外翻（exstrophy of bladder）是指尿生殖窦与表面外胚层之间未形成间充质，故膀胱腹侧壁与脐下腹壁之间无肌肉发生，使表皮和膀胱前壁破裂，黏膜外翻，可见输尿管开口。

第二节　生殖系统的发生

胚胎的遗传性别虽然在受精时已由精子的核型确定，但直到人胚发育到第 7 周时才能辨认生殖腺性别，而外生殖器的性别至第 12 周时才能区分。胚胎早期两性生殖系统的发生类似，故生殖腺、生殖管道和外生殖器均分为早期的性未分化阶段和后期的性分化阶段。

一、睾丸和卵巢的发生

生殖腺由生殖腺嵴表面的体腔上皮、上皮下的间充质和迁入的原始生殖细胞共同发育构成。

1. 未分化期生殖腺

人胚第 5 周初，中肾嵴内侧的梭形隆起称为**生殖腺嵴**。第 5 周时，生殖腺嵴的表面上皮向深部间充质增生，形成许多不规则的上皮索，称为**初级性索**（primary sex cord）（图 24-7）。

第3周时,卵黄囊顶近尿囊处的内胚层出现一团圆形细胞,称为**原始生殖细胞**(primordial germ cell)。原始生殖细胞大而圆,它能分化成精原细胞或卵原细胞。第4周时,原始生殖细胞沿背系膜做变形运动,第6周时迁入生殖腺内的**初级性索**。此时尚不能分辨生殖腺的性别特征,故称为**未分化性腺**(indifferent gonad)(图24-7)。

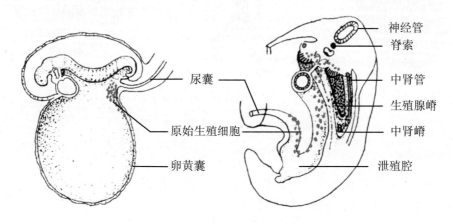

图24-7　原始生殖细胞的发生与迁移

2. 睾丸的发生

若胚胎的细胞核型是46,XY,其Y染色体短臂上含有SRY基因,此基因的表达产物为**睾丸决定因子**(testis-determining factor,TDF),使未分化性腺向睾丸方向发育。第7周时,睾丸决定因子影响**初级性索**与**生殖腺嵴**上皮脱离,继续向深部增生,逐渐分化为许多细长弯曲、相互吻合且界限清晰的**睾丸索**(testis cord),**初级性索**上皮细胞演变形成**支持细胞**,原始生殖细胞增殖分化为**精原细胞**。睾丸索在青春期时,由于精子发生而出现管腔,成为**生精小管**。睾丸索的末端吻合为**睾丸网**。第8周时,表面上皮下方的间充质形成白膜,睾丸索之间的间充质细胞分化为**睾丸间质细胞**,并分泌**雄激素**(图24-8)。幼儿出生后,睾丸间质细胞退化,直至青春期才重新出现。

3. 卵巢的发生

若胚胎的细胞核型是46,XX,未分化性腺则发育为卵巢。生殖腺嵴分化为卵巢比分化为睾丸晚。初级性索在生殖腺嵴向卵巢发生的过程中退化,未分化性腺的表面上皮增生,再次向间充质伸入形成次级性索,又称**皮质索**(cortical cord)(图24-8)。次级性索与上皮分离后构成**卵巢皮质**。上皮下的间充质分化为**白膜**。第3个月时,次级性索断裂形成许多细胞团,其中央为原始生殖细胞分化成的**卵原细胞**,周围是一层由次级性索上皮细胞分化的扁平的**卵泡细胞**。在胎儿期,卵原细胞不断分裂,增多并增大,分化为初级卵母细胞,它与其周围的卵泡细胞构成**原始卵泡**。胎儿出生时,卵巢中有100万~200万个原始卵泡,其卵原细胞已经分化为初级卵母细胞,开始第一次成熟分裂并停留在分裂前期。

4. 睾丸和卵巢的下降

生殖腺最初位于腹后壁,随体积的增大而突入腹膜腔,由厚而短的**尿生殖系膜**悬吊于腹腔的腰部。中肾退化后使系膜变细长,形成头、尾两条韧带。继而,前者退化消失,后者保

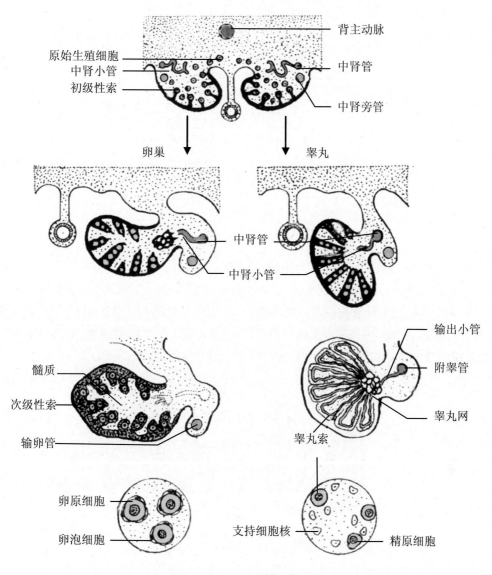

图 24-8 睾丸与卵巢的分化

留,连接于生殖腺尾端与阴唇阴囊隆起之间,称为**引带**(gubemaculum)。之后,生殖腺因胚体生长、腰部直立、引带相对缩短而被牵拉下降。在第 3 个月时,卵巢停留在盆腔,睾丸继续下降而停留在腹股沟管内口。至第 7~8 月时,睾丸与包绕它的双层腹膜经**腹股沟管**降入**阴囊**。双层腹膜构成鞘突,鞘膜腔与腹腔之间的通路逐渐闭合(图 24-9)。睾丸的下降也受促性腺激素和雄激素的控制。

二、生殖管道的发生与演化

1. 未分化期

约在第 6 周时,胚体内先后出现左、右两对生殖管道,即**中肾管**和**中肾旁管**

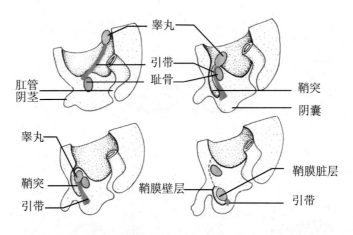

图 24-9　睾丸下降

（paramesonephric duct），后者又称为**米勒管**（Mullerian duct）。中肾旁管是由中肾管外侧体腔上皮凹陷后闭合而成的，其起始部以喇叭形开口于体腔，上段较长，于中肾管外侧与其平行下降。中段越过中肾管腹侧向内弯曲横行，在中线与对侧中肾旁管相遇；下段由两侧中肾旁管合并而成，末端为一盲端，在两中肾管之间插入尿生殖窦的背侧壁，窦腔内形成一隆起，称为**窦结节**（sinus tubercle）。中肾管开口于窦结节的两侧（图 24-10）。

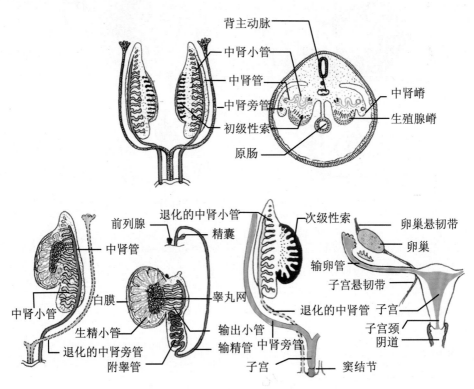

图 24-10　生殖管道的演变

2. 男性生殖管道的分化

男性生殖管道、附属腺体和外生殖器的分化受睾丸间质细胞所产生的雄激素的诱导。

当生殖腺分化为睾丸后，睾丸间质细胞分泌的雄激素使生殖腺旁的**中肾管**进一步发育：头端延长弯曲形成**附睾管**；中段演化为**输精管**；尾段较直，演化为**精囊**和**射精管**。中肾管和睾丸相邻的15～20条**中肾小管**与睾丸网相连，形成附睾的**输出小管**（图24-10），其余中肾小管退化。**中肾旁管**由于生精小管中**支持细胞**产生的**抗中肾旁管激素**的作用而退化，一小部分残留形成**睾丸附件**。

3. 女性生殖管道的分化

生殖腺分化为卵巢后，由于无抗中肾旁管激素的抑制作用，中肾旁管进一步发育，其上段和中段演化为**输卵管**，起始端以喇叭形开口于体腔，形成输卵管的漏斗部；下段左、右合并后，其间隔膜消失，融合为**子宫**及**阴道穹窿部**。窦结节增生延长为**阴道板**，在第5个月时，阴道板演化成中空的阴道。阴道下端与阴道前庭间隔处有薄膜即**处女膜**（hymell）（图24-11）。出生前处女膜前后穿通，阴道开口于阴道前庭。

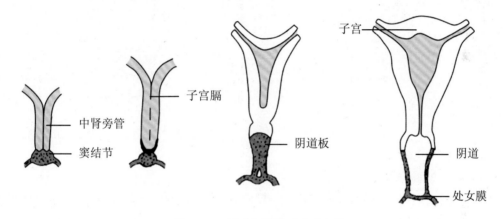

图 24-11　子宫与阴道形成示意图

三、外生殖器的发生

1. 未分化期

人胚第9周前，从外生殖器方面还不能分辨性别。第3周时，来自原条的间充质细胞增殖迁移至泄殖腔膜周围，形成头尾走向的两条弧形皱褶，称为**泄殖腔褶**（urogenital fold）。在第6周时，伴随泄殖腔和泄殖腔膜的分隔，泄殖腔褶被分隔为腹侧较大的**尿生殖褶**和背侧较小的**肛褶**。泄殖腔膜被分隔为腹侧的**尿生殖窦膜**和背侧的**肛膜**。尿生殖褶之间的凹陷为**尿生殖沟**，沟底为尿生殖窦膜，约于第9周破裂。尿生殖褶在头端靠拢，增殖隆起为**生殖结节**（gential tubercle）。之后，间充质增生，左、右尿生殖褶外缘又出现一大的纵行隆起，为**阴唇阴囊隆起**（labioscrotal swelling）（图24-12）。至第12周以后，通过外生殖器才可分辨性别。

2. 男性外生殖器的分化

在雄激素的作用下，生殖结节细胞增殖，结节明显伸长增粗，形成阴茎。左、右尿生殖褶随生殖结节生长，在腹侧中线闭合，形成尿道海绵体部，参与阴茎的形成。左、右阴唇阴囊隆起向尾端牵拉，于中线愈合，形成阴囊（图24-12）。

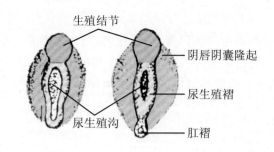

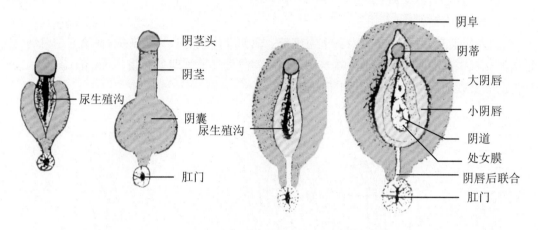

图 24-12 外生殖器发生示意图

3. 女性外生殖器的分化

无雄激素作用,外生殖器自然分化为女性。生殖结节稍增大为阴蒂。左、右尿生殖褶发育为小阴唇。两侧阴唇阴囊隆起继续增大隆起,形成大阴唇,头端合并为阴阜,尾端合并与会阴相连,尿生殖沟扩展参与阴道前庭的形成(图 24-12)。

四、常见畸形

1. 隐睾

睾丸未完全下降,停留在腹膜腔或腹股沟处,称**隐睾**(cryptorchdism)(图 24-13(a))。可发生于一侧或双侧,若双侧隐睾,则因腹腔温度高而影响精子的发生,可致男性不育。

2. 先天性腹股沟疝

睾丸在下降过程中,腹膜沿腹股沟管向阴囊突出一盲管,称为**腹膜鞘突**,后发育为睾丸鞘膜,把睾丸大部分包围起来。两层鞘膜之间的腔隙称为**鞘膜腔**。睾丸下降到阴囊后或出生后不久,腹膜腔与鞘膜腔之间的通道即封闭。若此通道没有封闭或闭合不全,当腹内压增高时,部分肠管可突入鞘膜腔,形成**先天性腹股沟疝**(congenital inguinal hernia)(图 24-13(b))。

3. 尿道下裂

若左、右尿生殖褶闭合不全,导致阴茎腹侧另有尿道开口,称为**尿道下裂**(hypospadias)(图 24-13(c))。

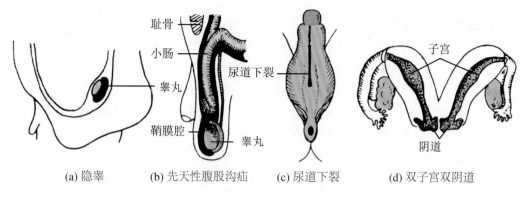

(a) 隐睾　　(b) 先天性腹股沟疝　　(c) 尿道下裂　　(d) 双子宫双阴道

图 24-13　生殖系统先天畸形

4. 双子宫与双角子宫

左右中肾旁管下段未愈合可导致**双子宫**(double uterus)，常伴有双阴道(图 24-13(d))。若仅中肾旁管下段的上半部分未愈合，则形成**双角子宫**(bicornuate uterus)。

5. 阴道闭锁

窦结节未形成阴道板，或形成阴道板后未形成管道，则导致**阴道闭锁**(vaginal atresia)。但有的外观看不见阴道，仅由于处女膜在出生前后未穿通导致。

6. 两性畸形

两性畸形又称半阴阳，是因性分化异常导致的性别畸形，患者的外生殖器常介于男女两性之间。根据生殖腺的性别，两性畸形可分为 3 种。

(1) 真两性畸形　患者既有睾丸又有卵巢，核型为 46，XX/46，XY 嵌合型，极罕见，原因不明。一种解释为受精时，两个核型不同的精子同时进入卵细胞。三倍体的受精卵多不能完成发育过程，往往会中途流产，偶有出生者也很快夭折。但如在第一次卵裂时，一分为三，成为二倍体细胞，则可发育成活。

(2) 男性假两性畸形　生殖腺为睾丸，核型为 46，XY，因雄激素分泌不足导致外生殖器向女性方向不完全分化。

(3) 女性假两性畸形　生殖腺为卵巢，核型为 46，XX，因肾上腺分泌过多的雄激素使外生殖器向男性方向不完全分化。

7. 雄激素不敏感综合征

雄激素不敏感综合征(androgen insensitive syndrome)又称睾丸女性化综合征(testicular feminization syndrome)。患者生殖腺为睾丸，核型为 46，XY，可分泌雄激素，但体细胞与中肾管细胞缺乏雄激素受体，生殖管道和外生殖器均不能向男性方向发育。睾丸支持细胞产生的抗中肾旁管激素，致使输卵管和子宫也不发育。外阴向女性方向分化，成年后可出现女性第二性征。

临床知识与实验进展

2010年7月,世界首例单孔腹腔镜下男性假两性畸形整形术在南方医科大学附属珠江医院泌尿外科成功完成。男性假两性畸形是两性畸形中的一种,患者本身是男性,生殖腺只有睾丸,但其外生殖器变化很大,可表现为女性,具有完全或不完全的女性第二性征,外阴呈女性型,其核型为46,XY。珠江医院此例患者自出生起即被当成女性抚养,因青春期未出现月经而就诊,查染色体核型为46,XY,患者通过乙状结肠阴道形成术、双侧隐睾切除术、会阴部整形术保留了其女性的社会性别。从性心理学角度来说,两性畸形不单纯等同于其他发育发生畸形,无论是真两性畸形、男性假两性畸形还是女性假两性畸形的患者,在被发现畸形后,都要面临社会性别、心理性别、生理性别的困惑和选择,有的患者还因此失去了生育的能力。

(吴　敏　胡天寒)

第二十五章
心血管系统的发生

阅读与思考

先天性心脏病(简称"先心病")是一种严重威胁儿童生命健康的疾病,在我国所有新生儿出生缺陷中排名首位。但只要能及时确诊和手术,绝大多数先心病患儿都有机会重获健康。河北医科大学第一医院先心病爱心团队是一支集先心病普查、诊疗、救助为一体的医疗团队。自 2004 年至今,他们不辞辛苦,开着救治普查车,走遍了全省 156 个县市区,行程 42 万千米,为 26 万名儿童进行了心脏健康筛查,救治了 14 000 多名患儿,他们因此获得"中国青年五四奖章"。他们秉持"人民至上、生命至上"的理念和为患者不辞辛苦的奉献精神,是每一位医者学习的榜样。

人胚胎早期以物质弥散方式获取营养,由于胚体的快速生长,为使胚胎能有效地获取养料和排出废物,适应胚胎更迅速的发展,心血管系统于胚胎发育的第2周末开始逐渐形成,第22天心脏搏动开始,第3周末建立血液循环,成为胚胎发生中最早形成并执行功能的一个系统。该系统由中胚层分化而来,早期胚胎的心血管系统器官左右对称,后来通过归并、扩大、萎缩退化和新生等过程,演变为非对称性成人型心血管系统。

第一节　原始血液循环的建立

原始心血管系统(primitive cardiovascular system)由心管、原始动脉系统和原始静脉系统组成。

一、血管的发生

1. 胚外血管的发生

人胚在15天左右,卵黄囊、体蒂和绒毛膜的胚外中胚层间充质细胞增殖形成细胞团,称**血岛**(blood island)。不久血岛内出现间隙,血岛周边的细胞变扁,分化为内皮细胞,内皮细胞围成的内皮管即**原始血管**。血岛中央的游离细胞分化成为**原始血细胞**,即造血干细胞(图25-1)。内皮管不断向外出芽延伸,与相邻血岛形成的内皮管互相融合通连,逐渐形成胚外毛细血管网。与此同时,在体蒂和绒毛膜的胚外中胚层内也以同样方式形成内皮管网。

2. 胚内血管的发生

在第18~20天,胚体内部各处的间充质中出现许多不规则裂隙,裂隙周围的间充质细胞变扁,分化为内皮细胞,围成内皮管,它们也以出芽的方式与邻近的内皮管融合通连,逐渐形成体内的胚内原始血管网。

在第3周末,胚外和胚内的内皮管网在体蒂处彼此沟通。此后,有的内皮管因相互融合及血液汇流而增粗,有的则因血流过少而萎缩消失,这样便逐渐形成**原始心血管系统**(primitive cardiovascular system),并开始血液循环(图25-2)。这时的血管在结构上还分不出动脉和静脉,现根据它们将来的归属以及心脏发生的关系进行命名。以后在内皮管周围的间充质细胞逐渐分化为平滑肌纤维和结缔组织,形成血管中膜和外膜,演化出动脉和静脉的结构。

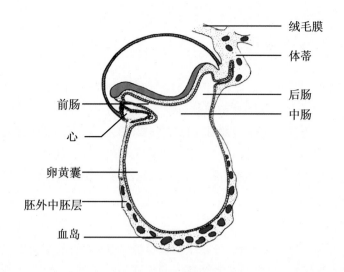

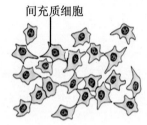 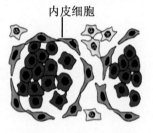 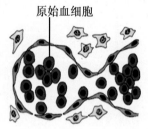

图 25-1　血岛和血管形成

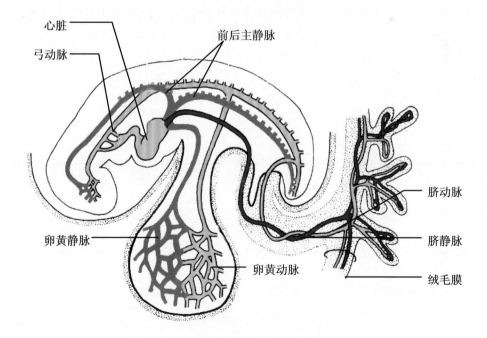

图 25-2　胚胎早期的血液循环

二、三套血液循环的建立

胚体内最早出现左、右原始主动脉,位于脊索两侧,由头尾伸展,其头端分别与左、右心管相连。当胚体形成头褶时,原始主动脉的头端也随之发生弯曲,按位置的不同,分成3部分:① 连接于心管头端者,称为**腹主动脉**(图25-2);② 弯曲如弓的部分称**弓动脉**(aortic arch),弓动脉有6对,分别穿行于相应的鳃弓内;③ 位于原始消化管的背侧,自胚体头端向尾端平行延伸者,称为**背主动脉**。背主动脉沿途发出3组分支,构成胚体的3套血液循环(图25-2)。

1. 卵黄囊循环

由背主动脉发出若干对**卵黄动脉**,分布于**卵黄囊壁**,卵黄囊的毛细血管汇合成一对**卵黄静脉**将血液运送到心管尾端,构成**卵黄囊循环**。此循环为重演种系发生,主要与肝的发育密切相关。

2. 脐循环

从背主动脉发出一对**脐动脉**,经体蒂至绒毛膜,绒毛膜的毛细血管汇集成一条**脐静脉**,在胚体内分为两支,将富含氧和营养物质的血液运至心管尾端,形成**脐循环**。卵黄囊循环和脐循环均属于胚外循环。

3. 胚体循环

背主动脉沿途从背侧发出若干对**节间动脉**以及两侧发出其他一些分支,分布于胚体的各部分。在胚体头端发生一对**前主静脉**,在尾端发生一对**后主静脉**,同侧的前、后主静脉汇合成**左、右总主静脉**,左、右两条总主静脉分别流入**心管**静脉端,于是形成胚体循环。

在第3周末,3套血液循环已经完全建立,其连接关系如图25-3所示。

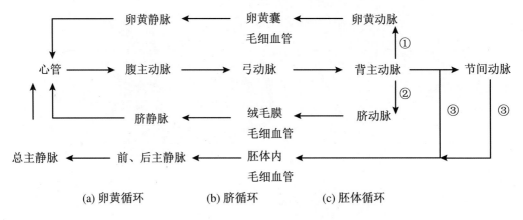

(a) 卵黄循环　　　　(b) 脐循环　　　　(c) 胚体循环

图25-3　3套血液循环示意图

第二节　心脏的发生

心脏发生于**生心区**（cardiogenic area）。在三胚层胚盘形成过程中，生心区由部分中胚层细胞在胚盘前缘口咽膜的头端汇聚而成。生心区头侧为原始横膈。

一、原始心脏的形成

1.心管和围心腔的发生

人胚第3周时，口咽膜头端马蹄形**生心区**中胚层的间充质细胞增生，形成前后纵行、左右并列的两条细胞索，称为**生心板**（cardiogenic plate），生心板背侧各有一腔隙，称为**围心腔**（pericardiac coelom）（图25-4）。

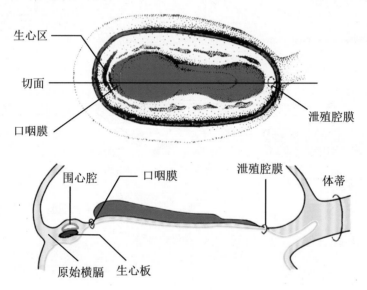

图25-4　生心区早期演变

不久生心板内出现腔隙，并逐渐形成一对纵行的内皮管道，称为**心管**（cardiac tube）。由于出现头褶，胚体头端向腹侧卷曲，原来位于口咽膜头侧的心管和围心腔便转到咽的腹侧，原来在围心腔腹侧的心管则转至它的背侧（图25-5）。当胚体发生侧褶时，一对并列的心管逐渐向中线靠拢，并从头端向尾端融合成为一条。同时，心管与周围的间充质一起在围心腔的背侧渐渐陷入，于是心管背侧的间充质成为心背系膜，将心管悬连于心包腔的背侧壁。心背系膜的中部很快退化消失，形成一个左右交通的孔道，即**心包横窦**。心背系膜仅在心管的头、尾端存留，至此围心腔发育成为心包腔。

2. 心壁的形成

当心管融合陷入心包腔时,心管周围的间充质逐渐密集,形成一层厚的**心肌外套层**(myoepicardial mantle),将来分化为**心肌膜**和**心外膜**。内皮和心肌外套层之间的组织为较疏松的胶样结缔组织,称为**心胶质**(cardiac jelly),将来分化为心内膜的内皮下层(图 25-6)。

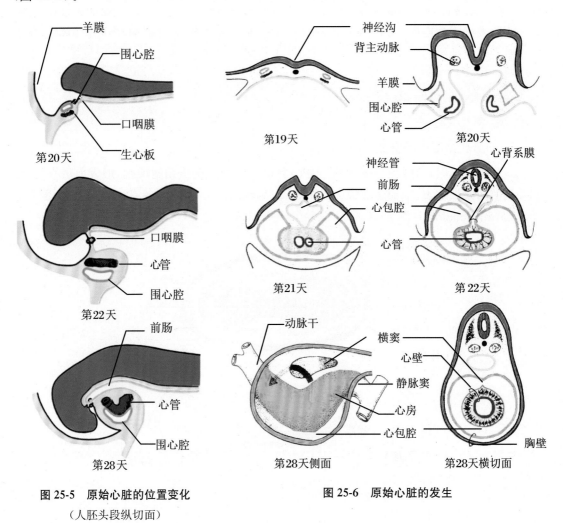

图 25-5　原始心脏的位置变化
(人胚头段纵切面)

图 25-6　原始心脏的发生

二、心脏外形的演变

由于心管各段不匀速生长,出现 4 个膨大,由头端向尾端依次为**心球**(bulbus cordis)、**心室**(ventricle)、**心房**(atrium)和**静脉窦**(sinus venosus)。

围心腔的心管头尾两端被固定,由于心管生长较快,因而形成两个弯曲。第 1 个弯曲发生在心球和心室之间,使心管形成"U"形弯曲,称为**球室袢**(bulboventricular loop),凸向右前和尾侧(图 25-7)。第 2 个弯曲发生在心室和心房之间,由于心房移向心室背侧头端偏左。此时的心脏外形呈"S"形弯曲。

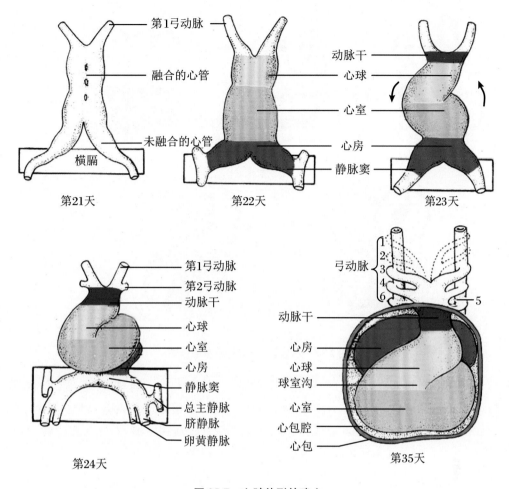

第21天　　第22天　　第23天

第24天　　第35天

图 25-7　心脏外形的建立

相继静脉窦也从原始横膈内游离出来,位于心房的背面尾侧,静脉窦分为左、右两角。左、右总主静脉、脐静脉和卵黄静脉分别通入两角(图 25-8)。而心房受前方心球和后方食管限制,故左、右向扩展而膨出于动脉干的两侧。心房扩大,房室沟加深,房室之间便形成一条狭窄的**房室管**(atrioventricular canal)。心球的尾段变得膨大,融入心室,演变为原始右心室。原来的心室成为原始左心室,左、右心室之间的表面出现室间沟。至此,心脏已初具成体心脏的外形,但内部尚未完全分隔。

三、心脏内部的分隔

第 5 周初,心脏外形已基本建立,但内部的分隔仍继续进行,约在第 5 周末完成。心脏各部的分隔是同时进行的(图 25-8、图 25-9),于第 7 周末完成。

1. 房室管的分隔

随着心房和心室之间的房室沟逐渐加深,相应的心腔也形成一狭窄的管道,称为房室管(atrioventricular canal),心房与心室之间原以狭窄的房室管相通连。在第 4 周时,房室管

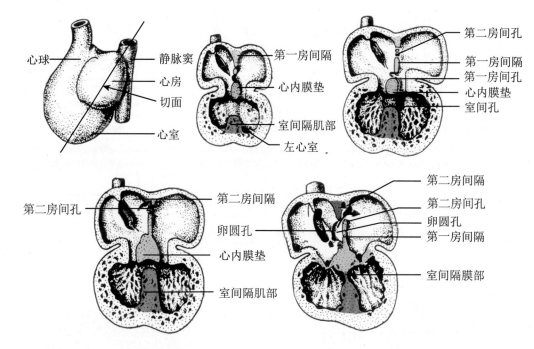

图 25-8 房室管、心房及心室的分隔

背侧壁和腹侧壁的心内膜组织增生，各形成一个隆起，分别称为背、腹**心内膜垫** (endocardiac cushion)。两个心内膜垫彼此对向生长，互相靠拢并融合，将房室管分隔成左、右房室孔。围绕房室孔的间充质增生，并向腔内隆起形成房室瓣，右侧为**三尖瓣**，左侧为**二尖瓣**。

2. 心房的分隔

与心内膜垫发生的同时，原始心房顶部背侧壁的中央出现一个薄的半月形矢状隔，称**第一房间隔**（septum primum）或原发隔。此隔沿心房背侧及腹侧壁渐向心内膜垫方向生长，在其游离缘和心内膜垫之间暂留一孔，称为**第一房间孔**（formen primum）。此孔逐渐变小，最后由心内膜垫组织向上凸起，并与第一房间隔游离缘融合而封闭。在第一房间孔闭合之前，第一房间隔上部的中央变薄而穿孔，若干小孔融合成一个大孔，称为**第二房间孔**（formen secundum）。原始心房这样被分成左、右两部分，但仍以第二房间孔交通。

第 5 周末，在第一房间隔的右侧，从心房顶端腹侧壁再长出一个新月形的**第二房间隔**（septum secundum）。此隔较厚，向心内膜垫生长，并遮盖住第二房间孔。当其前、后缘与心内膜垫接触时，下方留有一个卵圆形的孔，称为**卵圆孔**（foramen ovale）。卵圆孔的左侧被第一房间隔遮盖，这部分第一房间隔组织称为**卵圆孔瓣**。幼儿出生前，由于肺循环不行使功能，左心房的压力低于右心房，右心房的血液可冲开卵圆孔瓣，进入左心房；反之则不能。幼儿出生后，肺循环开始，左心房压力增大，致使两个房间隔紧贴，并逐渐愈合形成一个完整的隔，卵圆孔关闭，左、右心房完全分隔。

3. 静脉窦的演变及永久性左、右心房的形成

静脉窦位于原始心房尾端背面，分左右两个角，各与同侧的**总主静脉**、**脐静脉**和**卵黄静**

脉通连。原来的两个角是对称的,以后由于左卵黄静脉、左脐静脉退化,血液多经右角回流心脏,右角逐渐扩大,窦房口逐渐移向右侧。窦左角逐渐退化萎缩,左总主静脉变细形成**左房斜静脉**,静脉窦左角形成**冠状窦**(图25-9)。静脉窦的右角,因右**卵黄静脉**近心段演变为**下腔静脉**的终末段,右总主静脉及右前主静脉近段部形成**上腔静脉**。

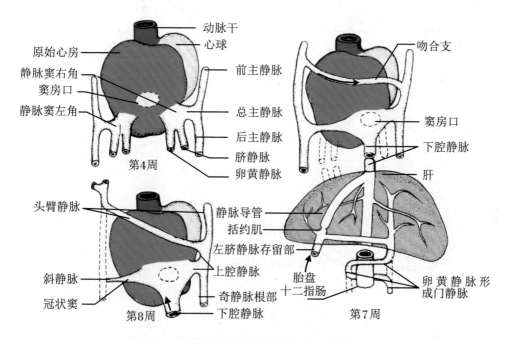

图 25-9　静脉窦及其相连静脉的演变(背面观)

人胚第7~8周,原始右心房扩展很快,以致静脉窦**右角**被吸收并入**右心房**,成为永久性右心房的光滑部,**原始右心房**则成为**右心耳**(粗糙部)。左心房最初与一条肺静脉相连,此肺静脉有两个属支,这两个属支又各有两个属支,形成4条肺静脉。当原始左心房扩展时,肺静脉根部及其左、右属支被吸收并入左心房,4条肺静脉便直接开口于左心房。由肺静脉参与形成的部分为永久性左心房的光滑部,**原始左心房**则成为**左心耳**(粗糙部)。

4. 原始心室的分隔

人胚第4周时,心室底壁组织向腔内突起发生一半月形的肌性隔膜,称为**室间隔肌部**(图25-9)。此隔不断向心内膜垫方向伸展,上缘凹陷,与心内膜垫之间留有一孔,称室间孔,使左、右心室相通。

第7周末,由于心球内部形成一对球嵴,对向生长融合,同时向下延伸,分别与室间隔肌部的前缘和后缘融合,如此关闭了室间孔上部的大部分;室间孔其余部分则由心内膜垫的组织封闭(图25-10),于是形成了室间隔膜部。室间孔封闭后,肺动脉干与右心室相通,主动脉与左心室相通,而左右心室完全分隔。

5. 心球和动脉干的分隔

心球亦称为**动脉球**。在第5周时,心球和动脉干的内膜组织局部增生,形成一对上下连续、相互对生的螺旋状纵嵴,上段称为**动脉干嵴**(truncal ridge),下段称为**动脉球嵴**(bulbar ridge)。它们在中线融合,形成螺旋状走行的隔,称为**主动脉肺动脉隔**(aortico-pulmonary septum),将心球和动脉干分隔成升主动脉和肺动脉干(图 25-11)。因为主动脉肺动脉隔呈螺旋状,故肺动脉干与升主动脉互相不完全缠绕。主动脉和肺动脉起始处的内膜组织增厚,各形成 3 个薄片状隆起,逐渐演变为半月瓣。

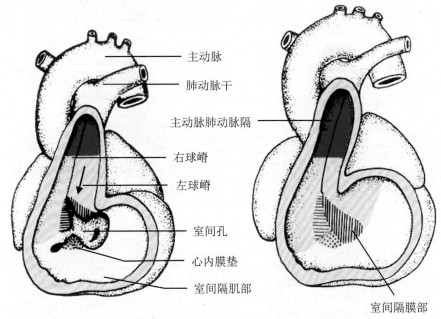

主动脉
肺动脉干
主动脉肺动脉隔
右球嵴
左球嵴
室间孔
心内膜垫
室间隔肌部
室间隔膜部

图 25-10　室间隔膜部的形成及室间孔封闭

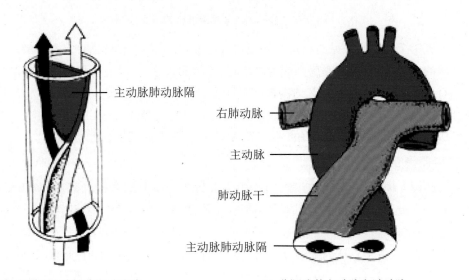

主动脉肺动脉隔

右肺动脉
主动脉
肺动脉干
主动脉肺动脉隔

(a) 螺旋行走的动脉球嵴分隔动脉球　　　　　(b) 分隔成的主动脉和肺动脉

图 25-11　心球分隔示意图

第三节 胎儿血液循环及出生后的变化

一、胎儿血液循环途径

来自胎盘的富含氧和营养物质的血液,经脐静脉流入肝脏后,大部分经静脉导管直接注入下腔静脉进入右心房(图 25-12),余者流经肝血窦注入下腔静脉。下腔静脉还收集来自下肢、盆腔和腹腔回流的血液。由于下腔静脉的入口正对卵圆孔,所以下腔静脉的血液大部分通过卵圆孔进入左心房,小部分折回与右心房内来自上腔静脉和冠状窦的血液混合后进入右心室。左心房内还有少量与肺静脉混合的血液,两者混合后由左心房进入左心室。

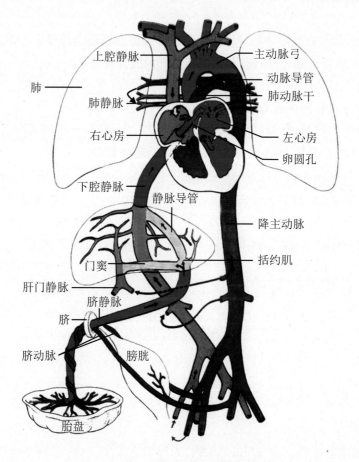

图 25-12 胎儿血液循环模式图

左心室的血液大部分经主动脉及其分支供应头、颈和上肢,小部分血液流入降主动脉。从头、颈和上肢回流的静脉血经上腔静脉进入右心房,与下腔静脉来的小部分血液混合后,经右心室进入肺动脉,其中90%以上经**动脉导管**注入降主动脉,供应躯干与下肢。仅一小部分注入肺内。降主动脉的血液大部分经脐动脉送回至胎盘,与母体血液进行气体和物质交换后,再由脐静脉返回胎儿体内。

二、胎儿血液循环的特点

胎儿血液循环具有以下特点:

(1) 动、静脉血在不同部位发生一定程度的混合。

(2) 高含氧血主要供应肝及头颈部和上肢,故胚胎的这些部分优先发育。

(3) 由于肺尚未建立呼吸功能,故此处循环血量很小。

(4) 循环途径中有**卵圆孔**、**动脉导管**、**脐动脉**、**脐静脉**和**静脉导管**等成体血循环中不再存在的临时通路。

三、胎儿出生后血液循环的变化

胎儿出生后,胎盘血循环中断,肺开始呼吸,导致血液循环途径发生一系列的变化。

(1) 脐静脉(腹腔内部分)闭锁,成为由脐至肝的**肝圆韧带**。

(2) 脐动脉大部分闭锁成为**脐外侧韧带**,仅靠近膀胱一段保留为膀胱上动脉。

(3) 肝的静脉导管闭锁成为**静脉韧带**。

(4) 由于肺开始呼吸,肺动脉的血液大量进入肺。动脉导管因平滑肌收缩而呈关闭状态。2~3个月后内膜增生,动脉导管完全闭锁,成为**动脉韧带**。

(5) 由于脐静脉闭锁,从下腔静脉注入右心房的血液减少,右心房压力降低。同时,肺开始呼吸,大量血液从肺静脉流进左心房,左心房压力增高,于是卵圆孔瓣紧贴第二房间隔,使卵圆孔关闭。幼儿出生后约一年,卵圆孔瓣与第二房间隔因结缔组织增生而融合,卵圆孔完全关闭,形成卵圆窝。约有25%的人的卵圆孔未达到这种完全的关闭。

第四节　常见畸形

由于心血管系统的发生较为复杂,所以先天性畸形甚多。常见的畸形有如下几种。

1. 房间隔缺损

常见的**房间隔缺损**(atrial septal defect)为卵圆孔未闭,可由下列原因产生:① 卵圆孔瓣上出现许多穿孔;② 第一房间隔在形成第二房间孔时过度吸收,导致卵圆孔瓣太小,不能完全遮盖卵圆孔;③ 第二间隔发育异常,形成过大的卵圆孔,不能完全被卵圆孔瓣遮盖;④ 第一房间隔过度吸收,同时第二房间隔又形成过大的卵圆孔,导致更大的房间隔缺损

（图 25-13）。此外，心内膜垫发育不全，第一房间隔不能与其融合，也可造成房间隔缺损。

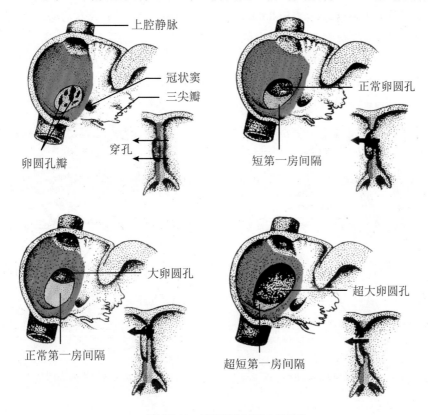

图 25-13 房间隔缺损（右面观）

2. 室间隔缺损

室间隔缺损（ventricular septal defect）分室间隔膜部缺损和室间隔肌部缺损两种情况。其中室间隔膜部缺损最多见，多因为心内膜垫的心内膜下组织增生和延伸不良，不能与心球嵴及室间隔肌部愈合所致。肌部缺损较少见，因其形成过程中心肌膜组织过度吸收，造成室间隔肌部出现一或多个孔道，故使左、右心室相通。

3. 动脉干与心球分隔异常

（1）动脉干永存（persistent truncus arteriosus） 因分隔动脉干的螺旋形隔未发生或严重缺损而使动脉干保留或分隔不完全所致。两心室发出的血液都进入同一管道，不能分流，循环效能低，故胎儿出现发绀，出生不久便夭折。

（2）大动脉错位（transposition of great vesels） 主动脉和肺动脉发生过程中相互错位，因主动脉、肺动脉隔不正常螺旋状延伸而反向生长或直行所致，主动脉由右心室发出，肺动脉由左心室发出，此畸形常伴室间隔缺损或动脉导管开放，使肺循环和体循环之间出现直接交通（图 25-14）。

（3）主动脉或肺动脉狭窄（aortic stenosis or pulmonary artery stenosis） 因动脉干与心球分隔不均等导致的一侧动脉粗大，另一侧动脉狭小，即肺动脉或主动脉狭窄。此时因主动脉、肺动脉隔常不与室间隔成一直线生长，还易造成室间隔缺损，较大的动脉（主动脉或肺动脉)骑跨在缺损部。

（4）法洛四联征（tetralogy of Fallot）　包括：① 肺动脉狭窄（或右心室出口处狭窄）；② 室间隔缺损；③ 主动脉骑跨，即粗大的主动脉骑跨在室间隔膜部；④ 右心室肥大（图25-15）。这种畸形发生的主要原因是动脉干与心球分隔不均，致使肺动脉狭窄和室间隔缺损，肺动脉狭窄造成右心室代偿性肥大，粗大的主动脉向右侧偏移而骑跨在室间隔缺损处。

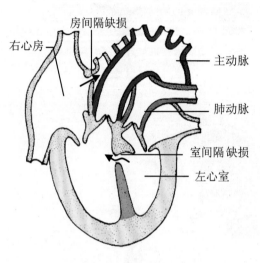

图 25-14　主动脉肺动脉错位

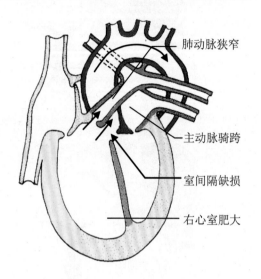

图 25-15　法洛四联征

4. 动脉导管未闭

动脉导管未闭（patent ductus arteriosus）是最常见的血管畸形，女性较男性多见。原因可能是幼儿出生后动脉导管的平滑肌未能收缩，致使肺动脉和主动脉保持相通状态。

临床知识与实验进展

　　心血管系统的发育是一个复杂的过程，其中胚胎发育的第2周至第8周是心血管系统发育的关键时期。近年来的研究表明，胎儿在孕早期的宫内病毒感染、遗传、母亲服药史会导致胎儿心脏在母体内的发生异常或部分停顿，进而产生心血管的发育畸形。其中孕早期的病毒感染是最常见的高危因素之一。与心血管系统发育畸形相关的病毒主要有：风疹病毒，柯萨奇病毒，流感病毒，麻疹病毒等。在各种病毒中尤其以风疹病毒感染导致的婴儿先天性心血管疾病患病率最高，人类是风疹病毒唯一的自然宿主和传染源且普遍易感，有研究表明如果在胎儿发育的第一个月里母亲感染了风疹，30%以上的胎儿会现心脏发育的畸形。胎儿在宫内风疹病毒感染的危害还不仅仅在于对心血管系统一个方面，还有可能造成婴儿全身多种器官发育的畸形和功能异常。

（季　娜）

第二十六章
神经系统的发生

阅读与思考

  2012 年 11 月 2 日,美国著名的无脑男孩尼古拉斯·柯克在存活了三年之后安静地离开了人世,在这三年里,柯克既不会说话,也不会思考,甚至连他能存活三年都被认为是一个奇迹,因为无脑儿多为死胎,侥幸活产的也在出生不久后便死亡。

  无脑畸形是神经管缺陷的一种类型。在各种神经管缺陷中,除隐性脊柱裂可无症状或症状较轻外,其他各种神经管缺陷的症状都较严重,或可直接导致胎儿死亡。神经管缺陷是由遗传因素和环境因素共同作用引起的,其中孕妇叶酸缺乏是主要的环境因素。孕前和孕早期补充小剂量叶酸能够有效预防神经管缺陷的发生。为降低神经管缺陷发生率,国家卫生部(现为国家卫生健康委员会)于 2009 年开始实施叶酸预防神经管缺陷项目,对育龄妇女免费增补叶酸。除了补充叶酸外,准妈妈还应做好孕期产检,避免高温、大剂量放射线等可能导致神经管发育缺陷的环境因素。孕育一个正常健康的宝宝不仅可以提升家庭幸福感,更是对社会负责任的表现。

神经系统起源于神经外胚层,由神经管和神经嵴分化而成。神经管分化为中枢神经系统(脑、脊髓)及神经垂体、松果体和视网膜等;神经嵴分化为周围神经系统(神经节、周围神经)和肾上腺髓质等。

第一节　中枢神经系统的发生

一、神经管的早期分化

人胚第 4 周时,神经管的头端发育较快,膨大演变成脑,其余部分较细长,发育成脊髓。神经管的管壁由最初的单层柱状上皮演变成较厚的假复层柱状上皮,称为**神经上皮**(neuroepithelium)。上皮的基膜较厚,称为**外界膜**;上皮内表面也有一层薄膜,称为**内界膜**(图 26-1(a))。神经上皮细胞不断分裂增殖,部分细胞迁移至神经上皮外周,先后分化出**成神经细胞**(neurblast)和**成神经胶质细胞**(glioblast),于是,在神经上皮的外周构成一新的细胞层,称为**套层**(mantle layer)。成神经细胞起初为圆形,称无极成神经细胞,以后无极成神经细胞向神经上皮侧和套层外周各发出一个突起,成为双极成神经细胞。伸向套层外周的突起形成一层新的结构,称为**边缘层**(marginal layer)。至此,神经管壁由内向外分化为 3 层:**神经上皮层**、**套层**和**边缘层**(图 26-1(b))。以后双极成神经细胞朝向神经上皮侧的突起退化消失,而伸向套层外周的突起迅速增长,形成原始轴突,成为单极成神经细胞。单极成神经细胞内侧端又长出若干短突起,形成原始树突,成为多极成神经细胞。多极成神经细胞进一步发育分化成为神经细胞。随着成神经细胞的分化,套层中的成胶质细胞也分化为星形胶质细胞和少突胶质细胞,并有部分细胞迁入边缘层。小胶质细胞的发生较晚,其起源至今尚有争议,多数人认为其来源于血液中的单核细胞。当神经上皮细胞停止分化时,原来的神经上皮变成一层立方形或矮柱状细胞,称为**室管膜层**(ependymal layer)。

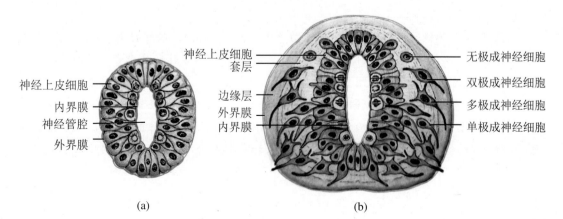

(a)　　　　　　　　　　(b)

图 26-1　神经管壁的结构及分化模式图

二、脊髓的发生

神经管的尾段分化为脊髓，其管腔演化为脊髓**中央管**，套层分化为脊髓的**灰质**，边缘层分化为脊髓的**白质**。神经管的两侧壁由于套层中成神经细胞和成神经胶质细胞的增生而迅速增厚，其腹侧部增厚形成左右两个**基板**（basal plate），背侧部增厚形成左右两个**翼板**（alar plate）。基板和翼板间的神经管内表面出现了左右相对的两条纵沟，称为**界沟**（sulcus limitans）（图 26-2）。神经管的顶壁和底壁薄而窄，分别形成**顶板**（roof plate）和**底板**（floor plate）。由于成神经细胞和成神经胶质细胞的继续增多，左、右两基板向腹侧突出，致使在两者之间形成了一纵行的深沟，位居脊髓的腹侧正中部，称为**前正中裂**。同样，左、右两翼板也增大，但主要是向内侧推移并在中线愈合，形成一隔膜，称为**后正中隔**（图 26-2）。将来基板形成脊髓灰质的**前角**（前柱），在脊髓的胸 1 至腰 3 以及骶 2 至骶 4 段还形成**侧角**（侧柱），其中的成神经细胞分别分化为**躯体运动神经元**和**内脏运动神经元**。翼板形成脊髓灰质的**后角**（后柱），其中的成神经细胞分化为**中间神经元**。边缘层由于神经细胞突起地伸入和神经胶质细胞的增殖而不断增厚，发育为脊髓的白质。至此，神经管的尾段分化成脊髓，神经管周围的间充质则分化成脊膜。

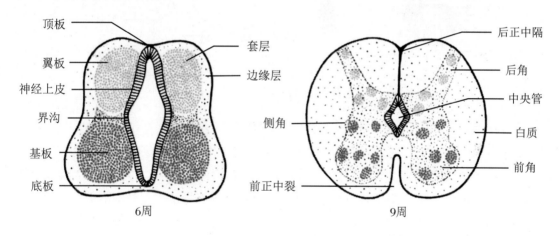

图 26-2 脊髓的发生模式图

三、脑的发生

神经管头段发育为脑。人胚第 4 周末，神经管头端形成 3 个膨大的**脑泡**（brain vesicle），由前向后分别为**前脑泡**（prosencephalon）、**中脑泡**（mesencephalon）和**菱脑泡**（rhombencephalon）。至第 5 周时，前脑泡的头端向两侧膨大，形成左右两个**端脑**（telencephalon），以后演变为左右**大脑半球**；而前脑泡的尾端则形成**间脑**（diencephalon），以后演化为**丘脑**和**神经垂体**。中脑泡演变为**中脑**（mesencephalon）。菱脑泡演变为头侧的**后脑**（metencephalon）及尾侧的**末脑**（myelencephalon），后脑又演变为脑桥和小脑，末脑演变为**延髓**（图 26-3）。

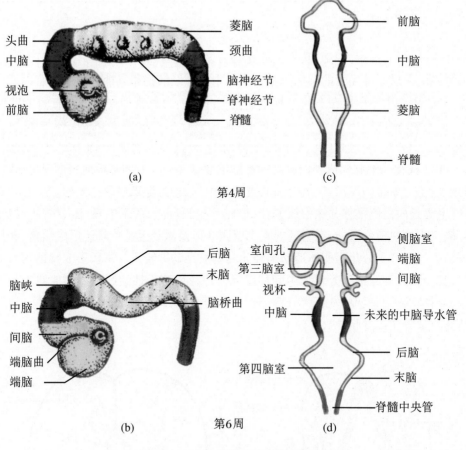

图 26-3　脑泡的发生与演变模式图

(a)(b)为侧面观　　(c)(d)为冠状切面观

随着脑泡的发生和演变,神经管的管腔也演变为各部位的脑室。前脑泡的腔演变为两个**侧脑室**和间脑中的**第三脑室**。中脑泡的腔形成狭窄的**中脑导水管**。菱脑泡的腔演变为宽大的**第四脑室**(图 26-3)。

在第 4～8 周间,由于胚胎头部向腹侧屈曲及脑泡的各部位生长速度不同,出现了几个不同方向的弯曲。首先在中脑处以及末脑与脊髓之间各出现了一个凸向背侧的弯曲,分别称为**头曲**(又称为**中脑曲**)和**颈曲**。之后,在端脑和脑桥处又各出现了一个凸向腹侧的弯曲,分别称为**端脑曲**和**脑桥曲**(图 26-3)。

脑壁的演化与脊髓相似。脑泡两侧壁上的神经上皮细胞增生并向外侧迁移,分化为成神经细胞和成神经胶质细胞,形成套层。套层增厚形成腹侧部的**基板**和背侧部的**翼板**。但端脑和间脑的基板不明显,几乎全部由**翼板**组成。端脑套层中的大部分成神经细胞都迁移至边缘层表面,分化为**大脑皮质**;少部分细胞聚集成团,形成神经核。中脑、后脑和末脑中的套层细胞多聚集成细胞团或柱,形成各种神经核。**翼板**中的神经核多为**感觉中继核**(传入)。**基板**中的神经核多为**运动核**(图 26-4)。

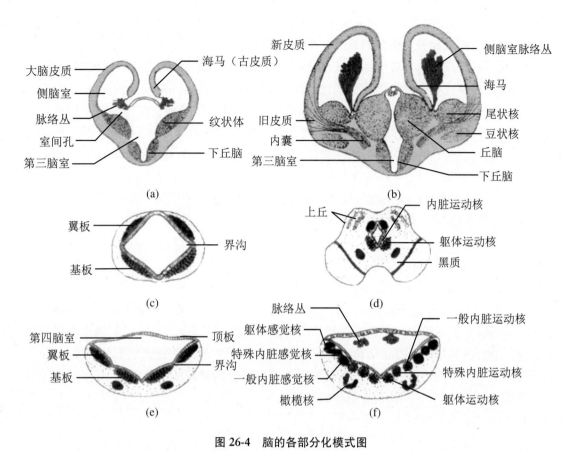

图 26-4 脑的各部分化模式图

（a）（b）间脑和端脑的分化 （c）（d）中脑的分化 （e）（f）末脑的分化

小脑由后脑两侧**翼板**的背侧部分对称性增厚发育形成。其套层的部分成神经细胞迁移到表面形成**小脑皮质**，其余的成神经细胞形成小脑中的**核群**。

菱脑及**间脑**的顶板和**大脑半球脉络膜裂**处脑组织极薄，仅有一层室管膜，外覆以一层富含血管的软脑膜。软脑膜突入室管膜形成手指状的结构，进入脑室，形成了**第四脑室**、**第三脑室和侧脑室脉络丛**（图 26-4（a）（b）（f）），产生脑脊液。

第二节 周围神经系统的发生

一、神经节的发生

神经节来源于**神经嵴**。神经嵴细胞分化为神经细胞、卫星细胞和施万细胞。神经嵴细胞向两侧迁移，在神经管背外侧，聚集成细胞团，分化成**脑**、**脊神经节**，这些神经节均属于感觉神经节。神经嵴细胞首先分化为成神经细胞和卫星细胞,成神经细胞再分化为感觉神经元,卫星细胞包绕在神经元胞体的周围。神经节周围的间充质分化为结缔组织被膜。

位于胸段的神经嵴,有部分细胞迁移至背主动脉的背外侧,形成两列节段性排列的神经节,即**交感神经节**或**椎旁神经节**。这些神经节借纵形的交感神经纤维彼此相连,形成左右两条纵形的交感链。节内的部分细胞迁至主动脉腹侧,形成**主动脉前交感神经节**或**椎前神经节**。节中的神经嵴细胞分化为多极的交感神经节细胞和卫星细胞。节外的间充质分化为结缔组织被膜。另外,还有部分神经嵴细胞迁入肾上腺原基,分化为**肾上腺髓质嗜铬细胞**和少量交感神经节细胞。

副交感神经节中神经元的起源问题尚有争议,有人认为来源于神经管的成神经细胞,也有人认为来源于脑神经节中的成神经细胞。

二、周围神经的发生

脑、脊神经节细胞的**周围突**形成**感觉神经纤维**,其终端形成**感觉神经末梢**。脑干和脊髓前角运动神经元发出的轴突形成**躯体运动神经纤维**,其末梢部分分布于骨骼肌形成**运动终板**。脑干及脊髓侧角的内脏运动神经元发出的轴突,形成**内脏运动神经**的**节前纤维**,终止于**自主神经节**。自主神经节的神经元发出轴突形成**内脏运动神经**的**节后纤维**,其末梢部分分布于**内脏**和血管壁上的**平滑肌**、**心肌**和**腺细胞**。

第三节　神经系统相关内分泌腺的发生

垂体、松果体和肾上腺并非完全起源于神经外胚层,但它们在发生过程中与神经管和神经嵴密切相关,故在本章中一并讲述。

一、垂体的发生

腺垂体和神经垂体是由两个截然不同的原基发育而成的,它们分别来源于胚胎时期**口凹**的**表面外胚层**和脑泡的**神经外胚层**。人胚第 4 周时,口凹顶的外胚层上皮向背侧深部凹陷,形成一囊状突起,称为**拉特克囊**(Rathke pouch)。稍后,间脑底部的神经外胚层向腹侧拉特克囊方向突出,形成一漏斗状突起,称**神经垂体芽**(neurohypophyseal bud)(图 26-5)。拉特克囊和神经垂体芽逐渐增长并相互接近,于第 6 周时两部分融合形成垂体原基。至第 2 月末,拉特克囊的根部退化消失,与原始口腔之间的通道封闭、消失或偶有部分存留在咽顶壁内,成为**咽垂体**。神经垂体芽的远端膨大,形成**神经垂体**,其起始部变细,形成**漏斗柄**。而拉特克囊分化成**腺垂体**,其前壁细胞增殖,成为**远侧部**。囊后壁的细胞生长缓慢,形成**中间部**。囊腔大部消失,只残留小的裂隙,囊顶部围绕漏斗柄,形成垂体的**结节部**。

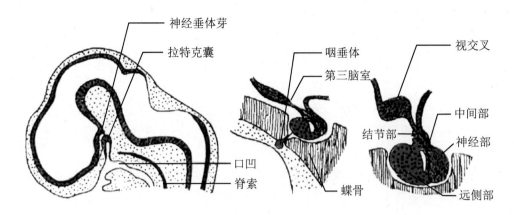

图 26-5　垂体的发生示意图

二、松果体的发生

人胚第 5 周，**间脑顶板**的室管膜上皮增厚，形成松果体板。第 7 周，松果体板向背侧形成一囊状突起，构成松果体囊，此为松果体原基。第 8 周，囊壁细胞增生，囊腔消失，形成松果样实质性器官，即松果体。其中的**松果体细胞**和**神经胶质细胞**均由**神经上皮**分化而来。

三、肾上腺的发生

肾上腺的**皮质**来自**脏壁中胚层**，**髓质**来自**神经嵴**。人胚第 4 周时，肠系膜根部与发育中的生殖腺嵴之间的中胚层表面上皮增生并伸入其深部的间充质中。第 5 周时，分化为肾上腺的**胎儿皮质**（fetal cortex）。约在第 6 周时，神经嵴的细胞迁移并进入胎儿皮质内侧，绝大部分细胞受皮质细胞所分泌的糖皮质激素的影响分化成**髓质**的**嗜铬细胞**，极少数分化成**交感神经节细胞**。最初髓质细胞混杂在皮质之间，以后逐渐向中心迁移。第 7 周时，表面上皮细胞第二次增生，并进入间充质，围绕在胎儿皮质周围，成为**永久皮质**（permanent cortex）。胎儿皮质在出生后很快退化，永久皮质在胎儿后期开始分化，到出生时可见**球状带**和**束状带**，到 3 岁才出现**网状带**，达到成体期的组织分化状态要在 4 岁以后。

第四节　常　见　畸　形

一、神经管缺陷

由于神经管闭合不全所引起的一类先天性畸形，主要表现为脑和脊髓的异常，常伴有颅骨和脊柱的异常。可分为以下几种类型。

1. 脊柱裂

脊柱裂(spina bifida)是因神经管封闭失败,引起椎弓不发育,导致脊椎骨在背侧没有闭合而形成的一裂口。最常见于腰骶部,依其缺损程度可分为两种。

(1) 隐性脊柱裂(spina bifida occulta) 此型脊柱裂较轻,只有少数几个椎弓未在背侧中线愈合,留有一小的裂隙,脊髓、脊膜和神经根均正常,表面有皮肤覆盖,常有一小撮毛发或色素斑,多无任何症状。

(2) 囊性脊柱裂 如果几个椎弓未发育,脊髓或脊膜通过脊柱背侧的裂口向外突出而形成囊状隆起。若囊袋中只有脊膜和脑脊液,称**脊膜膨出**(menigocele);若囊袋中还有脊髓和神经根,则称**脊髓脊膜膨出**(meningomyelocele)(图26-6、图26-7)。囊性脊柱裂多发生于腰椎,发生率约为新生儿的 1/1 000,有较明显的神经症状。

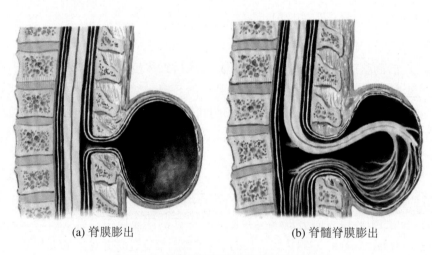

(a) 脊膜膨出　　　　　　　　　　　　(b) 脊髓脊膜膨出

图 26-6　脊膜膨出和脊髓脊膜膨出示意图

2. 脊髓裂

脊髓裂是由于后神经孔未闭合而形成的。脊髓裂常伴有相应节段的脊柱裂,神经组织暴露于外而无皮肤覆盖。

3. 无脑畸形

无脑畸形(anencephaly)是由于前神经孔没有闭合所致,常伴有颅裂和颈部脊柱裂,两眼向前突出,颈部缺如,为与遗传因素有关的常见畸形。发生率约为 1/1 000,女性高于男性。

4. 脑膜膨出和脑膜脑膨出

由于颅骨的发育不全,脑膜经缺损处突出,形成囊状物,称为**脑膜膨出**(meningocele)。如果合并有脑的膨出,称为**脑膜脑膨出**(meningoencephalocele)(图26-8)。若部分脑室也突入囊内则形成**积水性脑膜脑膨出**(meningohydroencephalocele)。

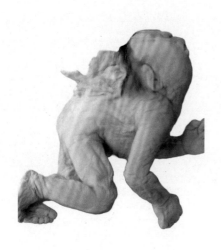

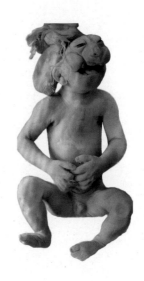

图 26-7　脊髓脊膜膨出　　　　　　　　图 26-8　脑膜脑膨出伴面斜裂

二、脑积水

　　脑积水是一种比较多见的先天性畸形,多由脑室系统发育障碍、脑脊液生成和吸收失去平衡所致,以中脑导水管和室间孔狭窄或闭锁最常见。由于脑脊液不能正常循环,致使脑室中积满液体或在蛛网膜下隙中积存大量液体,前者称为**脑内脑积水**,后者称为**脑外脑积水**。主要表现为脑颅明显扩大,颅骨和脑组织变薄,颅缝变宽。

临床知识与实验进展

　　神经管缺陷是一种严重的先天性畸形。神经系统在胚胎的第 15～17 日开始发育,在约 22 日神经褶的两侧开始互相靠拢形成神经管,其前端称为神经管前孔,尾端为神经管后孔。至 24～26 日,前孔及后孔相继关闭,于四周末完全闭合形成神经管。若未能完全闭合则造成神经管缺陷。神经管缺陷的发生机制目前尚未明确,但普遍认为与遗传因素和环境因素有关。神经管缺陷中的无脑儿、脊柱裂、唇裂及腭裂为多基因遗传,患者同胞的发病风险为 4%,若两个同胞发病,再发风险上升至10%。低水平的叶酸和维生素 B_{12}、高热是导致神经管缺陷的重要环境因素,育龄妇女在围孕期补充叶酸可有效预防胎儿神经管缺陷的发生,远离高热环境可降低胎儿神经管缺陷的发生概率,而妊娠早期母亲感冒和发热则会导致神经管缺陷的发生率增高。另外发芽土豆中含有较高的龙葵素,其也可抑制胚胎神经管的闭合,孕妇应注意避免误食此类食物。

（吴　敏　汪全海）

参 考 文 献

［1］ 李继承,曾园山.组织学与胚胎学［M］.9版.北京:人民卫生出版社,2018.

［2］ 高英茂,李和,李继承.组织学与胚胎学［M］.3版.北京:人民卫生出版社,2015.

［3］ 刘慧雯.人类胚胎学图谱［M］.北京:人民卫生出版社,2017.

［4］ 韩秋生,徐国成,王彦杰.组织胚胎学彩色图谱［M］.武汉:湖北科学技术出版社,2018.

［5］ 吴春云,郭泽云.组织学与胚胎学实验教程［M］.北京:科学出版社,2018.

［6］ 余承高,陈栋梁,程桂荣.组织学与胚胎学助记图表与歌诀［M］.北京:北京大学医学出版社,2015.

［7］ Ovalle W K,Nahirney P C. Netter's Essential Histology［M］. st. Louis:W. B. Saunders Company,2013.

［8］ Gartner L P. Textbook of Histology［M］. Amsterdam:Elsevier,2016.

［9］ 雷健,王丽君.抗肿瘤树突状细胞疫苗研究进展［J］.中国药物评价,2013,30(6):364-367.

［10］ 邵洁,周玲,杨坚波,等.我国碘缺乏病防治策略研究进展［J］.江苏预防医学,2014,25(1):46-48.

［11］ 侯常春,刘忠慧,符刚,等.碘与甲状腺疾病关系的研究进展［J］.中华地方病学杂志,2013,32(4):466-469.

［12］ 乔国伟.吸烟对人体的危害及其发病机理研究进展［J］.中外健康文摘,2009,6(1):16-18.

［13］ 唐伯平,王啸.克隆人的本质及其伦理学再思考［J］.理论与改革,2013(6):29-33.

［14］ 王立斌,陈冬梅,夏海滨.人类胚胎干细胞基础与临床转化研究进展［J］.细胞与分子免疫学杂志,2012,8(7):764-768.